_____ 님께 드립니다.
빠른 쾌유를 기원합니다!!

당뇨,
기적의 밥상

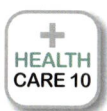

당뇨, 기적의 밥상

대한민국 당뇨 명의가 알려주는
최고의 당뇨 관리법!

이홍규_ 을지병원 내분비대사내과
장학철_ 분당서울대병원 내과
조영연_ 삼성서울병원 임상영양팀 라이트

머리말

경제 성장과 더불어 우리의 생활양식은 서구화되었고, 이에 따른 당뇨병 인구는 폭발적으로 증가하고 있다. 대한당뇨병학회에서 발표한 자료에 의하면 2010년 기준으로 성인 10명 중 1명이 당뇨병 환자로, 우리나라 당뇨병 환자는 약 320만 명이나 되고, 현재 추세라면 2050년에는 약 600만 명으로 증가할 것으로 추정된다. 그런데 더욱 심각한 것은 성인의 약 20%가 당뇨병 전 단계로 약 620만 명이 잠재적 당뇨병 상태라는 것이다. 다시 말해서 현재 당뇨병 환자와 당뇨병 전 단계 인구수를 합하면 서울특별시 인구수와 비슷한 수준이니 보통 심각한 상황이 아니다.

당뇨병은 아직까지는 완치가 어렵기 때문에 철저한 관리가 매우 중요하며, 꾸준한 관리를 위해서는 식사요법, 환경호르몬을 고려한 식품요법, 운동요법, 약물요법, 규칙적인 혈당검사 및 당뇨병에 대한 교육 등 5가지 부분을 잘 이해할 필요가 있다. 하지만 우리나라 당뇨병 환자들의 당뇨병 관리에 대한 교육 수준은 매우 낮은 실정이기 때문에 교육을 위한 다양한 접근이 필요하며, 구체적이고 실천적인 교육 자료의 개발이 절실하다.

이 책의 전반부에서는 당뇨병 제대로 알자, 당뇨병 유형별 특징, 당뇨병 합병증의 이해와 필승 전략, 밥상을 바꿔라 등 4파트로 구성하여 기본적인 당뇨병 이해와 관리를 근거에 기반을 두고 알기 쉽게 설명하였다. 특히 최근에 알려지기 시작한 환경호르몬으로 인한 당뇨병 유발 및 조절에 미치는 영향을 최소화하기 위하여 환경호르몬으로부터 당뇨병 환자를 지키기 위한 고려사항들을 강조하였다.

후반부에서는 당뇨병 환자와 가족이 알아야 할 관리법 중에서 가장 중요한 식사요법을 자세히 다루었다. 하루 1,800kcal와 1,500kcal의 1주일 식단을 기본으로 하여 식단 작성법, 일일 기본 식단표, 식단별 재료, 조리법 등을 구체적으로 제시하여 실천하기 어려운 식사요법의 바람직한 모델이 될 수 있도록 구성하였다. 특히 각 식단에서 당뇨병 조절 및 합병증 예방을 위한 팁을 제시함으로써 구체적인 당뇨병 식사요법의 실천 가이드로서 큰 도움이 될 것이다.

이 책을 통해 당뇨병 관리를 위해 노력하는 모든 환자분들과 가족들에게 많은 도움이 되기를 바라며, 당뇨병 관리뿐만 아니라 당뇨병 예방의 든든한 동반자가 되기를 기대해본다.

이홍규
을지대학교 의과대학 내분비대사내과

차례

머리말 …… 4

PART 1　당뇨병 제대로 알자

- **01** 당뇨병이란? …… 14
- **02** 나의 당뇨병 위험도 체크하기 …… 16
- **03** 당뇨병, 어떤 사람이 잘 걸리나? …… 18
- **04** 당뇨병 증상에는 어떤 것들이 있나? …… 26
- **05** 당뇨병 진단은 어떻게 하나? …… 28
- **06** 당뇨병 전 단계, 1년이 고비다! …… 30
- **07** 당뇨병 전 단계, 어떻게 관리해야 하나? …… 32

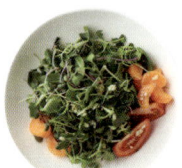

PART 2　당뇨병이라고 다 같은 것은 아니다

- **01** 제1형 당뇨병 …… 36
- **02** 제2형 당뇨병 …… 38
- **03** 임신성 당뇨병 …… 40
- **04** 30대 청년기 당뇨병 …… 43

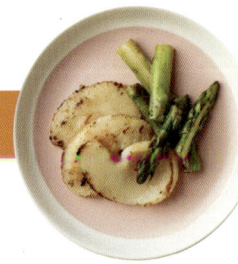

PART 3　당뇨병보다 더 무서운 합병증

- **01** 합병증은 왜 발생하는가? …… 48
- **02** 당뇨병 합병증의 종류와 증상 …… 49
- **03** 합병증 예방을 위한 필승 전략 …… 57
- **04** 합병증 예방을 위한 전략적 식사요법 …… 59

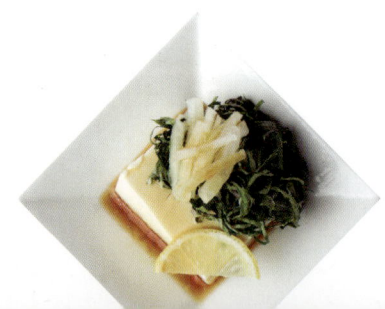

PART 4   밥상을 바꿔라

- **01** 당뇨병 예방을 위한 안전한 식사는 기본이다 …… 70
- **02** 체크! 체크! 안전한 식사: 농약 위험도 …… 71
- **03** 밥상 문제를 알면 당뇨병을 치료할 수 있다 …… 75
- **04** 당뇨식은 건강식이다 …… 76
- **05** 알아두면 편리한 식품교환표 …… 77
- **06** 하루에 얼마나 먹어야 하나? …… 81
- **07** 하루 섭취 열량에 따른 식단 구성하기 …… 82
- **08** 가공식품을 구입할 때는 영양성분표시를 활용하자 …… 85
- **09** 혈당 조절을 도와주는 섬유소를 풍부하게 먹자 …… 87
- **10** 당뇨식에 맞게 간식 현명하게 먹기 …… 92
- **11** 직장인을 위한 똑똑한 회식/ 외식 요령 …… 97
- **12** 명절음식을 지혜로운 참살이 식단으로 바꾸기 …… 104

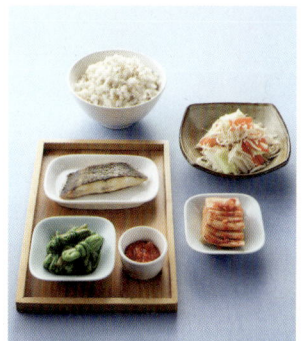

PART 5   당뇨병을 다스리는 기적의 밥상

칼로리별 나만의 식단 짜기 …… 110

하루 1,800kcal 식단

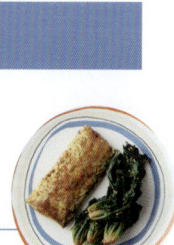

1일차   **1,800kcal 기본 식단표** …… 112
아침 닭살데리야끼구이, 흑미보리밥, 야채가지롤, 모시조개국, 곤약채소조림, 나박김치 …… 114
간식 저지방 우유, 토마토 …… 117
점심 해물스파게티, 토마토감귤샐러드, 통마늘안심구이, 야채수프, 피클 …… 118
간식 저지방 우유, 참외 …… 121
저녁 두부버섯스테이크, 단호박견과류찜, 돼지고기김치찌개, 갈치카레구이, 시금치나물, 차조밥 …… 122

2일차   **1,800kcal 기본 식단표** …… 126
아침 베이글치즈샌드위치, 그린샐러드, 무고추피클, 저지방 우유 …… 128
간식 단감 …… 131
점심 안심편채말이, 된장찌개, 조기구이, 브로콜리초회, 참나물무침, 보리밥, 알타리김치 …… 132
간식 저지방 우유, 바나나 …… 137
저녁 닭다리바비큐구이, 연어샐러드, 우엉볶음, 현미밥, 북어국, 김구이, 포기김치 …… 138

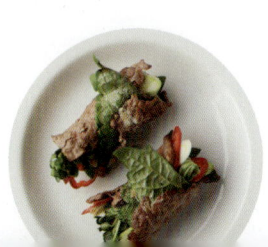

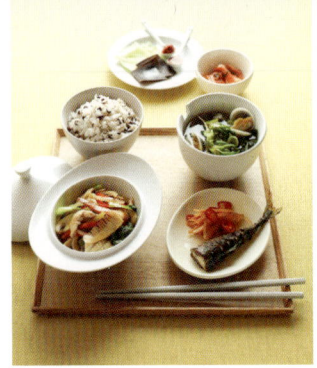 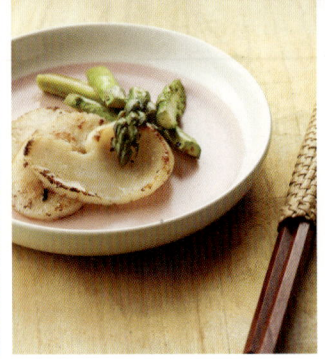 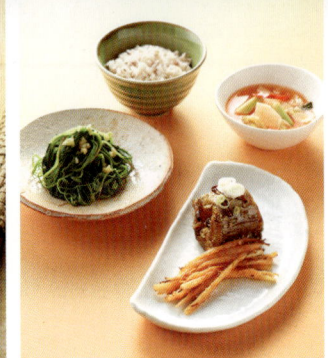

3일차 1,800kcal 기본 식단표 …… 142
아침 순두부들깨탕, 건강야채구이, 부추계란말이, 연근조림, 혼합잡곡밥, 열무김치 …… 144
간식 저지방 우유, 오렌지 …… 147
점심 팔보채, 시금치냉이국, 양배추다시마쌈, 꽁치허브구이, 도라지생채, 팥밥, 포기김치 …… 148
간식 저지방 우유, 배 …… 153
저녁 곤드레나물밥, 가지선, 관자아스파라거스구이, 삼치묵은지조림, 숙주겨자무침, 깍두기 …… 154

4일차 1,800kcal 기본 식단표 …… 160
아침 연두부샐러드, 버섯구이, 북어해장국, 오이지무침, 김구이, 강낭콩밥 …… 162
간식 저지방 우유, 사과 …… 165
점심 삼계탕, 모듬야채스틱, 영양찰밥, 마늘장선, 깍두기, 땅콩 …… 166
간식 저지방 우유, 귤 …… 169
저녁 단호박해물찜, 꽈리고추찜, 돼지고기수육, 배추쌈, 현미보리밥, 보쌈김치 …… 170

5일차 1,800kcal 기본 식단표 …… 174
아침 황태찜, 더덕양념구이, 참나물, 수수밥, 나박김치 …… 176
간식 저지방 우유, 포도 …… 179
점심 돼지고기파프리카구이, 콩나물잡채, 취나물, 옥돔구이, 현미보리밥, 포기김치 …… 180
간식 저지방 우유, 망고 …… 183
저녁 꽃게해물탕, 버섯샐러드, 치커리오이생채, 팥밥, 열무김치 …… 184

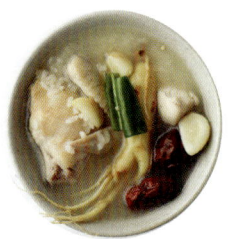

6일차 1,800kcal 기본 식단표 …… 188
아침 풋고추된장찌개, 눌은밥, 멸치땅콩조림, 야채꼬치구이, 깻잎찜, 부추겉절이 …… 190
간식 저지방 우유, 딸기 …… 193
점심 잔치국수, 완자전, 김치무침 …… 194
간식 저지방 우유, 토마토 …… 197
저녁 사태찜, 수삼오이선, 임연수지짐, 유채나물, 혼합잡곡밥, 깍두기 …… 198

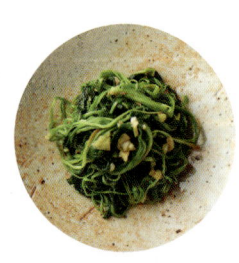

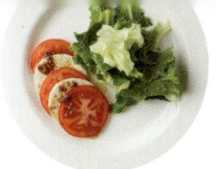

7일차 1,800kcal 기본 식단표 ······ 202
아침 프렌치토스트, 카프리제샐러드, 피클, 저지방 우유 ······ 204
간식 사과 ······ 207
점심 비지찌개, 마늘쫑무침, 가자미지짐, 배추겉절이, 열무된장무침, 파래김구이, 보리밥 ······ 208
간식 저지방 우유, 배 ······ 213
저녁 닭갈비, 깻잎무쌈, 시금치두부굴소스볶음, 허브생채, 차조밥, 알타리김치 ······ 214

하루 1,500kcal 식단

1일차 1,500kcal 기본 식단표 ······ 220
아침 통마늘안심구이, 야채가지롤, 그린샐러드와 레몬양파드레싱, 흑미보리밥, 나박김치 ······ 222
간식 저지방 우유 ······ 225
점심 쌀국수, 해물볶음, 피클 ······ 226
간식 참외 ······ 229
저녁 닭고기냉채, 단호박견과류찜, 갈치무조림, 돼지고기김치찌개, 시금치나물, 차조밥 ······ 230

2일차 1,500kcal 기본 식단표 ······ 234
아침 치즈에그잉글리시머핀, 그린샐러드와 양파드레싱, 무고추피클, 저지방 우유 ······ 236
점심 불고기생야채비빔밥, 연두부찜, 된장찌개, 김구이, 보리밥, 알타리김치 ······ 240
간식 참외 ······ 243
저녁 도미조림, 건강닭찜, 가지나물, 콩나물국, 우엉볶음, 현미밥, 포기김치 ······ 244

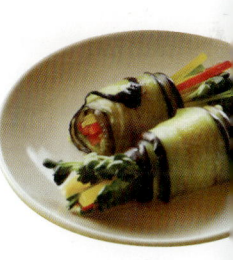

3일차 1,500kcal 기본 식단표 ······ 250
아침 돼지고기장조림, 실파무침, 건강야채구이, 눌은밥, 열무김치 ······ 252
오전 간식 저지방 우유 ······ 255
점심 소고기숙주볶음, 양배추다시마쌈, 꽁치알타리조림, 시금치냉이국, 도라지생채, 팥밥, 포기김치 ······ 256
간식 배 ······ 261
저녁 소고기콩나물밥, 관자아스파라거스볶음, 버섯초절임, 열무된장무침, 깍두기 ······ 262

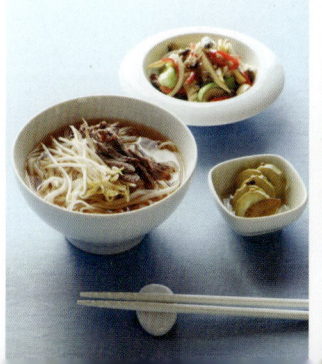 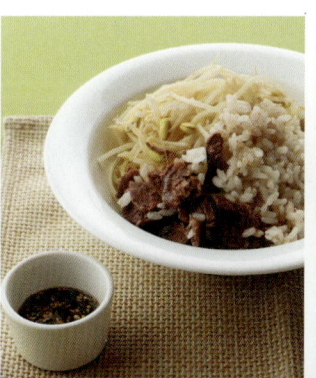 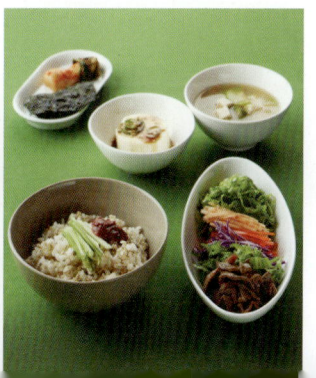

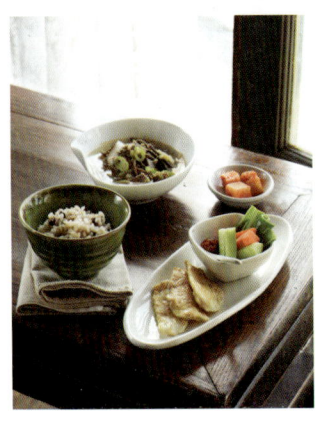 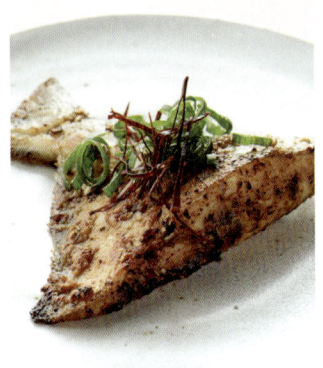 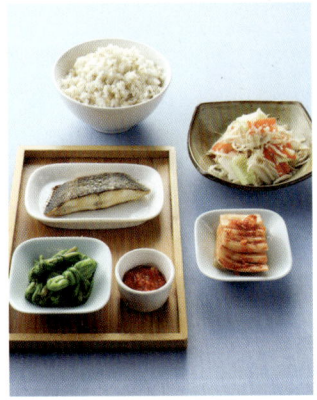

4일차 1,500kcal 기본 식단표 …… 266
아침 동태조림, 순두부들깨탕, 오이지무침, 김구이, 콩나물무침, 강낭콩밥 …… 268
간식 저지방 우유 …… 271
점심 육개장, 모듬야채스틱, 대구전, 혼합잡곡밥, 깍두기 …… 272
간식 귤 …… 275
저녁 버섯제육볶음, 꽈리고추찜, 호박잎쌈, 배추겉절이, 현미보리밥 …… 276

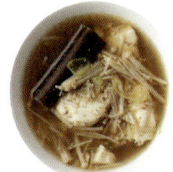

5일차 1,500kcal 기본 식단표 …… 280
아침 병어된장구이, 무쌈말이, 고구마순볶음, 수수밥, 나박김치 …… 282
간식 저지방 우유 …… 285
점심 가자미지짐, 닭살냉채, 미나리강회, 현미보리밥, 포기김치 …… 286
간식 망고 …… 289
저녁 추어탕, 두부다시마쌈, 오이생채, 팥밥, 열무김치 …… 290

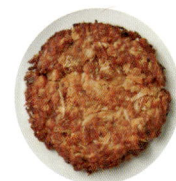

6일차 1,500kcal 기본 식단표 …… 294
아침 시래기된장국, 눌은밥, 두부조림, 건새우마늘쫑볶음, 참나물겉절이, 돗물김치 …… 296
간식 저지방 우유 …… 299
점심 냉모밀국수, 녹두전, 샤브샤브샐러드, 피클 …… 300
간식 토마토 …… 303
저녁 수삼안심찜, 갈치양념구이, 가지냉국, 호박나물, 혼합잡곡밥, 오이소박이 …… 304

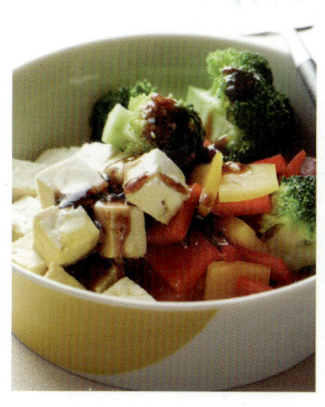
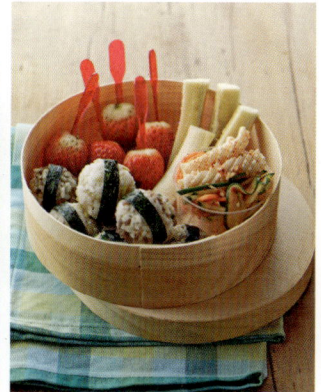
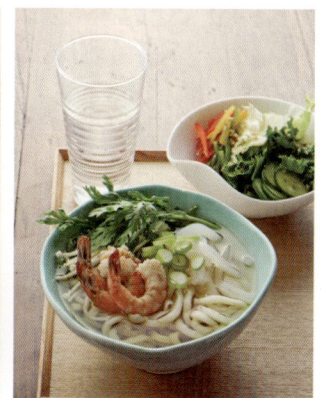

7일차 1,500kcal 기본 식단표 …… 308
아침 두부브로콜리샐러드, 야채오믈렛, 피클, 모닝빵 …… 310
간식 저지방 우유 …… 313
점심 버섯전골, 잣즙해물냉채, 취나물무침, 배추겉절이, 보리밥 …… 314
간식 배 …… 317
저녁 닭가슴살데리야끼, 깻잎채소말이, 옥돔구이, 부추무침, 차조밥, 알타리김치 …… 318

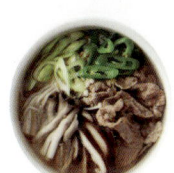

밖에서도 걱정 없는 도시락

도시락 정식 …… 324
주먹밥 …… 328
오픈샌드위치 …… 330
돈부리덮밥 …… 332

별미가 일품인 국수요리

잔치국수와 김치무침 …… 336
우동과 파프리카샐러드 …… 338

몸이 아플 때 입맛 살리는 식사

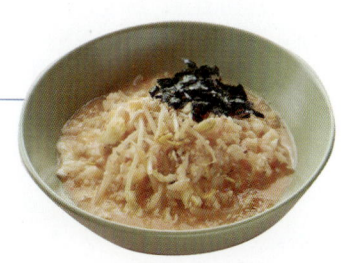

야채죽과 소고기장조림 …… 342
두부시금치죽과 생선전 …… 346
김치콩나물죽과 맥적 …… 350

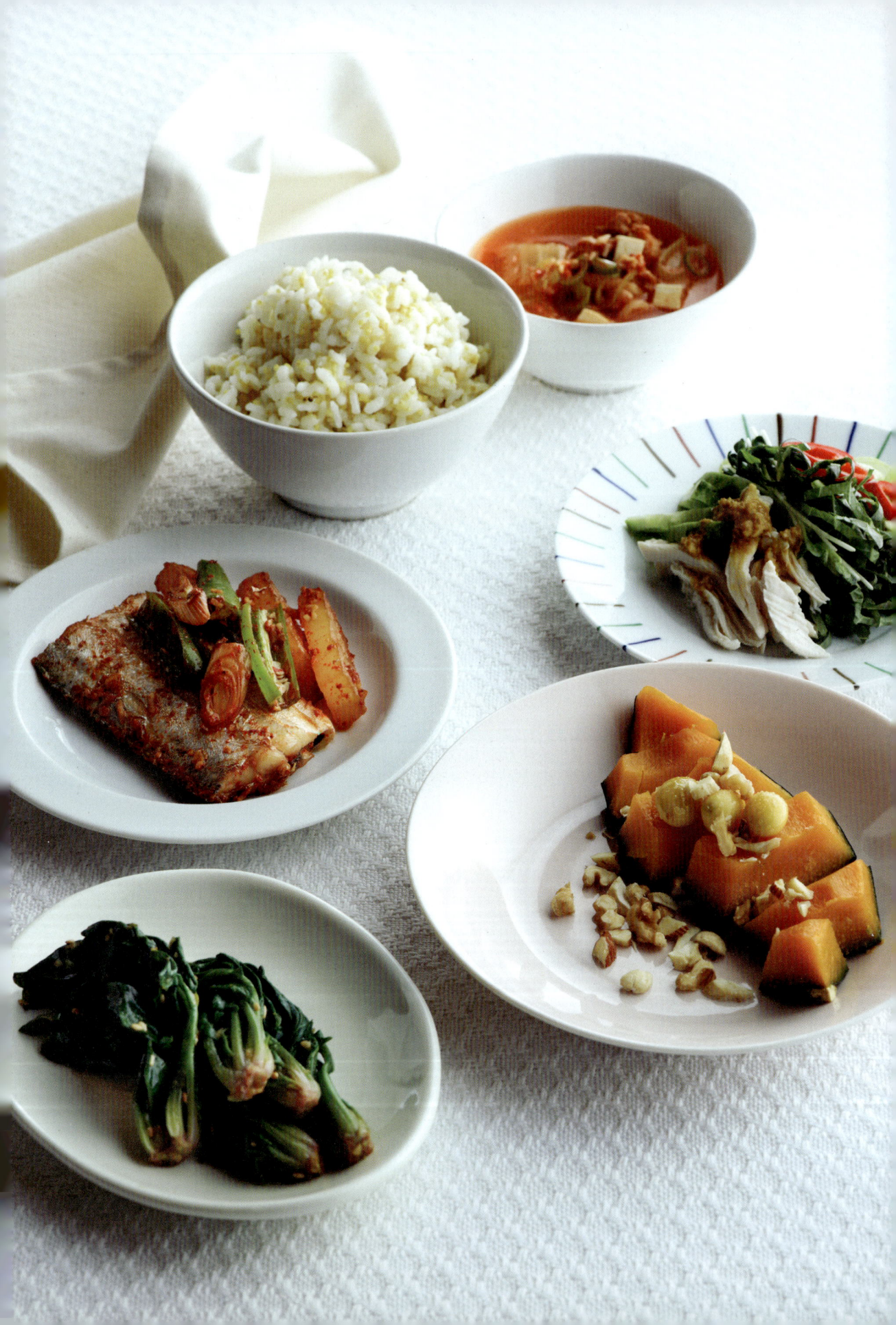

PART 1
당뇨병 제대로 알자

당뇨병의 꾸준한 관리를 위해서는 식사요법 외에도
식품요법, 운동요법, 약 또는 주사(인슐린) 등의 약물요법,
규칙적인 혈당검사 및 당뇨병에 대한 교육 등
5가지 부분을 이해할 필요가 있다.

01 당뇨병이란?
02 나의 당뇨병 위험도 체크하기
03 당뇨병, 어떤 사람이 잘 걸리나?
04 당뇨병 증상에는 어떤 것들이 있나?
05 당뇨병 진단은 어떻게 하나?
06 당뇨병 전 단계, 1년이 고비다!
07 당뇨병 전 단계, 어떻게 관리해야 하나?

01 당뇨병이란?

당뇨병이란 혈당이 높은 상태가 계속되는 증상을 말한다. 쉽게 말해서 10시간 이상 아무 것도 먹지 않았는데 아침에 혈중 포도당이 126mg/dL 이상으로 높게 나오고, 이런 상태가 지속되는 경우이다. 이런 상태가 몇 년간 계속되면 눈, 콩팥, 신경 등이 안 좋아지고, 혈관이 좁아져서 발생하는 협심증이나 중풍 등 소위 합병증이 생기게 된다. 당뇨'병'은 고혈당 상태를 정상 혈당 상태로 유지시키는 치료를 하면 이런 합병증이 예방되기 때문에 병이다.

딩뇨병은 아직까지는 완치가 어렵기 때문에 꾸준히 관리를 하는 것이 가장 중요하다. 그리고 꾸준한 관리를 위해서는 식사요법 외에

당뇨병 관리의 기본 5대 요소

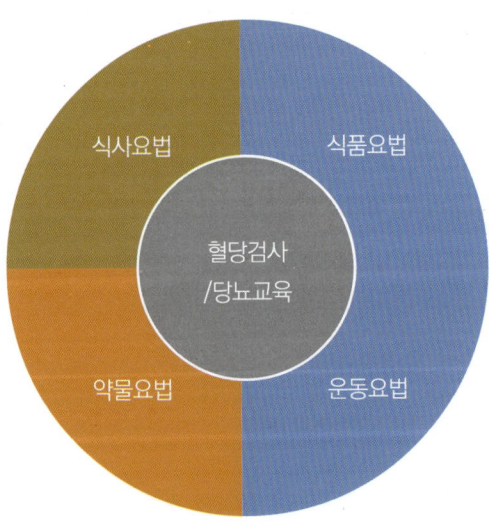

도 식품요법, 운동요법, 약 또는 주사(인슐린) 등의 약물요법, 규칙적인 혈당검사 및 당뇨병에 대한 교육 등 5가지 부분을 이해할 필요가 있다. 의료진은 이 5가지를 교육해야 하고 환자와 가족들은 교육받아야 한다. 즉, 의사는 경험 많은 당뇨병 치료팀 코치가 되어야 하고 환자는 팀의 훌륭한 선수가 되어야 한다.

이 책은 당뇨병 환자가 알아야 할 관리법 중에서 특히 식사요법을 자세히 다루고 있다. 물론 식사요법만으로 당뇨병이 해결될 수 없다는 것을 환자는 잘 알고 있을 것이다. 이는 경기에 나서는 선수가 한 가지만 잘해서는 승리할 수 없고 기술과 체력, 그리고 훈련 등 모든 부분을 잘 해야 하는 것과 마찬가지이다.

그러나 최근에 알려지기 시작한 환경호르몬이 당뇨병(비만, 고지혈증, 고혈압, 신장질환 및 동맥경화증도 포함)을 일으키는 데 상당한 역할을 한다는 사실은 당뇨병의 식사요법을 더 중요하게 만들었다. 이제까지 당뇨병의 식사요법은 여러 영양소들을 골고루 적당량 계산해서 먹고, 약물요법과 운동요법의 조화를 이루도록 하며, 혈당을 측정하면서 혈당관리가 잘 되는지를 확인하는 것에 주안점을 두어 왔다. 그러나 지금부터 당뇨병의 식사요법은 크게 전통적인 영양소의 섭취를 잘 하려는 식사요법과 환경호르몬 섭취를 줄이는 식품요법으로 구분해야 한다.

식품요법이란 환경호르몬이 적게 든, 즉 오염이 덜된 음식물을 선택하고 조리를 잘해야 하는 것을 말한다. 환경호르몬은 기름진 육류, 생선, 유제품 등에 상대적으로 많이 들어있는 경향이 있으므로 이런 것들은 가급적 피하는 것이 좋고, 조리를 할 때 음식물을 태우면 환경호르몬이 많이 생겨나므로 되도록 삶아서 기름을 빼고 먹는 것이 좋다. 통조림이나 플라스틱 제품에서도 환경호르몬이 흘러나와 먹거리에 들어가기 쉬우므로 조심할 필요가 있다. 또한 담배, 매연, 황사와 같은 나쁜 공기, 물 등도 주의해야 한다.

02 나의 당뇨병 위험도 체크하기

당뇨병은 나이가 많을수록, 비만일수록, 스트레스를 많이 받을수록, 운동을 하지 않을수록 잘 발생한다. 그런데 당뇨병은 심한 고혈당이 발생하지 않는 한 증상이 잘 나타나지 않는 경우가 많다. 따라서 정기 건강검진에서 발견되거나 당뇨병이 어느 정도 진행되어 합병증까지 발병한 이후에 병원을 방문하여 당뇨병으로 진단을 받는 경우가 많다. 그러므로 증상이 없더라도 다음의 8개 위험인자가 있다면 주기적으로 당뇨병 검사를 받아보는 것이 좋다.

> **당뇨병 위험인자 8가지**
>
> 1 가족 중에 당뇨병 환자가 있는 경우
> 2 나이가 45세 이상인 경우
> 3 과체중 또는 비만인 경우
> 4 평소에 규칙적으로 운동을 하지 않는 경우
> 5 고혈압으로 치료 중인 경우
> 6 혈중 콜레스테롤이나 중성지방 수치가 높은 경우
> 7 임신성 당뇨병 병력이나 거대아(4kg 이상)를 분만한 적이 있는 경우
> 8 이전 혈당검사 시에 공복혈당장애나 내당능장애라는 이야기를 들은 경우
>   (p.28~29 참고)

최근 발표된 연구에 의하면 다음의 6개 설문의 총합 점수로 당뇨병을 매우 정확하게 예측할 수 있다고 한다. 그럼 나의 당뇨병 예측지수를 계산해보자.

나의 당뇨병 예측지수 계산하기

1 나이: 35세 미만(0점), 35~44세(2점), 45세 이상(3점)
2 당뇨병 가족력: 없음(0점), 있음(1점)
3 고혈압 유무: 없음(0점), 있음(1점)
4 허리둘레:
  남자-84cm 미만(0점), 84~89.9cm(2점), 90cm 이상(3점)
  여자-77cm 미만(0점), 77~83.9cm(2점), 84cm 이상(3점)
5 흡연 유무: 안함 또는 중단함(0점), 흡연 중(1점)
6 음주 유무: 안함 또는 하루 1잔 미만(0점), 하루 1~4.9잔(1점), 하루 5잔 이상(2점)

총합	당뇨병 가능성
4 이하	2%
5~7	6%
8~9	12%
10 이상	19%

*출처: 김대중 등, Diabetes Care, 2012

여러분의 친구나 가족에게도 설문을 권유해보자. **5점 이상이면 고위험군으로 분류되기 때문에 혈당검사를 받는 것이 좋다.** 그리고 당뇨병을 예방하기 위해 건강한 식사를 하고 운동을 규칙적으로 하는 것을 권장한다.

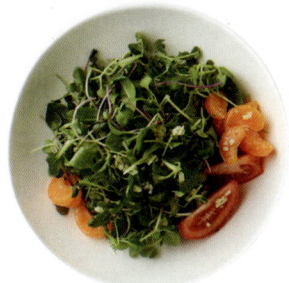

당뇨케어 알아두세요!

나의 과체중과 비만도 체크하기

체질량지수(BMI)=체중(kg)÷키(㎡)

구분	체질량지수(BMI)
저체중	18.0~21.9
정상	22.0~22.9
과체중	23.0~24.9
비만	25.0~29.9
고도비만	30 이상

PART 1 당뇨병 제대로 알자

03 당뇨병, 어떤 사람이 잘 걸리나?

당뇨병의 종류

당뇨병은 원인에 따라 제1형 당뇨병과 제2형 당뇨병으로 나눌 수 있다. 제1형 당뇨병은 췌장 소도세포의 자가면역이 파괴되면서 인슐린 분비가 잘 안되어 인슐린 치료가 필요한 경우를 말한다. 그리고 제2형 당뇨병은 인슐린 분비 부족뿐만 아니라 인슐린의 효과가 비정상적으로 잘 안 나타나기 때문에 생기는 경우를 말한다. 제2형 당뇨병은 다른 말로 '인슐린 저항증'이라고도 부르는데, 주로 약간 비만이고, 혈압이 높으며, 혈중 지질 농도도 높은 대사증후군을 가지고 있는 유형이 많다.

제1형이든 제2형이든 두 경우 모두 유전적 소질을 가지고 태어난 사람이 당뇨병을 일으키는 환경에 노출되면서 발생하게 된다. 당뇨병을 일으키는 체질, 즉 유전자의 경우 제1형 당뇨병에

당뇨케어 알아두세요!

췌장 소도세포란?
인슐린은 췌장에서 분비되는데, 췌장은 소화효소를 분비하는 외분비 췌장에 호르몬을 분비하는 약 100만 개의 소도가 흩어져 있다. 소도는 전체 췌장 부피의 1%를 차지하고 4가지 형태의 세포(α, β, δ, PP)가 있으며, 인슐린은 베타세포에서 생성된다.

조직적합성 유전자(HLA)란?
HLA(Human Leukocyte Antigen) 항원은 사람의 주조직적합성복합체(Major Histocompatibility Complex, MHC) 유전자에 의해 생성되는 당단백 분자로 인체 내 모든 조직세포의 표면에 표현되며, 백혈구 등 혈액세포에도 표현된다. MHC 유전자들은 자기(self)와 비자기의 구별, 항원자극에 대한 면역반응, 세포성면역과 체액성면역의 조절, 그리고 질병에 대한 감수성에 관여한다.

서는 조직적합성 유전자(HLA)가 중요하고, 제2형 당뇨병에서는 미토콘드리아 유전형이 중요하다. 이 밖에 환경호르몬에 의한 환경적인 요인에도 주의해야 한다.

미토콘드리아란 무엇인가?

미토콘드리아는 생명체의 기본이 되는 세포 하나하나마다 들어있는 화력발전소 같은 곳이다. 세포 하나에는 약 1,000개의 미토콘드리아가 있고, 60조 개나 되는 세포로 만들어진 우리 몸의 약 10%를 차지하고 있으며, 몸이 필요로 하는 생체에너지를 만든다.

우리 몸은 미토콘드리아에서 만들어지는 에너지를 사용하여 모든 일이 이루어지는데, 미토콘드리아에는 자체 유전자가 있어서 사람마다 질적 차이가 있다. 따라서 어떤 미토콘드리아를 얼마나 많이 가지고 있는지가 체질을 결정하는 중요한 요인이 된다. 결국 인슐린의 분비와 인슐린의 작용에도 미토콘드리아가 원활하게 작용해야 하는데, 원활하지 못하면 인슐린의 작용에 저항성이 생기고 인슐린 분비도 잘 안되어 대사증후군이나 당뇨병을 일으키게 된다. 마찬가지로 근육과 관절의 운동, 음식물의 소화와 흡수, 영양소의 저장과 정신적 활동도 미토콘드리아의 기능이 원활하지 못하면 각종 만성병을 일으키게 된다. 이는 당뇨병에 걸렸을 때 각종 만성병들이 같이 나타나는 이유이기도 하다.

미토콘드리아가 충실하게 만들어지려면 영양 상태가 좋아야 한다. 특히 어릴 때 영양실조에 걸리면 신체가 전반적으로 발달이 잘 안되고, 체질이 약해지며, 미토콘드리아도 충실하게 들어서지 못하여 어른이 되었을 때 성인병에 잘 걸리게 된다.

당뇨병의 또 다른 원인, 환경호르몬

필자들은 최근 몸에 쌓이는 환경호르몬이 우리나라 사람들의 당뇨병을 일으키는 중요한 원인이라는 것을 확인하였다. 환경호르몬은 당뇨병뿐만 아니라 고혈압, 비만, 고지혈증, 지방간 등의 원인이 되기도 하는데, 이런 상태가 한꺼번에 나타나는 것을 대사증후군이라고 한다. 이런 병들에서는 미토콘드리아의 기능이 떨어져 있곤 한데, 그 원인으로는 부모님께 물려받은 유전자들이나 어릴 때 가지게 된 체질도 중요하지만, 환경호르몬에 많이 노출되어 미토콘드리아가 약해진 이유도 있다. 이러한 사실은 해외에서도 확인되고 있어서 당뇨병 관리의 중요한 포인트가 되었다.

환경호르몬이란 사람들이 인공적으로 만든 화학물질들을 말한다. 플라스틱으로 만든 병이나 그릇 등에서 나오는 것들이 있고, 자동차와 공장에서 나오는 매연이나 담배연기 등도 있다. 또한 농약, 제초제, 살충제, 소독약 등도 여기에 속한다. 이러한 것들은 한결같이 미토콘드리아에 독성을 가한다. 환경호르몬은 대개 기름에는 녹고 물에는 잘 녹지 않으며, 자연 상태에서는 잘 분해되지 않는 성질이 있다. 그래서 먹이사슬을 거쳐 식품을 통해 우리 몸에 들어오면 배설이 잘 되지 않는 것들, 즉 잔류성 유기오염물질들이 특히 문제가 된다.

당뇨병과 합병증 발생의 새로운 이해

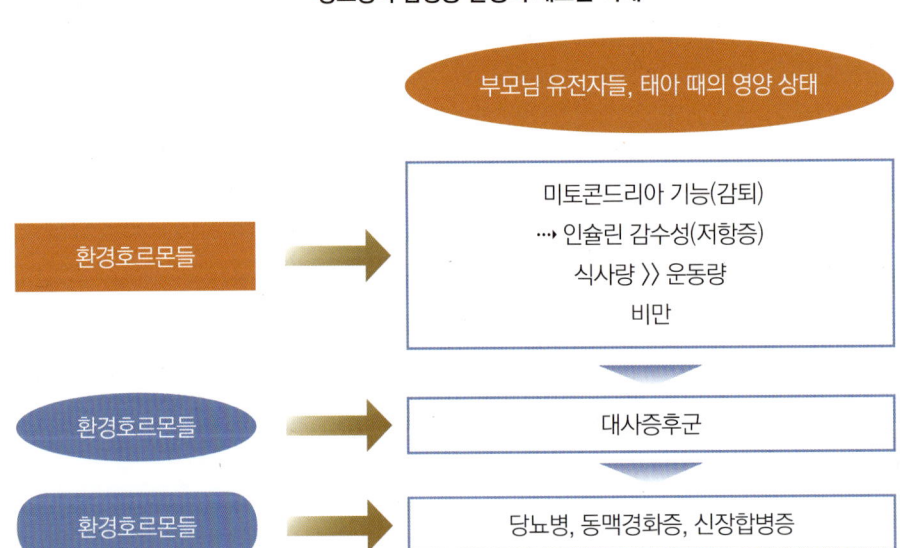

> **당뇨케어 알아두세요!**
>
> **몸속 환경호르몬을 해독하는 방법**
> 1. 독소(환경호르몬)가 몸속으로 들어오지 못하도록 한다: 당뇨병 환자의 생활 십계명(p.45 참고)을 참고할 것
> 2. 몸속에 들어있는 독소의 배출을 늘린다.
>   1) 땀을 흘린다.: 반신욕, 사우나, 운동 등 모두 좋다.
>   2) 독소 배출을 도와주는 음식들을 먹는다.: 해독주스를 만들어 먹으면 편하다.
>   3) 섬유질이 많은 식품을 먹는다.: 키토산, 해조류, 클로렐라, 스피룰리나, 낫토 및 섬유질이 많은 음식물은 좋다.
>   4) 몸속의 독소를 무력화시킨다.: 저지방 요구르트를 먹거나 유산균 제품들을 사용한다. 녹차도 해독에 좋은 효과를 나타낸다.
> 3. 스트레스를 받거나 술, 담배, 육류 등 기름진 음식을 먹으면 섬유질 식품이나 해독주스를 활용해 본다.
> 4. 몸속의 환경호르몬 농도를 측정하여 치료의 효율을 확인한다(아직 연구 단계임).
>
> > **이홍규 박사의 해독주스 만들기**
> > 1. 잘 씻은 유기농 브로콜리, 당근, 토마토, 양배추를 잘게 썬다.
> > 2. 야채들이 물에 잠길 정도로 물을 붓고, 10~15분 정도 삶는다.
> > 3. 믹서에 4가지 삶은 채소와 더운 물, 식초, 바나나를 넣어 먹기 좋게 만든다.
> > 4. 저지방 요구르트를 넣거나 따로 같이 마셔도 좋고, 식사의 일부로 만들어 이용해도 좋다.
> >
> > ※**해독주스의 사용**
> > 한 번 먹을 때 200cc 기준으로 하루에 두 번 마시는 것이 좋다. 식사 직전에 마시고, 주식으로 먹는 칼로리를 50~100kcal 정도 줄인다. 식사 후에 먹어도 상관없다.

다이옥신이 대표적이며, 불에 타지 않도록 옷이나 건물에 뿌리는 방염제에도 독성이 있다. 환경호르몬은 먹이사슬의 상층에 자리 잡은 동물들의 기름 속에 많아 육류와 큰 생선에 많이 들어있다.

한국인 당뇨병의 특징

한국 당뇨병 환자들은 서양 당뇨병 환자와 달리 비만한 경우가 적다. 그래서 한국 당뇨병 환자를 마른 당뇨병이라고 부르기도 한다. 그 이유는 체지방이 많은 비만 상태가 되려면 인슐린 분비가 충분해야 하는데, 우리나라 환자들은 인슐린 분비능이 부족하여 쉽게 한계에 부딪히기 때문인 듯하다. 인슐린 분비능이 서양 환자에 비하여 부족한 이유는 아직 확실하진 않지만, 절약형질 가설로 설명하기도 한다. 절

약형질 가설이란 태생기 때에 산모로부터 영양공급이 제한된 경우 또는 영유아기에 여러 가지 이유로 영양이 부족하거나 단백질 섭취가 부족하면, 신생아는 작게 태어나거나 유아는 성장이 지연된다. 그리고 이들이 성인이 되면 체격이 왜소하고, 인슐린 분비능 또한 상대적으로 낮을 것으로 추측하고 있다. 만약 이들이 성인이 되어 영양 과잉인 상황에 노출되면 지방의 축적으로 복부비만이 잘 발생한다는 것이다. 즉, 마른 비만이 잘 발생할 수 있어 당뇨병, 심혈관질환 등의 위험이 증가한다는 것이다.

한국전쟁 이후 태어난 베이비 붐 세대의 비만율은 비슷한 연령대의 미국인보다 훨씬 낮으나, 당뇨병 유병률은 오히려 더 높다는 것이 이를 반영하는 결과로 생각할 수 있다. 최근에 발표된 대한당뇨병학회의 조사결과에 따르면, 여성 당뇨병 환자의 복부비만율은 56%, 남성 당뇨병 환자의 복부비만율은 41%로 보고되어 마른 비만이 한국 당뇨병 환자의 가장 큰 특징으로 지적되었다.

하지만 1980~90년대 당뇨병 환자가 이른바 마른 당뇨병으로 알려져 있는 비(非)비만형이 많았던 것에 비해 최근 소아비만율이 높아지면서 젊은 연령층에서의 당뇨병은 비만형 당뇨병으로 변해가고 있어 향후에는 과체중 혹은 비만으로 당뇨병 환자가 증가할 것으로 예상되고 있다.

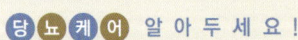 알 아 두 세 요 !

당뇨병 예방을 위한 건강 습관
1. 매일 30분 이상의 중증도 운동을 실천한다.
2. 매일 체중을 측정하고 적정 체중을 유지한다.
3. 식사는 과식을 피하고, 알맞은 양을 규칙적으로 한다.
4. 야채류, 전곡류 등 섬유소 섭취를 충분히 한다.
5. 환경호르몬에 노출되지 않도록 주의한다.
6. 술, 담배를 멀리 한다.
7. 긍정적인 사고로 생활한다.

그래도 부모 탓은 하지 말자!

당뇨병이 유전적 소질을 가지고 있는 사람에게 잘 생긴다고 하여 부모 탓을 하면 안 된다. 유전자 이상 때문에 당뇨병이 나타나는 경우는 매우 드물고, 오히려 어릴 때 형성되는 습관이 더 중요하기 때문이다. 부모님 중 한 분이 당뇨병을 가지고 있다고 하더라도 건강한 생활습관을 유지하면 당뇨병은 90% 이상 예방이 가능하다. 따라서 건강관리를 잘하면 가족력이 없어도 건강관리에 소홀한 사람보다 발병률이 훨씬 낮다.

비만과 당뇨병의 관계

당뇨병, 특히 제2형 당뇨병에 걸린 사람 중에는 비만인 경우가 많아서 흔히 과식과 운동부족이 원인이라고 생각하기 쉽다. 그러나 실제로는 환경호르몬에 노출되어 몸의 에너지 생산 공장인 미토콘드리아 기능이 감퇴되기 때문에 나타나는 경우가 대부분이다. 당뇨병이 생기기 전의 식습관을 살펴보면 과일과 채소 등의 섭취가 부족하여 영양이 좋지 않고, 술을 많이 마시며, 담배를 피우는 등 삶의 질이 낮은 경우가 많다. 즉, **단순히 많이 먹어서 당뇨병이 생기는 경우는 많지 않다.**

어린 시절 영양 부족에 노출된 사람들이 어른이 되면서 비만이 되는 경우가 많다. 그 이유는 앞서 설명한 바와 같이 미토콘드리아 형성이 부족했기 때문에 환경호르몬의 독성이 쉽게 나타나게 되고 비만 체질이 되는 것이다. 그러나 이런 아이들이라 하더라도 태어난 후 좋은 영양소를 섭취하게 하고, 환경호르몬에 노출되지 않도록 하면 건강한 성인으로 성장하게 된다.

비만 자체는 수명을 단축시키거나 당뇨병을 일으키는 직접적인 원인도 아니다. 다만 비만인 상태에서 몸 안의 환경호르몬 농도가 높으면 병이 잘 생긴다. 환경호르몬에 노출되는 것이 비만의 원인이라고 생각하면, 살이 찌는 것은 환경호르몬을 중화시키려는 우리 몸의 정당한 반응이라고 생각할 수 있다. 물론 여기에는 한계가 있어서 체중이 너무 늘어나는 것은 막아야 하고, 체중이 늘어나기 시작하면 독소가 몸에 들어오고 있다는 신호로 생각하고 더 이상 들어오지 않게 생활습관을 바꿔야 한다.

운동부족

운동부족도 미토콘드리아 기능 감퇴에 따른 현상이다. 유전적으로 미토콘드리아에 이상이 있는 아이들은 운동을 싫어하는데, 적당한 운동은 줄어든 미토콘드리아 기능을 회복시키는 효과가 있다. 따라서 1주일에 3~4회씩 땀을 조금 흘리면 좋다. 단, 지나친 운동은 미토콘드리아에도 좋지 않고, 오히려 몸에 병을 일으킬 수도 있다.

대사증후군

대사증후군은 혈당, 혈중 중성지방, 혈압, 배 둘레(복부지방) 등이 약간씩 높아진 상태가 한 사람에 함께 나타나면 진단하게 되는 병이다. 이런 환자는 인슐린의 효과가 정상인보다 적게 나오는 인슐린 저항증이 기본적 이상이라고 간주된다. 이 병이 중요한 이유는 이들 각 상태 중에 한 가지만 있어도 합병증, 특히 동맥경화증 같은 혈관계 질환이 잘 생기기 때문이다. 이 역시 필자들의 연구결과를 보면 환경호르몬에 대한 노출, 미토콘드리아 기능 이상이 중요한 원인이 되고 있다.

식습관

당뇨병에 걸리는 사람들의 식습관을 보면 평소 육류를 자주 섭취하거나 영양이 고르지 않은 경우가 많다. 필자들이 경기도 연천 지역 주민들을 대상으로 조사한 결과를 보면 술을 많이 마시는 사람, 단백질 섭취가 적은 사람, 과일을 자주 못 먹는 사람 등이 당뇨병에 잘 걸렸다. 이 사람들은 경제적으로 어렵고 영양 상태도 좋지 않았다.

채소와 과일에는 여러 가지 좋은 성분들이 들어있는데, 가령 포도 껍질에 들어있는 레스베라트롤, 커피콩에 들어있는 커피산과 클로로겐산 등이 당뇨병을 예방하는 데 효과가 있다. 그 외에도 많은 식물성 화학물질들이 대사증후군을 예방한다고 알려져 있는데, 환경호르몬의 독성을 막거나 미토콘드리아를 보호하는 작용이 있어서이다. 흔히 항산화작용이 있다고 알려진 식품이나 식물성 화학물질들은 미토콘드리아를 보호하거나 기능을 증진시키는 효과를 나타낸다.

여러 가지 식물성 섬유질은 위에서 장으로 음식물의 배출을 늦추고, 결과적으로 영양소들의 흡수를 늦추어서 식후에 혈당이 올라가는 것을 늦게 한다. 섬유질이 많은 김치, 발효시킨 콩 음식(청국장, 낫토 등)에는 유산균 등 좋은 세균이 있는데, 장에서 독소를 내뿜는 나쁜 균들을 없애줌으로써 건강 유지에 도움이 된다.

스트레스

스트레스를 받으면 혈중에 스트레스 호르몬이라고 부르는 코티솔, 글루카곤 등이 높아진다. 이 호르몬들은 근육에서 아미노산을 동원하여 근육을 줄이고, 지방조직에서 지방산을 유출시키며, 간에서 당이 혈액으로 쏟아져 들어오게 한다. 그런데 이런 효과만으로도 당뇨나 대사증후군을 유발할 수 있다. 특히 지방조직에 저장되어 있는 환경호르몬들이 지방산이 혈액으로 나올 때 같이 나오게 된다. 즉, 환경호르몬에 노출이 많았던 사람들이 스트레스를 받으면 당뇨가 생기기 쉬운 또 다른 이유가 되는 셈이다.

술

술을 마시면 스트레스를 받을 때와 같이 혈중에 지방산들이 많이 증가한다. 따라서 환경호르몬의 농도가 높아진다. 특히 술 자체가 직접 세포에 독성을 나타내기 때문에 인슐린 분비가 나빠지고, 인슐린 작용도 저하되어 당뇨병에 잘 걸리게 된다. 그러므로 당뇨병을 가진 사람들이 술을 마시면 세상을 잊는 것은 물론 병을 관리할 생각도 잊게 되므로 주의해야 한다.

04 당뇨병 증상에는 어떤 것들이 있나?

당뇨병이 생기면 나타나는 증상에는 '전형적인 증상'과 '흔한 증상'이 있다. 전형적인 증상이란 혈당이 매우 높을 때 나타나는 증상으로 '갈증이 심하게 나고 물을 많이 마심(다음)', '소변량 증가(다뇨)', '식사량 증가(다식)', '체중감소' 등이 있다. 그리고 흔한 증상이란 혈당이 매우 높지는 않지만 당뇨병이 오래 지속되면서 합병증과 관련하여 나타나는 증상으로 '피로', '시력감퇴', '폐렴이나 요로감염 등의 잦은 감염', '상처가 쉽게 아물지 않음', '건조하고 가려운 피부', '손과 발의 감각 저하 또는 저림' 등의 증상이 있다.

당뇨병의 증상

전형적인 증상	흔한 증상
• 갈증이 심하게 나고 물을 많이 마심(다음) • 소변량 증가(다뇨) • 식사량 증가(다식) • 체중감소	• 피로 • 시력감퇴 • 잦은 감염(예: 폐렴, 요로감염 등) • 상처가 쉽게 아물지 않음 • 건조하고 가려운 피부 • 손과 발의 감각 저하 또는 저림

다음 / 다뇨 / 피로감 / 물체가 두 개로 보임 / 작열감(피부 통증) / 당뇨병성 신경마비

체중감소 / 다식 / 시력감퇴 / 건반사의 소실 / 감각이 무뎌짐 / 족하수종

당뇨병 진단을 받은 사람 중에는 아무런 증상을 못 느끼는 사람도 있지만, 경우에 따라서는 당뇨병에 의한 증상으로 괴로운 사람도 있다. **성인에게 발생하는 당뇨병은 대부분 서서히 시작되고 증상이 심하지 않아 당뇨병에 걸렸다는 것을 환자 스스로가 깨닫지 못하는 경우가 많다.** 따라서 현재 증상이 전혀 없다고 해서 앞으로 아무런 문제가 없을 것이라는 것은 아니므로 위험인자를 갖고 있는 경우에는 정기적인 당뇨병 검사가 필요하다. 또한 이미 증상이 있는 경우에는 정확한 진단과 함께 식사요법과 운동요법 등을 포함한 적극적인 관리가 필요하다.

또한 합병증에 의한 증상은 혈당이 호전되거나 정상이 되어도 상당 기간 지속되기도 한다. 이는 합병증이 오랜 시간에 걸쳐서 발생했기 때문에 혈당이 호전된다고 하더라도 합병증이 바로 사라지는 것은 아니기 때문이다.

경우에 따라서는 당뇨병 치료에 의한 증상이 나타나기도 한다. 예를 들어 당뇨병성 신경병증으로 인한 발 저림 증상은 혈당을 적극적으로 조절하면 초기에 오히려 악화되는 경우가 있기도 하고, 망막병증으로 인한 시력 장애도 적극적 혈당 조절 시기에 악화되기도 한다. 특히 경구혈당강하제나 인슐린 주사요법으로 혈당을 관리 중인 사람 중에는 혈당이 호전되면서 부종이 발생하기도 한다. 또한 감소하였던 체중이 회복되고, 오히려 체중이 더 증가하는 사람도 있다. 이는 소변으로 많은 당이 빠지다가 혈당이 호전되면서 요당은 감소하고, 증가한 식사량이 유지되어 나타나는 증상이다.

05 당뇨병 진단은 어떻게 하나?

당뇨병은 혈당이 높아져서 발생한 병이기 때문에 혈액검사를 통해 혈중 포도당 농도(혈당)를 측정하여 진단한다. 당뇨병 진단에 대해 이야기하기 전에 먼저 다음 검사들에 대해 알아야 한다.

> **당뇨병 진단 검사**
>
> 1 **공복혈당**: 적어도 8시간 이상 물 이외에는 아무 것도 먹지 않은 상태에서 측정한 혈당 수치를 의미한다.
> 2 **당부하 후 2시간 혈당**: 공복혈당검사 후에 포도당 용액(75g 포도당을 포함)을 복용하고 2시간 후에 측정한 혈당 수치를 의미한다.
> 3 **임의 시간 혈당**: 음식 섭취와 무관하게 하루 중 아무 때나 측정한 혈당 수치를 의미한다.
> 4 **당화혈색소**: 적혈구 속에 있는 혈색소가 포도당과 결합하여 생성된다. 혈당이 조절되지 않아 혈당이 높은 때에는 많이 생성되어 당화혈색소의 비율이 증가하게 된다. 따라서 과거 2~3개월 동안의 혈당 평균치를 반영한다.

혈당으로 당뇨병을 진단하는 경우에는 검사결과가 정상 범위를 크게 벗어난다면 한 번의 검사만으로 당뇨병으로 진단할 수 있다. 그러나 뚜렷한 증상 없이 검사결과가 정상 범위에서 약간만 벗어나 있는 경우에는 다른 날에 적어도 두 번 이상 측정한 혈당 수치를 바탕으로 당뇨병으로 진단하게 된다. 어떤 경우에는 혈당 수치가 정상보다는 높지만 당뇨병을 진단하는 수치보다 낮은 중간 단계가 존재하게 되는데, 이 경우를 '당뇨병 전 단계'라고 한다. 당뇨병 전 단계의 경우에서 공복혈당이 높은 경우에는 '공복

혈당장애'라고 하고, 당부하 후 2시간 혈당이 높은 경우에는 '내당능장애'라고 부른다. 당뇨병 전 단계의 사람은 비록 현재는 당뇨병은 아니지만, 당뇨병으로 진행할 위험성이 높으므로 정기적인 당뇨병 검사가 필요하며, 이 단계에서 식사요법과 운동요법으로 잘 조절하면 당뇨병으로의 진행을 예방할 수 있다.

당뇨병과 당뇨병 전 단계의 진단 기준

진단	공복혈당	당부하 후 2시간 혈당	임의 시간 혈당	당화혈색소
정상	100mg/dL 미만	140mg/dL 미만	·	·
당뇨병	126mg/dL 이상	200mg/dL 이상	200mg/dL 이상이고 증상이 있는 경우	6.5% 이상
공복혈당장애	100~125mg/dL	·	·	·
내당능장애	·	140~199mg/dL	·	5.7~6.4%

*출처: 대한당뇨병학회. 당뇨병 진료 지침, 2011

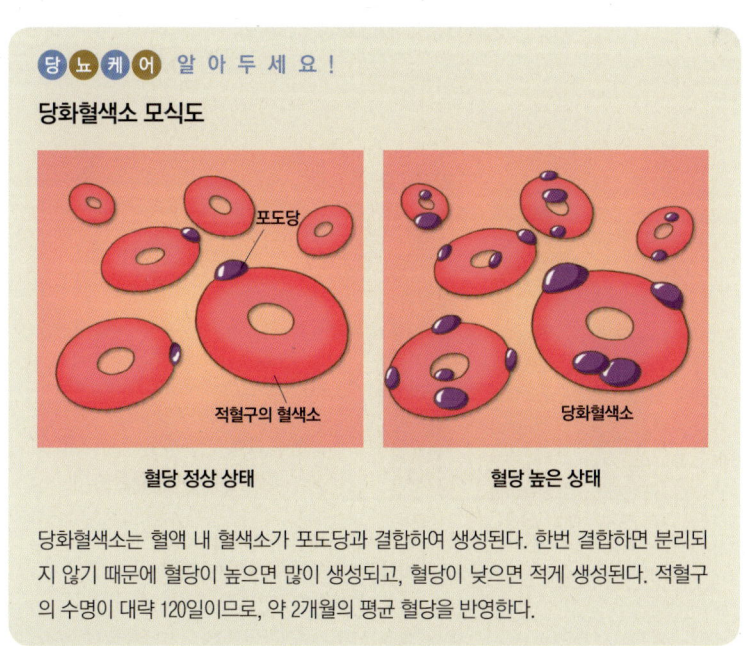

당화혈색소 모식도

당화혈색소는 혈액 내 혈색소가 포도당과 결합하여 생성된다. 한번 결합하면 분리되지 않기 때문에 혈당이 높으면 많이 생성되고, 혈당이 낮으면 적게 생성된다. 적혈구의 수명이 대략 120일이므로, 약 2개월의 평균 혈당을 반영한다.

06 당뇨병 전 단계, 1년이 고비다!

당뇨병 위험인자가 있어 혈액검사를 하거나 건강검진 등으로 검사를 하면 혈당 수치가 정상보다는 높지만 당뇨병으로 진단하는 수치보다는 낮은 결과가 나오는 경우가 있다. 이 경우를 '당뇨병 전 단계'라고 한다. 당뇨병 전 단계에는 앞에서 설명한 것처럼 공복 혈당이 높은 경우를 '공복혈당장애'라고 하고, 당부하 후 2시간 혈당이 높은 경우를 '내당능장애'라고 부른다.

최근 발표된 대한당뇨병학회의 자료에 의하면 우리나라 30세 이상 성인의 약 20%가 공복혈당장애에 해당된다. **당뇨병 전 단계에**

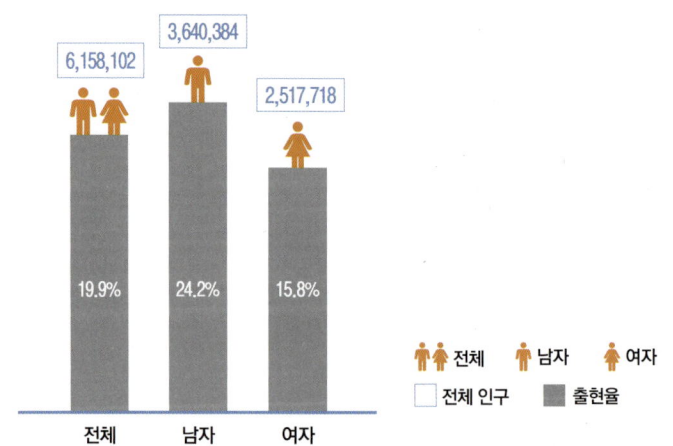

공복혈당장애(당뇨병 전 단계)

- 30세 이상 성인의 약 20%인 620만 명이 공복혈당장애(당뇨병 전 단계)에 해당한다.
- 따라서 2010년 현재 성인 10명 중 3명이 당뇨병환자 및 잠재적 당뇨병환자이다.

*출처: 대한당뇨병학회. Diabetes Fact Sheet in Korea, 2012

주목해야 하는 이유는 당뇨병 전 단계에 해당되는 사람들 중에 3~5년이 경과하면 약 30%에서 당뇨병이 발생하기 때문이다. 또한 당뇨병 전 단계에 해당되는 사람들은 이미 인슐린 저항성이 증가되어 있고, 대사증후군에 해당되는 경우가 많아 심혈관질환이 발생할 위험이 매우 높다.

최근 10년 사이에 당뇨병 전 단계인 내당능장애로 판정된 사람들을 모집하여 적극적인 생활습관 개선(식사요법과 규칙적인 운동)이 얼마나 효과적으로 당뇨병을 예방할 수 있는지를 살펴본 임상연구들이 발표되었다. 대부분의 연구는 하루 30분 이상의 규칙적인 운동과 식사요법으로 5~7%의 체중감량을 통해서 당뇨병을 50% 이상 예방할 수 있다고 보고하였다.

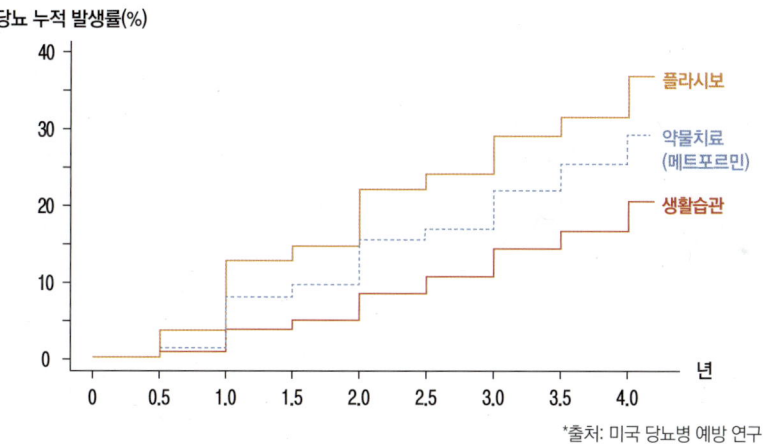

당뇨병 예방 연구 결과

*출처: 미국 당뇨병 예방 연구

따라서 규칙적으로 식사를 하고, 환경호르몬의 위험이 큰 동물성 지방의 섭취를 줄이며, 야채 등 섬유소를 많이 섭취하고, 매일 30분 이상 중증도 이상의 운동을 통해서 체중을 줄인다면 당뇨병을 예방할 수 있다. 체중을 감량할 때에는 6개월 동안 현재 체중의 10%를 줄이는 것을 목표로 하는 것이 원칙이다. 결국 첫 6개월 동안의 체중감량, 그리고 감량한 체중을 잘 유지하는 첫 1년이 중요하다고 하겠다.

07 당뇨병 전 단계, 어떻게 관리해야 하나?

당뇨병 예방 연구 결과를 예로 들어 당뇨병 전 단계의 관리 방법을 이야기하는 것이 더 실제적일 것이다. 핀란드 당뇨병 예방 연구는 내당능장애로 판정을 받았고, 과체중이거나 비만인 중년 성인을 대상으로 진행된 연구이다. 이 연구에서는 적극적인 생활습관 개선을 위하여 다음과 같은 실천목표를 설정하였다.

생활습관 개선 실천목표

1 체중 줄이기(현재 체중의 5% 이상)
2 지방질 적게 먹기(지방 섭취량을 총섭취량의 30% 이하로)
3 포화지방 적게 먹기(포화지방질 섭취량을 총섭취량의 10% 이하로)
4 섬유질 많이 먹기(섬유질 섭취량을 1,000kcal 당 15g 이상으로)
5 매일 30분 이상 중등도 운동하기
6 전곡류, 채소류, 과일, 저지방 유제품이나 육류, 그리고 올리브오일 등을 자주 먹기

위의 실천목표를 잘 실천할수록 당뇨병 발생 가능성이 지속적으로 감소하며 실천목표를 4가지 이상 달성한 사람은 당뇨병이 거의 발생하지 않았다.

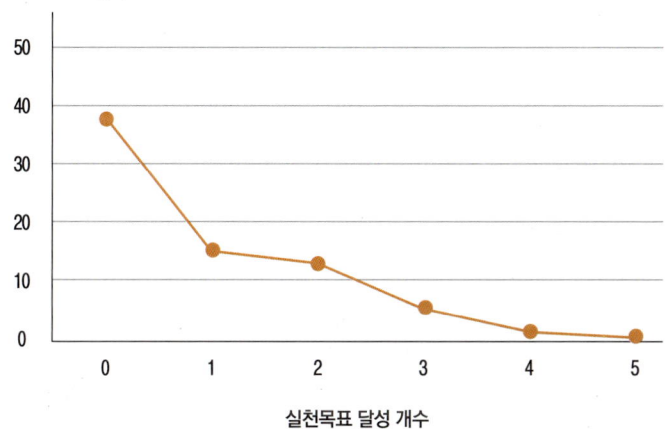

생활습관 개선 실천목표 달성 수에 따른 당뇨병 발생률

*출처: 핀란드 당뇨병 예방 연구

연구에 참여한 사람들은 첫 해에는 7회에 걸쳐서 영양 상담을 받았으며 이후 매 3개월마다 영양사와 상담을 하였다. 또한 운동은 속보, 조깅, 수영, 에어로빅 등 유산소운동을 권유받았고, 근력강화운동도 교육받았다. 결국 지속적으로 식사요법을, 그리고 규칙적인 운동을 잘 실천한다면 당뇨병을 예방할 수 있다는 것이고, 의료진과의 정기적인 상담이 중요하다는 것을 알 수 있다.

당뇨병 예방을 위한 생활습관 개선 실천목표

목표	핀란드 당뇨병 예방 연구	미국 당뇨병 예방 연구
체중감량	5% 이상	7% 이상
지방 섭취량	총섭취량의 30% 이하	총섭취량의 25% 이하
포화지방 섭취량	총섭취량의 10% 이하	.
섬유질 섭취량	1,000kcal 당 15g 이상	.
운동	1주일에 240분 이상	1주일에 150분 이상

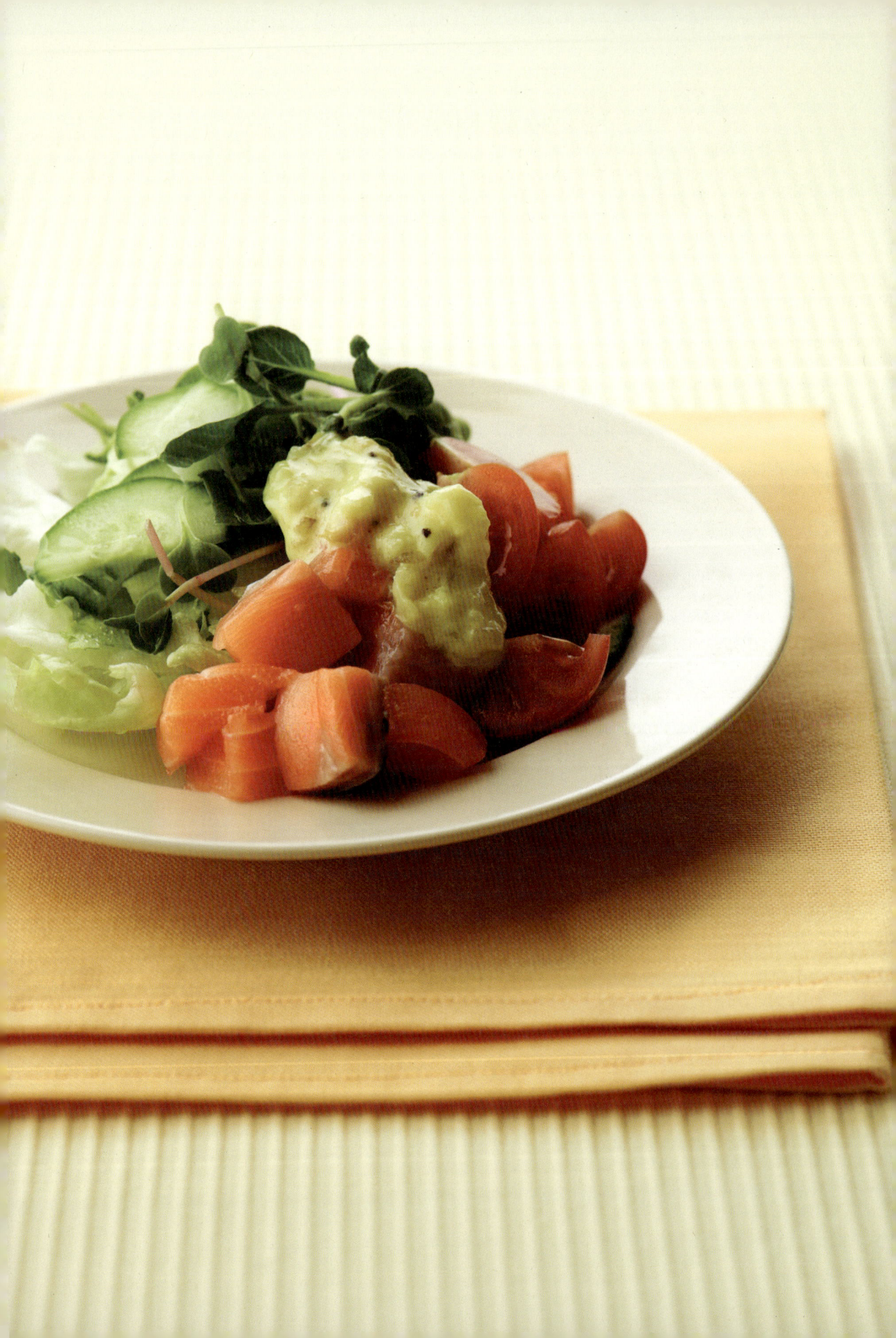

PART 2
당뇨병이라고
다 같은 것은 아니다

당뇨병에는 크게 3가지 종류가 있는데
서로 다른 원인에 의해서 발생하지만
3가지 당뇨병 모두 혈당이 높다는 것이 특징이다.

01 제1형 당뇨병

02 제2형 당뇨병

03 임신성 당뇨병

04 30대 청년기 당뇨병

01 제1형 당뇨병

이전에는 '인슐린 의존형 당뇨병' 또는 '소아형 당뇨병'이라고 부르기도 했다. 제1형 당뇨병은 췌장 소도세포가 파괴되어 인슐린을 만들지 못하기 때문에 평생 인슐린을 맞아야만 하는 당뇨병으로, 대부분 소아기나 청소년기에 갑자기 발생한다. 하지만 중년이나 노인에게 발생하는 경우도 있다.

제1형 당뇨병은 인슐린이 매우 부족한 상태이므로 인슐린 치료를 중단하면 생명을 위협하는 케톤산혈증이 발생할 수 있다. 제1형 당뇨병의 가장 흔한 원인은 자가면역 질환으로, 우리 몸에서 인슐린을 분비하는 췌장 베타세포를 적으로 오인하고 면역반응을 일으켜 파괴시키기 때문에 발생한다. 이는 전체 당뇨병의 약 5%를 차지한다.

혈당 조절을 위해서는 인슐린 다회 주사요법이나 인슐린 펌프 치료가 필요하다. 인슐린 다회 주사요법은 하루 1회 투여하는 지속형 인슐린을 취침 전이나 아침 식전에 투여하고, 초속효성 인슐린을 매 식전이나 간식 전에 주사하게 된다. 그리고 인슐린 펌프는 복부의 피하지방층에 플라스틱 바늘을 주사하여 지속적으로 인슐린을 주입하는 장치이다. 이 장치는 벨트에 끼거나 목걸이처럼 걸고 다닐 수 있으며, 인슐린 펌프를 통한 인슐린 주입은 췌장의 인슐린 분비 양상과 유사하도록 24시간에 걸쳐 기저량의 인슐린이 지속적으로 주입되고, 식사 때마다 식사량을 고려한 인슐린이 추가

> **당뇨케어 알아두세요!**
>
> **케톤산혈증이란?**
> 당뇨병 급성 합병증의 하나로 인슐린 분비가 거의 없는 제1형 당뇨병 환자에서 인슐린 주사를 중단할 경우 발생한다. 혈당이 높아지고 지방 분해가 증가하여 케톤체가 생성되는 것으로, 의식이 흐려지며 구토, 복통이 발생하고 호흡이 빠르고 깊어진다.

로 주입된다. 인슐린 펌프는 매번 인슐린 주사를 맞지 않아도 된다는 장점은 있지만, 반면에 혈당 상태에 따라 인슐린 양을 얼마나 주입해야 하는지를 조절하는 기능이 없기 때문에 인슐린 펌프를 사용하는 당뇨병 환자는 하루에 4~7회 혈당을 측정하여 인슐린 주입량을 조절해야 한다.

제1형 당뇨병은 초기에 심각한 체중감소, 다뇨증, 다갈증을 겪게 되므로 이러한 증상의 완화를 초기 식사요법의 목표로 정한다. 인슐린 용량이 결정되는 시기까지는 규칙적인 식사를 유지하는 것이 식사요법의 가장 중요한 목표이다. 그 다음 인슐린 주사량이 결정되면 식사의 융통성이 다소 생기지만 이에 대한 혈당 조절의 패턴을 관리하는 방법을 배워야 한다. 패턴 관리 방법이란 식사, 인슐린, 운동 등의 3가지 요소를 종합하여 관리하는 것이다.

제1형 당뇨병의 하루 섭취 열량은 성장기와 성장기 이후로 나누어서 결정한다. 성장기에는 '1,000+(나이×100)kcal/일'의 기본 공식에 의하여 하루 섭취 열량을 결정하는데, 연령·성별에 따른 성장율에 따라 다소 차이가 있다. 성장기 이후에는 성인 당뇨병 환자의 공식(p.39 참고)에 따라 결정한다. 진단 초기에 체중손실이 심각한 경우에는 체중감소를 따라잡기 위하여 섭취 열량을 200~700kcal 정도 부가적으로 더 섭취하도록 하는데, 이때에는 혈당 조절 정도와 인슐린 주사량의 변화를 잘 살펴야 한다.

성장기와 성장기 이후의 열량 계산법

구분		필요량
생후 1년까지		1,000kcal
2~10세까지		1,000+100kcal/나이
남자	11~15세	2,000+200kcal/나이
	15세 이상	매우 활동적인 경우: 표준체중×50kcal/일 보통 활동하는 경우: 표준체중×40kcal/일 주로 앉아있는 경우: 표준체중×30~35kcal/일
여자	11~15세	2,000+50~100kcal/나이
	15세 이상	성인과 동일하게 계산(p.39 참고)

*출처: 대한당뇨병학회, 당뇨병 식품교환표 활용 지침 제3판

02 제2형 당뇨병

성인에게 발생하는 당뇨병의 대부분은 제2형 당뇨병이다. 예전에는 '인슐린 비의존형 당뇨병'이나 '성인형 당뇨병'으로 불리기도 했다. 제2형 당뇨병은 췌장 소도세포에서 인슐린이 어느 정도는 생성되지만, 비만이나 스트레스 등으로 인하여 우리 몸에 더 많은 인슐린을 필요로 할 때(인슐린 저항성), 즉 인슐린이 상대적으로 부족할 때 발생한다.

인슐린 저항성이란 나이, 비만(특히 복부비만), 정신적 또는 육체적 스트레스(폐렴, 수술 등), 운동부족 등으로 인하여 인슐린 작용이 감소하는 경우를 말한다. 예를 들어, 10개의 인슐린이 나와서 10개에 해당되는 효과를 발휘해야 하는데, 5개에 해당되는 효과만 발휘하게 되면 우리 몸은 20개의 인슐린을 필요로 한다. 따라서 췌장의 인슐린 분비 기능이 정상적으로 작용한다면 더 많은 인슐린을 분비하여 정상 혈당을 유지하게 된다. 그러나 인슐린 분비가 충분하게 이루어지지 않는다면 상대적으로 인슐린 작용이 저하되어 혈당이 상승한다.

제2형 당뇨병은 중년 이후에 서서히 발생하고, 비만인 사람에게 더 많이 발생하며, 고혈압이나 고지혈증 등과 같은 동맥경화증의 위험 요인을 함께 가지고 있는 경우가 많다. 대개는 경구혈당강하제로 잘 조절되지만, 당뇨병이 오래 지속되면 인슐린을 분비하는 능력이 점차 감소하여 상당수의 환자는 인슐린 주사를 맞아야만 혈당이 조절되는 경우도 있다.

제2형 당뇨병에서는 적정 체중에 도달할 수 있도록 각자의 표준체

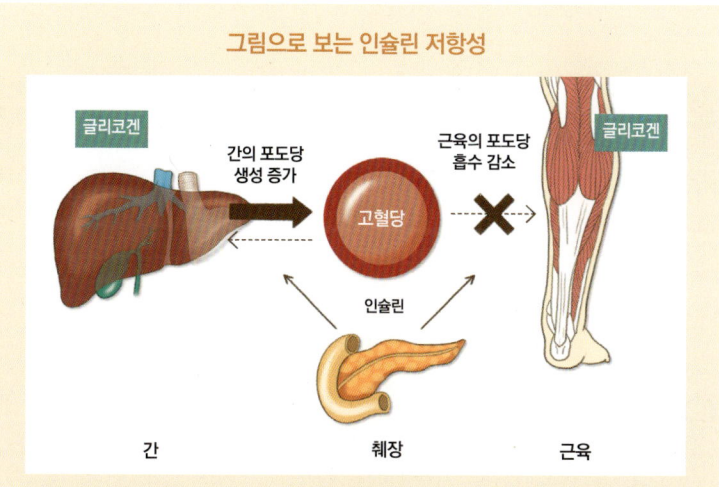

그림으로 보는 인슐린 저항성

췌장에서 분비된 인슐린은 근육에서의 포도당 섭취를 증가시키고, 간에서의 포도당 생성을 억제한다. 또한 간과 지방조직에서 지방산 분해를 억제하고 포도당을 지방으로 저장한다. 그러나 인슐린 저항성이 발생하면 인슐린의 작용이 감소하여 고혈당이 발생한다.

중과 활동 정도에 따라 하루 섭취 열량을 조절하여야 한다. 이때 '표준체중×30~35kcal'의 공식을 적용하여 하루 섭취 열량 처방을 하며, 비만인 경우에는 하루에 500kcal 정도를 줄여서 처방하기도 한다.

표준체중 구하기

표준체중은 브로카지수를 이용하거나 체질량지수를 이용하는 방법이 있다.

1 브로카지수를 이용하는 방법
  표준체중(kg)=(키(cm)−100)×0.9

2 체질량지수를 이용하는 방법
  남자 표준체중(kg)=키(m)×키(m)×22
  여자 표준체중(kg)=키(m)×키(m)×21

성인의 활동 정도에 따른 섭취 열량 결정하기

활동 정도	섭취 열량
육체활동이 심한 경우	표준체중×35~40kcal/일
보통의 활동을 하는 경우	표준체중×30~35kcal/일
육체활동이 거의 없는 경우	표준체중×25~30kcal/일

03 임신성 당뇨병

임신성 당뇨병은 임신 기간 중에 처음 발견되거나 진단된 당뇨병의 한 종류이다. 임신 중에는 태반 호르몬 변화에 의해서 인슐린 저항성이 증가한다. 정상인 임신부는 췌장에서 인슐린 분비가 임신 전에 비해 약 3배 정도 증가하여 정상 혈당을 유지하게 된다. 그런데 임신성 당뇨병은 인슐린 분비가 정상적으로 증가하지 못하여 발생하는 것으로 알려져 있다. 대부분의 임신성 당뇨병 여성은 출산 후 혈당이 정상으로 회복되지만, 약 10%는 당뇨병으로 진단받기도 한다. 따라서 분만 후 2개월이 지나면 당뇨병의 진단적 검사를 받아야 한다. 또한 분만 후 당뇨병으로 진단받지 않았더라도, 나이가 들면서 제2형 당뇨병으로 진행되는 경우도 많다.

우리나라에서 임신성 당뇨병은 임신부의 약 5% 정도에서 발생하지만, 최근 고령 임신부가 증가하면서 임신

당뇨케어 알아 두세요!

임신기간 중의 혈당 조절 목표

	당뇨병 환자의 임신 시(mg/dL)	임신성 당뇨병 시(mg/dL)
공복 시 혈당	·	≤95
식사 전 혈당	70~100	·
식사 1시간 후 혈당	≤140	≤140
식사 2시간 후 혈당	≤120	≤120

*출처: 대한당뇨병학회, 당뇨병 진료 지침, 2011

성 당뇨병이 증가하고 있다. 임신 중 고혈당은 과다한 태아 성장과 주산기 합병증 발생을 일으키기 때문에 정상에 가까운 혈당 조절이 필요하다. 특히 식후 혈당이 주산기 합병증 발생과 관련이 있기 때문에 적극적인 혈당 조절을 위해서는 식사요법을 철저하게 지켜야 한다.

임신성 당뇨병의 식사요법은 임신부의 혈당 수준을 적극적으로 관리하여 임신부와 태아의 대사 이상을 최소화하며 정상적인 분만을 유도하는 것으로, 식사요법을 철저하게 해야 한다. 임신 중 하루 섭취 열량은 성인의 섭취 열량 처방에 300kcal 정도를 더 섭취하도록 처방하지만 비만인 임신부인 경우 열량 제한 식이가 필요할 수도 있다.

또한 임신 중에는 내당능이 떨어지기 때문에 당질의 섭취 비율을 낮추도록 권장한다. 특히 아침 식사 후의 혈당 조절이 어려우므로 아침에는 당질이 적은 식사를 하는 것이 좋다. 즉, 하루 섭취 열량의 50%는 당질로, 20%는 단백질로, 30%는 지방질로 섭취하도록 권장하며, 철분, 비타민C, 칼슘을 충분히 섭취할 수 있도록 식품을 선택해야 한다. 엄격한 혈당 조절과 저혈당증, 케톤뇨증 등을 예방하기 위하여 식사를 적절하게 나누어 먹는 것도 중요한 식사요법의 요소로써 하루 3끼 식사와 3끼 간식으로 적절하게 나누어 먹는 것이 바람직하다. 예를 들면, 전체 열량을 아침 식사 20%, 점심 식사 25%, 저녁 식사 25%의 비율로 먹고, 오전 간식, 오후 간식, 야간 간식을 전체 열량의 10% 정도씩 적절하게 나누어 먹는 것이 좋다.

이 외에도 임신성 당뇨병에서 운동은 혈당을 개선시킬 수 있고 일부 임신부에서는 인슐린 치료를 피할 수도 있다. 활동적인 생활을 하던 임신성 당뇨병 임신부는 중증도의 운동을 계속할 수 있다. 심혈관 증진 운동이 태아에게 미치는 영향과 케톤 생성에 대한 영향에 관해서는 더 많은 연구가 필요하지만, 중증도의 운동은 혈당을 낮추어 불필요한 인슐린 치료를 피할 수 있다. 이때 혈당을 효과적으로 낮추려면 20~30분의 운동 시간이 필요하다. 하지만 운동은 조산의 위험성을 높일 수 있어 단계적으로 운동량을 높이는 것이 중요하다. 임신 중에 운동을 피해야 하는 경우는 임신성 고혈압, 양수막 파열, 태내 성장지연, 조산의 과거력, 지속적인 출혈, 자궁경관 무력증 등이다.

임신성 당뇨병 2,000kcal 끼니별 교환단위수 배분의 예

식품군		교환	아침 식사	오전 간식	점심 식사	오후 간식	저녁 식사	야간 간식
곡류군		8	1.6		2.2	1	2.2	1
어육류군	저지방	3	1				2	
	중지방	4	1		2		1	
채소군		8	2		3		3	
지방군		5	1.5		1.5	1	1	
우유군		2		1				1
과일군		2		1		1		

*아침:간식:점심:간식:저녁:간식의 열량 배분=19.8:8.8:25.1:9.8:25.2:11.3
*아침:간식:점심:간식:저녁:간식의 탄수화물 배분=17.0:8.7:23.7:13.9:23.7:13.1

*출처: 대한당뇨병학회, 당뇨병 식품교환표 활용 지침 제3판

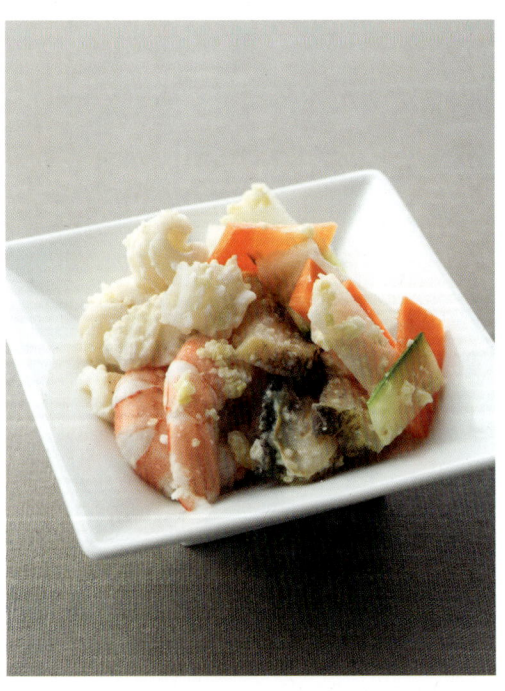

04
30대 청년기 당뇨병

최근 발표된 국민건강보험공단의 자료에 따르면 국내 당뇨병 환자 수가 2008년 179만 명에서 2012년 221만 명으로 연 5.5%씩 증가하였다. 하지만 자신이 당뇨병을 가지고 있는지 모르는 당뇨병 환자가 약 30% 정도 되어, 2010년 기준으로 국내 당뇨병 환자 수는 320만 명으로 추산되고 있다. 또한 보험자 부담금도 2008년 7천 9백억 원에서 2012년 9천 6백억 원으로 연 5.1%씩 증가했다. 앞으로 이러한 추세는 지속될 전망이다.

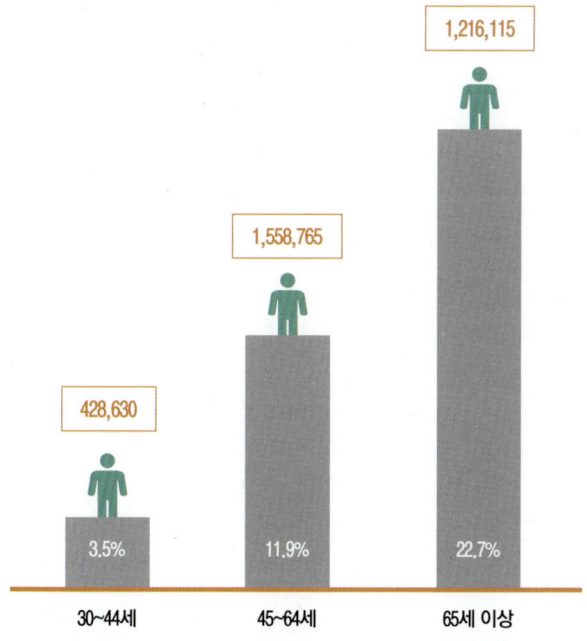

연령에 따른 당뇨병 유병률

*출처: 대한당뇨병학회, Diabetes Fact Sheet in Korea, 2012

PART 2　당뇨병이라고 다 같은 것은 아니다

연령이 높아질수록 당뇨병의 유병률은 증가하지만, 남녀 모두 30대를 기점으로 발병하는 추세이다. 또한 당뇨병 전 단계에 해당하는 사람이 성인의 19%나 되어 당뇨병 환자의 약 2배나 되고, 특히 30~40대에 당뇨병 전 단계로 진단받는 사람이 많다.

30대 후반과 40대에 많이 생기는 당뇨병은 30대 초반부터 형성된 잘못된 식습관, 운동부족, 음주, 스트레스 등과 이에 따른 비만이 누적된 결과로 발생한다. 서양에서는 당뇨병이 55세 이상 장년층에서 주로 발생하는 것에 비하여 아시아 국가들에서는 서양보다 15~20년 빠른 30대 중반부터 당뇨병에 걸리는 추세이다. 젊어서 당뇨병이 발병하면 당뇨병으로 인한 만성합병증에 걸릴 위험도 그만큼 높아지게 된다. 따라서 당뇨병 환자가 급격히 증가되는 30대부터 꾸준한 예방을 통해 당뇨병을 예방할 필요가 있다.

당뇨케어 알아두세요!

당뇨병 환자의 생활 십계명

1. 생활용품에는 환경호르몬이 많이 숨어있다. 프탈레이트(플라스틱을 부드럽게 하기 위해 사용하는 화학 첨가제)와 피씨비(PCB)는 플라스틱 제품의 핵심 재료로 우리 주변 플라스틱 제품들에는 거의 들어 있다. 또한 화장품 속에는 파라벤이란 화학물질들이 들어 있는데, 당뇨병 걱정이 되면 가급적 사용하지 말자.
2. 유기농 식품을 먹도록 노력하자. 농약이나 제초제가 든 식품에 주의하고, 살충제, 소독약 등은 최대한 사용하지 말자.
3. 될수록 플라스틱 병에 든 물은 마시지 말자. 수돗물이 오히려 낫다. 가령 보리차나 녹차처럼 끓여서 마시면 더 좋다.
4. 휘발성 화학성분이 든 종이, 페인트, 가죽제품, 페인트를 칠한 가구 등은 피하자. 새집 증후군을 생각하자. 요즘 큰 문제가 되는 미세먼지에도 환경호르몬들이 많으니 공기가 나쁘면 외출을 삼가고, 매연이 심하거나 공기가 나쁜 곳은 피하자.
5. 대부분의 다이옥신들은 육류와 생선 섭취를 통해 체내로 들어온다. 또한 육류와 생선을 먹을 때 기름을 빼고, 태우지 않고 요리해 먹어야 한다. 특히 금연은 기본이다. 담배연기에는 다이옥신과 비슷한 독소들이 많다.
6. 채소를 많이 먹자. 섬유질을 먹으면 환경호르몬들이 장으로 더 많이 배설된다.
7. 땀을 흘리면 비스페놀A와 프탈레이트 등 독성물질들이 상당히 빠져 나간다.
8. 운동은 미토콘드리아의 기능을 좋게 해서 환경호르몬들의 독성을 줄인다. 다만 너무 심하게 하면 오히려 해롭다.
9. 단기간에 지나치게 체중을 줄이지 말자. 몸속에 숨어있던 환경호르몬들이 혈중으로 쏟아져 나와 독성을 나타내어 요요현상의 원인이 되고, 병을 더 빨리 일으키게 된다.
10. 공산품 식품들은 될수록 적게 먹고, 외식을 줄이고, 신선한 채소와 과일을 충분히 먹자. 직접 가꾸어 먹으면 더 좋다.

당뇨병 환자가 주의해야 할 식품들

1. **가공 육류 식품** 스팸, 핫도그, 소시지, 햄 등
2. **훈제 또는 태운 식품** 훈제연어나 돼지고기, 태운 불고기나 생선 등
3. **유전자 조작 식품** 옥수수, 토마토 제품, 콩, 연어 등
4. **음료수** 콜라, 사이다 등 여러 가지 탄산음료
5. **농약을 많이 쓴 채소** 셀러리, 당근, 오이, 고추, 시금치 등
6. **농약이 많은 과일** 복숭아, 사과, 딸기, 블루베리, 체리, 포도 등
7. **튀긴 음식물들** 프렌치프라이
8. **포장지와 함께 전자레인지에 익힌 식품** 팝콘
9. **통조림**
10. **트랜스지방**
11. **육류와 생선** 일반적으로 큰 소, 돼지 등 큰 동물과 큰 생선에 환경호르몬이 많이 축적되어 있다. 특히 고래, 상어, 참치, 갈치, 고등어, 양식 연어 등

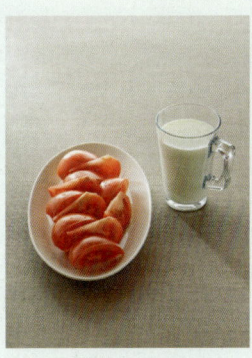

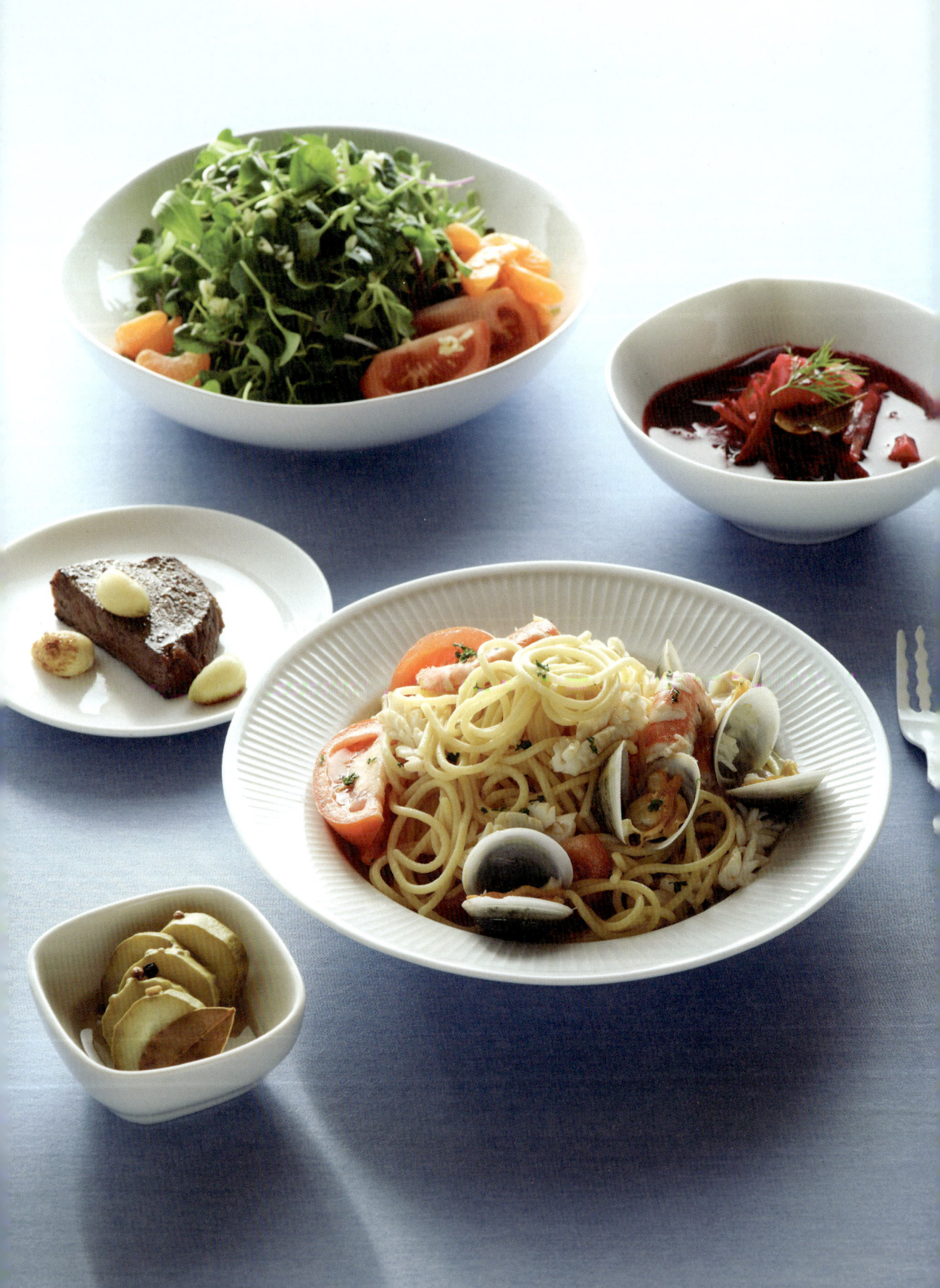

PART 3
당뇨병보다
더 무서운 합병증

당뇨병 합병증의 발생은 환자에 따라 다양하여
어떤 환자는 당뇨병에 걸린지 얼마 되지 않아 심한 합병증이 발생한 경우도 있고,
어떤 환자는 20년이 넘어도 합병증이 없는 경우도 있다.

01 합병증은 왜 발생하는가?
02 당뇨병 합병증의 종류와 증상
03 합병증 예방을 위한 필승 전략
04 합병증 예방을 위한 전략적 식사요법

01
합병증은 왜 발생하는가?

당뇨병에서 발생하는 만성 합병증은 크게 미세혈관 합병증과 대혈관 합병증으로 구별한다. 당뇨병 합병증의 발생은 당뇨병 환자에 따라 매우 다양하여, 어떤 환자는 당뇨병에 걸린지 얼마 되지 않아 심한 합병증이 발생한 경우도 있고, 어떤 환자는 20년이 넘어도 합병증이 없는 경우도 있다. 영국 당뇨병 연구에서 살펴보면, 당뇨병을 처음 진단받은 환자 약 20%에서 망막증이 발견되었다고 한다. 이는 당뇨병으로 진단받기 전에 이미 실제 당뇨병이 있었기 때문으로 추측된다.

일반적으로 당뇨병에서는 아래 그림과 같이 여러 요인에 의해서 합병증 발생이 좌우된다. 혈당 조절을 얼마나 잘 했는가, 또한 당뇨병이 얼마나 오래되었는가, 유전적인 소인이 있는가, 그리고 합병증을 빨리 진행시키는 추가 요인이 함께 있는가 등이 중요한 요인이다.

당뇨병 만성 합병증의 발생 원인

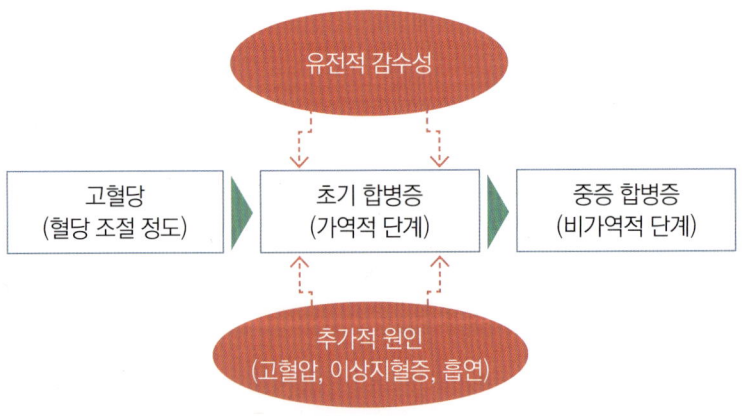

02 당뇨병 합병증의 종류와 증상

당뇨병 합병증에는 급성 합병증과 만성 합병증이 있다. 급성 합병증은 갑자기 발생하며 적절히 치료받지 않으면 생명을 위협하는 중대한 합병증이다. 반면에 만성 합병증은 당뇨병이 오래 지속되면서 서서히 발생하며 눈, 신경, 신장, 심장과 같은 여러 장기에 손상을 일으킨다.

당뇨병 합병증의 종류와 증상

종류	증상
급성 합병증	• 저혈당증 • 고삼투압성 고혈당 증후군 • 당뇨병성 케톤산증
미세혈관 합병증	• 망막병증: 비증식성 망막증, 증식성 망막증 • 신증: 미세단백뇨, 단백뇨, 요독증, 만성신부전 • 신경병증: 감각신경 장애, 운동신경 장애, 자율신경 장애, 궤양
만성 합병증 대혈관 합병증	• 관상동맥질환: 협심증, 심근경색증 • 뇌혈관질환: 뇌허혈, 뇌경색증 • 말초혈관: 당뇨족, 궤양

저혈당증

저혈당증은 경구혈당강하제나 인슐린으로 치료 중인 당뇨병 환자가 가장 자주 경험하는 급성 합병증이다. 즉시 치료하지 않으면 생명이 위험할 수 있기 때문에 즉각 대처하는 것이 무엇보다 중요하다.

저혈당은 혈당이 70mg/dL 이하로 떨어지는 경우를 말한다. 식사를 걸렀거나 적게 한 경우, 과도한 운동을 한 경우, 술을 많이 마셨을 경우, 실수로 인슐린이나 경구혈당강하제를 과다하게 투여한 경우 등에서 흔히 발생한다. 즉, 규칙적인 식사와 일정한 운동이 저혈당을 예방하는 지름길임을 명심해야겠다.

저혈당이 발생하면 허기가 심하게 생기면서 식은땀, 가슴 두근거림, 불안, 손 떨림 등의 증상이 나타나고, 신경계 증상으로는 어지럼증, 무기력증, 시력감퇴, 두통 등이 있다. 심하면 경련 발작을 일으키거나 의식을 잃기도 한다. 또한 취침 중에 식은땀을 많이 흘리거나, 악몽을 꾸거나, 아침에 일어나서 두통을 느끼는 경우에는 야간 저혈당을 의심해야 한다.

저혈당이 발생하였을 때의 대처방법은 다음과 같다. 의식이 있는 경우에는 하던 일을 멈추고 혈당검사를 하여 저혈당을 확인한 뒤 혈당을 빨리 올릴 수 있는 탄수화물 음식을 15g 정도 섭취해야 한다. 예를 들어, 주스 또는 사이다 반 잔, 크래커 3쪽, 사탕 3~4개, 설탕 또는 꿀 1큰술 등이 있다. 그리고 30분 이내에 혈당을 다시 측정하고 저혈당에서 회복되었는지 확인한다. 만약 음식을 섭

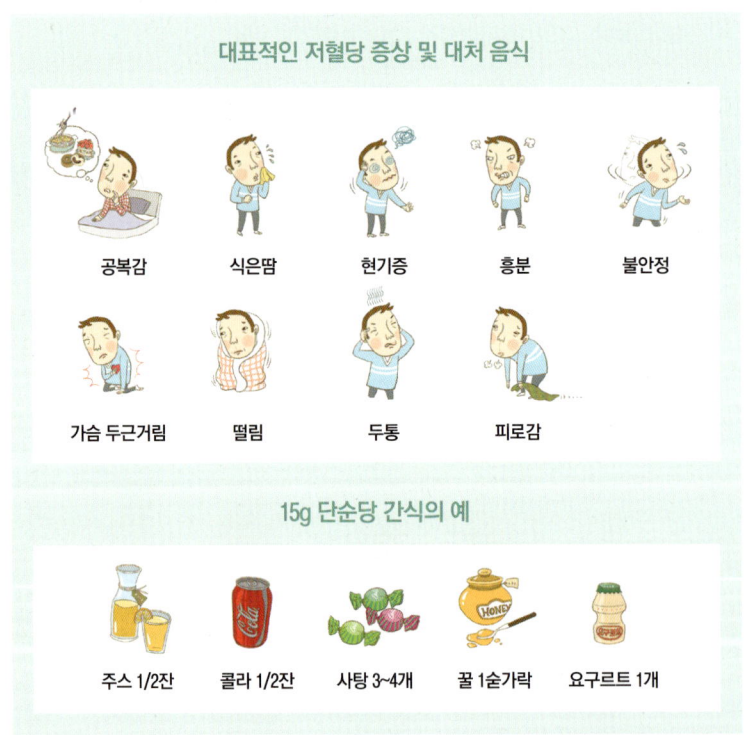

취하고 10~15분이 지났는데도 계속 저혈당인 경우에는 음식을 한 번 더 섭취한다. 그러나 의식이 명료하지 않은 상태로 발견되면 무리하게 먹이지 말고, 즉시 가까운 병원으로 옮겨 포도당 주사를 맞도록 한다.

고삼투압성 고혈당 증후군

고삼투압성 고혈당 증후군은 임의로 당뇨병 치료를 중단하거나 폐렴이나 요로감염 등으로 심한 스트레스를 받는 상황에서 혈당이 600mg/dL 이상으로 갑자기 상승할 때 발생한다. 이때 다뇨, 구토 등으로 탈수가 심해질 수 있는데, 수분 섭취를 잘하지 못하면 고혈당은 더욱 악화된다. 고삼투압성 고혈당 증후군은 수일 또는 수주에 걸쳐 갈증, 다뇨, 전신 쇠약감 등의 증상이 나타나고, 탈수가 진행됨에 따라 구역, 구토, 복통, 의식저하, 혼수 등이 나타난다.

고삼투압성 고혈당 증후군의 치료는 수액 공급, 인슐린 투여, 전해질 교정이 가장 중요하며, 폐렴 등과 같은 유발 요인을 찾아 함께 치료해야 한다. 따라서 고삼투압성 고혈당 증후군이 의심되면 급히 병원으로 옮겨 치료를 받는 것이 중요하다.

당뇨병성 케톤산증

제1형 당뇨병 환자에게 주로 발생하며, 인슐린 치료를 중단하거나 감염 등의 스트레스로 혈당 상승과 함께 간에서 케톤이 생성되어 산혈증이 동반된다. 구역, 구토, 복통, 의식저하 등 고혈당성 혼수와 유사한 증상이 나타나며, 산혈증에 대한 보상 반응으로 호흡이 빨라지고 숨을 쉴 때 아세톤 냄새가 난다. 치료의 핵심은 인슐린과 수액 공급이므로 즉시 병원으로 옮겨야 한다.

당뇨병성 망막병증

당뇨병에서 흔한 눈 합병증은 당뇨병성 망막병증과 백내장이다. 사람의 눈은 공 모양의 구조로 되어 있는데, 공의 안쪽 껍질에 해당하는 것이 망막이며, 얇은 막으로 된 신경조직으로 구성되어 있다. 빛이 망막에 도달하면 망막의 신경세포가 자극을 받아 물체를 인식하게 된다. 따라서 망막은 카메라에 비유했을 때 필름에 해당하는 부위라 할 수 있다.

당뇨병성 망막병증은 망막에 분포하는 작은 혈관이 좁아지고 막히면서 생기는 합병증으로, 당뇨병이 오래되면 망막병증의 발생 빈도는 증가한다. 당뇨병이 10년 이상 경과하면 60~70%의 환자에서 발견된다.

당뇨병성 신증

신장은 혈액을 걸러 과도한 노폐물과 수분을 소변으로 배설하여 체액의 화학적 성분을 조절하고, 혈압 조절과 적혈구 생성에 중요한 호르몬을 생산하는 중요한 기능을 수행하는 기관이다.

당뇨병성 신증은 당뇨병으로 인해 신장에 있는 작은 혈관들이 손

당뇨케어 알아두세요!

시력 상실의 주범! 당뇨병성 망막병증

당뇨병성 망막병증은 정도에 따라 비증식성 망막병증과 증식성 망막병증으로 구별하며, 처음에는 경증 비증식성 망막병증으로 시작하여 심해지면 증식성 망막병증으로 진행한다.

비증식성 망막병증은 망막에 출혈과 부종이 생기는 합병증으로, 이 단계에서는 황반(망막의 중심 부위)에 부종만 발생하지 않으면 대부분의 환자들은 증상을 느끼지 못하기 때문에 망막병증이 진행하는 것을 모르는 경우가 많다.

증식성 망막병증은 비증식성 망막병증이 진행하여 작은 혈관들이 많이 막히면 망막에 비정상적인 새로운 혈관(신생혈관)이 자라게 되는 상태가 된다. 이 혈관은 매우 약하기 때문에 쉽게 터져서 안구 내 출혈(초자체 출혈)을 일으킨다. 안구 내 출혈 정도에 따라 눈앞에 먼지나 파리가 떠다니는 것처럼 느끼기도 하고, 갑자기 시력이 감퇴하기도 한다. 망막에서 신생혈관의 증식이 더욱 심해지면 망막이 안구의 껍질로부터 박리되어 떨어지는 망막박리가 발생하게 되는데, 이는 당뇨병 환자가 실명하게 되는 주요한 원인이다.

당뇨병성 망막병증은 상당히 진행될 때까지 시력장애나 통증을 느끼지 못한다. 따라서 정기적인 안과 진찰을 받는 것만이 당뇨병성 망막병증을 조기에 발견할 수 있는 유일한 방법이다. 제2형 당뇨병 환자는 진단받은 직후부터 1년에 1~2회 정도 정기적인 안과 검진을 받아야 한다.

상되어 소변으로 단백질이 배출되고, 더 진행되면 노폐물을 배설하는 기능이 약화되어 결국 만성 신부전으로 진행되는 합병증이다. 당뇨병성 신증은 성인에게 만성 신부전을 일으키는 가장 흔한 원인으로, 일반적으로 당뇨병의 만성 합병증 중에서 제일 늦게 나타난다. **대개 당뇨병이 발생한 뒤 10년 이상 경과하면 제1형 당뇨병 환자의 약 50%에서, 제2형 당뇨병 환자의 약 30%에서 당뇨병성 신증이 발생한다.**

> **당뇨케어 알아두세요!**
>
> **당뇨병성 신증의 치료 원칙**
> 1. 단백뇨 또는 신기능의 이상이 당뇨병에 의한 합병증인지 아니면 다른 질환이나 원인에 의한 신기능의 악화인지를 우선 확인한다.
> 2. 혈당을 더욱 철저히 조절한다.
> 3. 고혈압이 있으면 혈압을 130/80mmHg 이하로 조절한다.
> 4. 저단백 식이와 저염 식이를 실천한다.
> 5. 술과 담배를 끊고 규칙적인 생활을 한다.
> 6. 의료진과 정기적으로 상의한다.
> 7. 신기능을 악화시킬 수 있는 약제의 사용에 주의해야 한다.

당뇨병성 신증의 위험인자는 혈당 조절이 불량한 환자, 혈압 조절이 되지 않는 환자, 요로감염이 반복되는 환자, 당뇨병성 신경병증으로 방광 기능에 이상이 생긴 환자, 신장에 해로운 약제를 지속적으로 복용한 환자 등이 있다.

당뇨병성 신증의 단계

당뇨병성 신증은 다음의 단계를 거쳐서 진행된다. 진행 단계 중 2단계인 미세단백뇨 시기까지는 혈당 조절만 잘하면 가역적으로 좋아질 수 있으나, 3단계인 단백뇨 시기로 진행되면 신기능은 비가역적으로

당뇨병성 신증의 단계별 특징

단계	특징
1단계	신혈류량 및 사구체 여과율 증가 시기
2단계	미세단백뇨 시기
3단계	단백뇨 시기
4단계	혈중 요소질소와 크레아티닌 상승 시기
5단계	말기 신부전

진행하여 지속적으로 나빠지는 경과를 취하게 된다. 따라서 당뇨병성 신증을 조기에 발견하여 적절하게 치료하는 것이 중요하다.

당뇨병성 신증의 조기 진단법은 소변검사로 미세단백뇨를 측정하면 가능하다. 미세단백뇨 시기에는 증상이 전혀 없기 때문에 정기적으로 1년에 1~2회 미세단백뇨 검사를 시행해야 한다. 특히 미세단백뇨 시기에 혈당이나 혈압을 철저히 조절하면 단백뇨가 정상 범위로 감소할 수 있기 때문에 조기 진단이 매우 중요하다.

당뇨병성 신경병증

당뇨병성 신경병증은 감각신경, 운동신경, 자율신경 등에 이상을 초래한다. 감각신경의 이상으로 심한 통증이나 근육마비가 일어날 수도 있고, 당뇨족이나 궤양을 일으키는 원인이 되기도 한다. 당뇨병성 신경병증은 당뇨병 유병기간에 상관없이 발생하며, 당뇨병 환자가 제일 괴로워하는 합병증의 하나이다.

감각신경 이상으로 인한 증상

당뇨병 합병증 중 가장 흔한 증상으로 손발이 저리고, 콕콕 쑤시거나 화끈거리는 통증 등이 있다. 밤에 더 심해지는 경향이 있고, 보통 양손발에 대칭적으로 생기며, 발끝 혹은 손끝부터 시작하여 점차 위로 진행하는 양상을 보인다. 더 진행하면 감각이 저하되어 통증을 못 느끼게 되어 당뇨족 등 심각한 발 문제를 일으킬 수 있다.

당뇨병성 신경병증은 혈당을 잘 조절하면 대부분 저절로 좋아지는 경우도 있지만, 호전되기까지는 수개월이 걸린다. 통증이 심할 때는 약물 치료를 받아야 한다.

자율신경 이상으로 인한 증상

자율신경은 우리 몸의 내장(위장, 심장, 방광, 혈관 등)에 분포하는 신경으로, 우리의 의지와 상관없이 상황에 따라 자동적으로 우리 몸을 조정하는 기능을 가지고 있다. 식후에 위장관의 움직임, 활동량에 따른 심장의 박동수 변화, 상황에 따른 혈압 변동 등이 대표적인 예이다.

당뇨병성 위 무력증은 위 운동을 조절하는 자율신경에 이상이 발생하여 음식물이 위에서 빨리 배출되지 않고 오랫동안 머물러 소화 불량, 구역, 구토, 복통 등의 증상을 동반한다. 또한 장의 움직임을 지배하는 자율신경이 손상을 받으면 설사, 변비, 변실금 등이 생길 수 있다.

당뇨병성 성기능 장애는 남성 환자에게 비교적 흔한 합병증이다. 당뇨병성 발기부전은 비교적 서서히 진행되며, 발기의 강도와 시간이 점차 줄어들고 야간 발기도 장애를 받지만 성욕은 변하지 않는다. 음경의 혈관을 지배하는 자율신경의 손상이 가장 흔한 원인이며, 동맥경화증으로 혈관이 좁아진 경우에도 생길 수 있다. 또한 발기부전에 대한 공포가 증상을 더욱 악화시킬 수 있어, 적절한 진단과 치료를 위해서는 비뇨기과 전문의의 진찰을 받아야 한다.

당뇨병과 동맥경화증

동맥경화증은 혈관 벽이 두꺼워지고 혈관 내강은 좁아지면서 혈액순환이 원활하지 않아 혈관으로부터 혈액을 공급받는 장기에 혈액공급이 부족한 현상을 말한다. 동맥경화증은 모든 동맥에 올 수 있지만, 임상적으로는 관상동맥, 뇌동맥, 그리고 하지동맥에서 발생하는 동맥경화증이 문제를 일으킨다.

동맥경화증은 당뇨병 환자에게 발생하는 가장 흔하고 중요한 합병증으로 당뇨병 환자의 주요 사망원인이다. 당뇨병 환자에서 동맥경화증의 발생 빈도는 일반인에 비하여 2~4배 높고, 심지어 20~30대의 젊은 나이에도 생길 수 있으며, 광범위하게 진행되는 것이 특징이다.

동맥경화증의 위험인자에는 당뇨병, 고혈압, 고지혈증, 흡연, 고령, 남자, 비만, 단백뇨 및 동맥경화증의 가족력 등이 있다. 당뇨병 이외에 2개 이상의 위험인자를 가지고 있는 경우에는 동맥경화증 고위험군에 해당된다.

　관상동맥은 심장에 혈액을 공급해주는 3개의 혈관으로 형성되어 있다. 관상동맥이 좁아져 심장의 혈액공급이 부족하게 되면 가슴에 통증을 느끼게 된다. 이를 협심증이라고 하는데, 대개 운동량이 많을 때 흉통이 발생하고 휴식을 취하면 사라진다. 동맥경화증이 더 진행하여 관상동맥이 완전히 막히면 혈액공급이 차단되어 심장근육이 죽게 되는데, 이를 심근경색증이라 한다. 심근경색증이 발생하면 부정맥(불규칙한 심박동)이 발생하여 급사를 하는 경우도 있고, 심근의 일부가 기능을 하지 못하여 심부전을 일으키기도 한다.

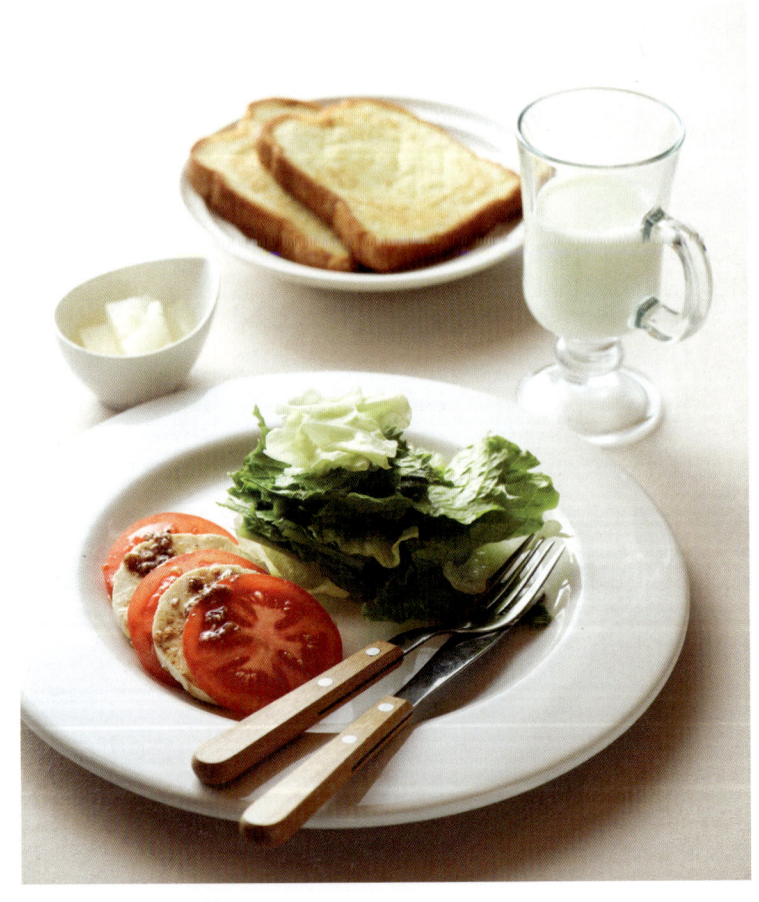

03
합병증 예방을 위한 필승 전략

당뇨병의 만성 합병증은 초기 단계에서 잘 치료하면 다시 정상으로 돌아갈 수 있지만, 시간이 지나 더 진행되면 정상으로는 돌아갈 수 없는 단계로 들어선다. 따라서 당뇨병 진단을 받았더라도 처음부터 혈당 관리를 잘 하였다면 합병증의 발생을 예방하거나 지연시킬 수 있다. 아래 그래프에서 보는 것처럼, 당화혈색소 농도가 증가하면 미세혈관 합병증의 발생은 증가하고, 당화혈색소 농도가 감소하면 미세혈관 합병증의 발생이 감소하는 것이 여러 임상연구들을 통해 입증되었다.

영국 당뇨병 연구에 의하면 제2형 당뇨병 환자는 당뇨병을 진단받은 지 약 10년이 경과하면 약 30%에서 만성 합병증이 발생한다고 알

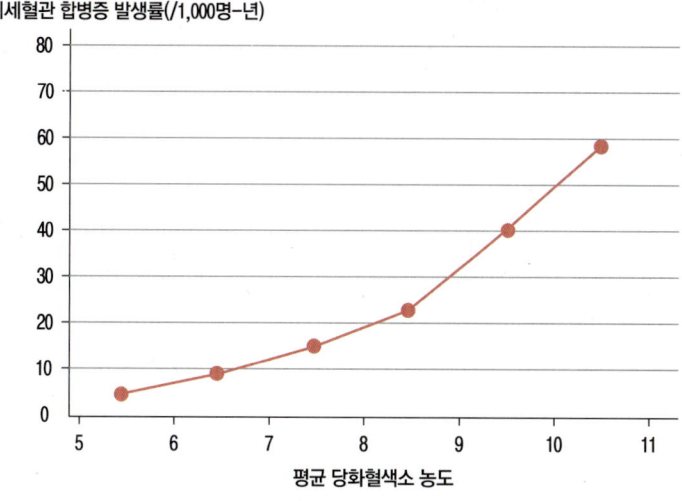

당화혈색소 평균치에 따른 미세혈관 합병증 발생률

려졌다. 또한 만성 합병증 중에서 60~70%는 대혈관 합병증이 발생한다고 한다. 미세혈관 합병증은 앞의 그래프에서 보는 것처럼 혈당 조절에 매우 중요한 위험인자이지만, 대혈관 합병증은 고혈압과 이상지혈증도 중요한 위험인자이기 때문에 단순히 혈당 조절만 잘 한다고 합병증을 예방할 수 있는 것은 아니다. 영국 당뇨병 연구의 결과를 보면, 대혈관 합병증은 혈당 조절보다 혈압 조절을 잘하는 것이 합병증 예방에 더 도움이 되었다.

제2형 당뇨병 환자의 약 40%는 고혈압을 함께 앓고 있고, 30~50%의 환자에서 이상지혈증이 발견된다. 따라서 혈당 조절과 함께 고혈압과 이상지혈증을 함께 관리해야 대혈관 합병증을 효과적으로 예방할 수 있다.

실제 덴마크에서 많은 수의 환자는 아니지만 중년의 제2형 당뇨병 환자를 대상으로 생활습관 교정과 함께 혈당, 혈압, 이상지혈증, 미세단백뇨 등을 약물요법으로 적극적으로 관리하였을 때, 표준치료를 시행한 당뇨병 환자들에 비해 심혈관 합병증은 약 50%, 당뇨병성 신증은 60%, 망막병증도 약 60%, 그리고 자율신경병증도 60% 감소하였다고 보고하였다. 덴마크에서 시행한 연구에서 제2형 당뇨병 환자를 대상으로 적극적 관리법의 치료 목표는 아래와 같다.

검사 항목	대한당뇨병학회의 관리 목표	덴마크 연구의 치료 목표
혈압	<130/80mmHg	<130/80mmHg
당화혈색소	<6.0~7.0% (나이와 합병증 유무에 따라 개별적으로)	<6.5%
총콜레스테롤	·	<175mg/dL
중성지방	<150mg/dL	<150mg/dL
고밀도 콜레스테롤(HDL)	>40mg/dL(남자), >50mg/dL(여자)	·
저밀도 콜레스테롤(LDL)	<100mg/dL	·
	·	혈압과 관계없이 ACE(혈관을 수축시키고 혈압을 상승시키는 작용) 억제제 사용

04 합병증 예방을 위한 전략적 식사요법

고혈압을 예방하는 당뇨식: 싱거우면서도 맛있는 당뇨식

고혈압 예방을 위한 생활요법은 체중감량, 식사조절, 나트륨 섭취 감소, 운동, 절주 등이 권장되고 있다. 이 원칙은 당뇨병 조절과 크게 다르지 않으므로 당뇨병 식사에 나트륨 섭취 감소를 추가하면 고혈압 예방에 도움이 된다.

고혈압 치료 지침으로 제시되는 저염식의 기준은 나트륨 섭취를 1일 2,000mg(소금 5g) 이하로 섭취하는 것이다. 소금은 40%의 나트륨과 60%의 염소로 구성되어 있으며, 소금으로 섭취하는 나트륨은 우리 몸에서 물을 함께 보유하게 되므로 세포외액의 부피를 증가시키게 된다. 즉, 우리가 섭취하는 나트륨의 양이 많거나 배설이 잘 되지 않으면 세포외액이 팽창하면서 혈압

고혈압 예방을 위한 생활습관 교정 지침

생활습관 교정	권장사항	수축기 혈압감소 효과
체중감량	• 정상체중 유지(BMI=18.5~24.9)	10kg 감량 시 5~20mmHg
나트륨 섭취 감소	• 1일 나트륨 섭취 100mEq/L미만 (나트륨 2g 또는 소금 5g)	2~8mmHg
대시(DASH) 식사계획 적용	• 충분한 과일, 채소, 저지방 유제품 섭취 • 포화지방산과 총지방 섭취 감소	8~18mmHg
신체활동 증가	• 규칙적인 유산소운동 • 거의 매일 30분 정도 빨리 걷기	4~9mmHg
적절한 알코올 섭취	• 1일 2단위 이하 섭취	2~4mmHg

이 상승하고 부종 등이 나타나게 된다. 따라서 고혈압을 예방하고 치료하기 위해서는 나트륨 섭취를 줄이는 것이 필요하다.

그런데 우리나라 사람들의 일반적인 소금 섭취량은 15~20g으로 추정하고 있고, 2005년 국민건강영양조사에서는 13.5g으로 발표되었다. 나트륨 섭취 주요 음식을 살펴보면 김치류 29.6%, 국과 찌개

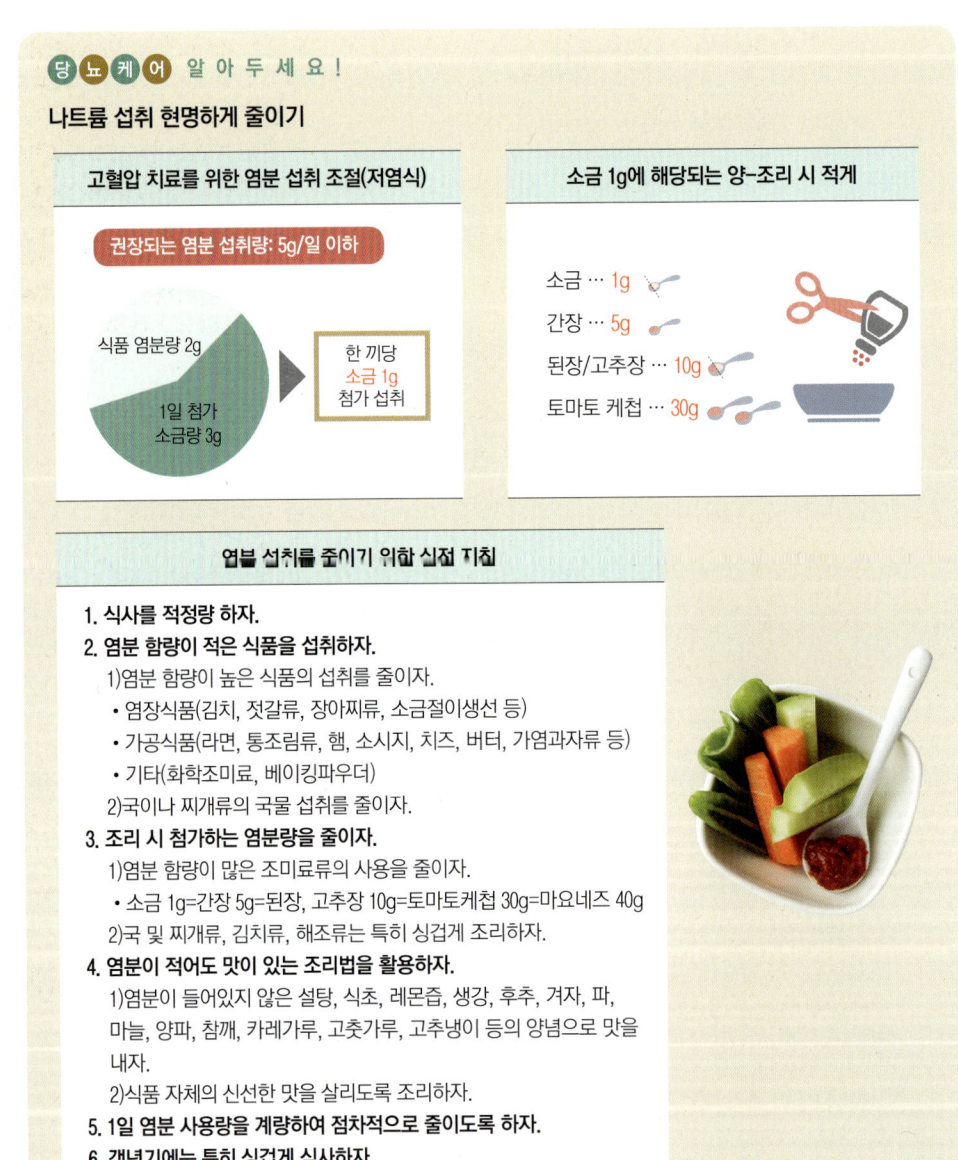

당뇨케어 알아두세요!

나트륨 섭취 현명하게 줄이기

고혈압 치료를 위한 염분 섭취 조절(저염식)

권장되는 염분 섭취량: 5g/일 이하

식품 염분량 2g
1일 첨가 소금량 3g
한 끼당 소금 1g 첨가 섭취

소금 1g에 해당되는 양-조리 시 적게

소금 … 1g
간장 … 5g
된장/고추장 … 10g
토마토 케첩 … 30g

염분 섭취를 줄이기 위한 실천 지침

1. 식사를 적정량 하자.
2. 염분 함량이 적은 식품을 섭취하자.
   1) 염분 함량이 높은 식품의 섭취를 줄이자.
      • 염장식품(김치, 젓갈류, 장아찌류, 소금절이생선 등)
      • 가공식품(라면, 통조림류, 햄, 소시지, 치즈, 버터, 가염과자류 등)
      • 기타(화학조미료, 베이킹파우더)
   2) 국이나 찌개류의 국물 섭취를 줄이자.
3. 조리 시 첨가하는 염분량을 줄이자.
   1) 염분 함량이 많은 조미료류의 사용을 줄이자.
      • 소금 1g=간장 5g=된장, 고추장 10g=토마토케첩 30g=마요네즈 40g
   2) 국 및 찌개류, 김치류, 해조류는 특히 싱겁게 조리하자.
4. 염분이 적어도 맛이 있는 조리법을 활용하자.
   1) 염분이 들어있지 않은 설탕, 식초, 레몬즙, 생강, 후추, 겨자, 파, 마늘, 양파, 참깨, 카레가루, 고춧가루, 고추냉이 등의 양념으로 맛을 내자.
   2) 식품 자체의 신선한 맛을 살리도록 조리하자.
5. 1일 염분 사용량을 계량하여 점차적으로 줄이도록 하자.
6. 갱년기에는 특히 싱겁게 식사하자.

류 18.0%, 어패류 13.3%, 주반찬 9.8%, 면류 및 라면류 8.8%, 밥류 4.8%, 장아찌와 젓갈류 4.2%의 순서였다.

나트륨 섭취를 줄이기 위해서는 우선 조리 시 사용하는 소금과 소금이 많이 함유된 간장, 된장, 고추장 등의 양념류의 첨가량을 줄이는 것이 필요하다. 고혈압 치료를 위해 권장되는 첨가 소금량은 한 끼에 1g 정도로, 이는 약 1/3작은술 정도의 양이다. 다행스럽게도 우리가 느끼는 짠맛은 적응해 나가는 맛으로, 싱거운 맛을 자꾸 접하게 되면 점점 짠맛에 대한 역치를 낮출 수 있기 때문에 싱겁게 먹으려는 시도와 경험이 중요하다.

또한 나트륨 함량이 높은 화학조미료, 염장식품, 가공식품, 젓갈류, 국과 찌개류의 국물 등의 섭취를 제한하는 것이 좋다. 그리고 조리 시에는 인공감미료, 식초, 레몬즙, 생강, 후추, 파, 마늘, 양파, 깨, 겨자 등의 염분이 들어있지 않은 양념을 활용하면 싱거우면서도 맛있는 조리가 가능하다. 특히 식품 자체의 신선한 맛을 살릴 수 있도록 양념을 강하게 하지 않는 생채류, 샐러드류, 구이류와 같은 조리법을 활용하는 것이 도움이 된다. 특히 뉴스를 보면 자장면, 짬뽕 등 중국음식의 나트륨 함량이 매우 높다는 보도가 자주 나온다. 혈압이 높은 사람들에게는 금기식품이라 할 수 있다.

소스류 활용하기, 저염김치, 저염고추장

조리 시에 소금, 간장, 된장, 고추장 양념 대신에 인공감미료, 식초, 레몬즙, 생강, 후추, 파, 마늘, 양파, 깨, 겨자 등 염분이 들어있지 않은 양념을 활용하여 싱거우면서도 맛있는 조리법을 활용해보자. 깍두기 대신 저염무초절이, 저염와사비깍두기 등을 활용하는 방법이 있으며, 고추

당뇨케어 알아두세요!

저염와사비깍두기 만들기
재료 무 400g, 오이 30g, 식초 40g, 소금 2g, 화인스위트 5g, 와사비 5g

만드는 법
1. 무와 오이는 0.8mm 크기로 깍둑썰기한다.
2. 오이는 남겨두고 무에만 와사비를 제외한 모든 양념(식초, 소금, 화인스위트)을 분량을 계량해 넣는다.
3. 식사 전에 오이를 무와 섞고 와사비를 넣어 버무려 먹는다.

장에 미음, 마늘, 깨, 파 등의 양념 등을 넣어 저염으로 희석한 저염 고추장과 간장에 물, 레몬즙, 깨, 마늘, 파 등을 넣은 저염양념간장으로 조리하여 활용하는 방법 등이 있다.

고혈압을 예방하기 위해서는 부가적으로 충분한 칼륨과 칼슘 섭취를 권장한다. 칼륨이 많이 함유된 식품은 신선한 과일 및 채소이므로, 채소를 충분히 섭취하고 과일은 적정량을 섭취하는 것이 도움이 된다. 단, 칼륨을 보충제를 통해 섭취하는 것은 권장하지 않는다. 그리고 만성 콩팥병 등이 합병된 경우에는 칼륨 섭취를 주의해야 한다.

칼슘이 많이 함유된 식품은 우유 및 유제품, 뼈째 먹는 생선, 짙은 푸른색 채소(무청, 시금치, 취나물 등) 등이다. 우유를 적정량 먹는 경우에 혈당 조절에도 도움이 된다는 보고가 있으므로 우유나 뼈째 먹는 생선 등은 적정량을 섭취하면서 짙은 푸른색 채소를 충분히 섭취하는 것이 고혈압 예방 및 혈당 조절에 도움이 될 것이다.

대시(DASH) 다이어트의 적용도 도움이 된다

고혈압 예방 식사로 알려지고 있는 대시(DASH. Dietary Approaches to Stop Hypertension) 식사는 과일, 채소, 저지방유제품 등을 충분히 섭취하여 칼슘, 칼륨, 마그네슘을 보충하고 염분, 지방, 포화지방을 제한하는 식사로서, 고혈압 환자에게 혈압 강하 효과를 제시한 건강한 식사를 말한다. 대시 다이어트는 혈압을 낮추는 특정 영양소를 강조하기보다는 다양한 영양소를 골고루 섭취하는 균형 잡힌 식사이다. 즉, 전곡류, 가금류, 생선류, 견과류 등의 섭취를 늘리고 기름진 육류, 단당류, 설탕 등이 함유된 식품을 제한함으로써 고혈압 합병증 예방 및 치료에 도움이 될 수 있다.

고지혈증 예방을 위한 식품 선택 방법

고지혈증의 예방을 위해서는 표준체중 유지를 위한 적정 열량 섭취, 적정량의 지방 섭취, 포화지방산 섭취 제한, 콜레스테롤 섭취 제한, 충분한 식이섬유소 섭취, 식물성 스테롤 섭취 권장, 알코올 섭취 제한, 콩단백질 섭취 권장, 항산화비타민 섭취 권장의 요소들이 권고되고 있다. 당뇨병 식사 원칙을 준수하면서 부가적으로 고려해야 하는 요소인 포화지방산 및 콜레스테롤의 섭취 제한과 식물성 스테롤, 콩단백질, 항산화비타민 등의 섭취에 대해 알아보도록 하자.

동물성 지방이 많은 식품은 줄이자

하루에 섭취하는 지방량이 증가하면 혈청지질의 상태가 악화되고, 지방량 섭취가 감소하면 혈청지질의 상태가 좋아진다. 그러나 지방량을 지나치게 줄이면 당질 섭취가 상대적으로 늘어날 수 있고, 당질 섭취가 과다하게 되면 혈중 중성지방이 증가하는 고지혈증을 초래할 수 있다. 따라서 고지혈증을 예방하기 위해서는 열량 섭취를 적절하

콜레스테롤 함량표 및 고지혈증 치료 시 섭취 권장 지침

콜레스테롤 함량	식품군			섭취 권장 지침
	육류, 어패류 및 난류	유지류 및 견과류	간식류	
50mg 이하	달걀흰자, 해파리, 대합	참기름, 옥수수기름, 쇼트닝, 팜유, 땅콩, 잣	식빵, 비스킷, 초콜릿, 페이스트리, 우유, 저지방우유, 아이스크림	1주 5회
51~100mg	닭고기, 돼지고기, 소고기, 삼겹살, 소시지, 조개류, 조기, 갈치, 연어, 삼치, 굴, 가재	라드(돼지기름)	도넛, 파운드케이크, 치즈	1주 2~3회
101~200mg	새우, 전복, 미꾸라지, 젓갈류	마요네즈	생크림케이크, 롤케이크	1주 1회 및 그 이하
201~300mg	오징어(생), 꼴뚜기, 바닷장어	버터	카스텔라	
301mg 이상	육류내장, 달걀, 메추리알 노른자, 오징어(건)			

게 하면서 동물성 지방을 줄이는 것이 효과적인 방법이다.

이런 동물성 지방에는 환경호르몬이 비교적 많으므로 더욱 주의하고, 기름이 많은 돼지고기, 소고기, 어류 등은 특히 주의해야 한다. 또한 동물성 지방을 줄이면 포화지방산, 콜레스테롤 등의 섭취량이 동시에 줄게 된다. 다만 고지혈증에 나쁜 영향을 주는 트랜스지방산은 쇼트닝, 마가린, 도넛 등의 식품에 많이 함유되어 있으므로 식품 선택 시 고려하도록 한다.

식물성 스테롤은 적정하게 섭취하자

식물성 스테롤은 식물성 기름이나 견과류에서 발견되는 천연물질이다. 식물성 스테롤은 콜레스테롤과 구조가 비슷하여 장내에서 혈중 콜레스테롤과 저밀도 콜레스테롤을 감소시킴으로써 고지혈증에 좋은 효과를 나타내는 물질로 알려져 있다. 그러나 식물성 스테롤의 급원인 식물성 기름이나 견과류도 지방을 많이 함유하고 있는 식품이므로 하루 섭취 열량 범위 내에서 섭취하는 것이 바람직하다.

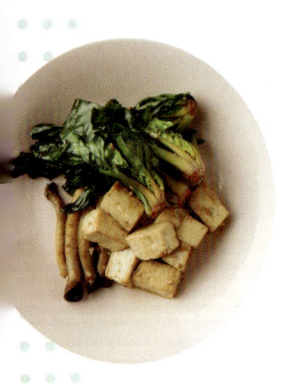

붉은 살코기보다는 콩단백질을 자주 섭취하자

소고기, 돼지고기 등에서 섭취하게 되는 동물성 단백질보다 콩, 두부 등에서 섭취하게 되는 식물성 단백질은 고지혈증에 좋은 고밀도 콜레스테롤은 변화시키지 않으면서 고지혈증에 나쁜 저밀도 콜레스테롤은 감소시키는 것으로 보고되고 있다. 이는 콩에 풍부한 이소플라본의 항산화 효과와 대두사포닌의 담즙산 재흡수 효과 등에 기인하는 것으로 추정되고 있다. 따라서 환경호르몬들의 위험이 있는 붉은 살코기 섭취보다는 콩, 두부와 같은 식물성 단백질 급원식품의 섭취 빈도를 늘리는 것이 고지혈증 예방에 도움이 된다.

항산화비타민을 충분히 섭취하자

항산화비타민은 비타민A, 비타민C, 비타민E 등이며, 고지혈증에 나쁜 저밀도 콜레스테롤의 산화를 예방하고 동맥경화증을 예방하여 심혈관질환의 위험을 감소시킬 수 있다. 그러나 항산화비타민을 보충하여 먹음으로써 심혈관질환이 예방되었다는 임상적 증거는 아직 부족한 상황이므로 보충제 복용보다는 식품을 통한 충분한 섭취가 바람직하다. 비타민A(카로티노이드)가 풍부한 식품은 당근, 늙은 호박, 시금치 등의 녹색 잎채소류, 옥수수, 토마토 등이 있고, 비타민C가 풍부한 식품은 감귤류와 녹색 채소로서 오렌지, 자몽, 귤, 딸기, 풋고추, 브로콜리, 케일, 양배추, 피망, 시금치, 고춧잎 등이다. 또한 비타민E가 풍부한 식품은 식물성 기름, 밀의 배아, 땅콩, 아스파라거스, 아몬드, 헤이즐넛 등이 있다.

5색 컬러 피토케미컬도 적용하자:
제철식품으로 싱싱할 때가 가장 효과적이다

피토케미컬은 식물 고유의 색, 향, 맛을 나타내는 화학물질로, 건강을 증진시키고 질병을 예방하는 데 도움을 주는 생리활성 기능을 가진 성분을 말한다. 피토케미컬은 과일, 채소, 전곡류 등을 풍부하게 섭취하는 지역주민들이 암, 심장질환 등의 만성질환에 걸리는 비율이 낮다는 역학연구 결과를 통해 섬유소, 비타민, 무기질 등의 역할과 함께 제시되고 있는 식물성 물질이다.

피토케미컬의 효능을 살펴보면 첫째, 항산화제로 작용하여 염증반응을 완화시켜 암 및 심장질환으로의 진행을 억제하는 데 도움을 줄 수 있다. 둘째, 암으로 진행되는 여러 단계에서 암화 진행의 위험을 감소시키는 효능을 가지고 있어서 항암 효과에 도움이 된다. 많은 피토케미컬 성분 중에서 카로티노이드, 플라보노이드, 페놀 화합물 등은 당뇨병 합병증인 심장질환과 백내장 등의 예방 효과가 제시되고 있으므로 다양한 종류의 채소를 충분히 섭취하는 것이 필요하다. 과일과 전곡류에도 포함되어 있으나 과일과 전곡류는 섭취량을 조절해야 당뇨병 조절이 되므로 다양한 제철과일을 적정량 섭취하는 것이

당뇨병 합병증에 도움을 주는 피토케미컬

성분명		체내 기능	주요 급원식품	주요 색깔
카로티노이드	베타카로틴	노화지연, 항암효과, 당뇨병 합병증 위험 감소, 폐 기능 증진	당근, 늙은 호박, 고구마, 망고, 파파야, 키위, 살구, 브로콜리, 시금치, 케일 등	노랑
	루테인	백내장 및 황반퇴화 위험 감소, 시각퇴화 속도 지연, 암 위험 감소	케일, 시금치, 키위, 브로콜리, 아욱, 양배추, 양상추, 배추 등	초록
	라이코펜	전립선암과 심장병 위험 감소	붉은색 과일과 채소, 토마토, 고추, 자몽, 수박	빨강
플라보노이드	레스베라트롤	심장병과 암 위험 감소, 혈전 형성 지연, 뇌졸중 위험 감소	적포도, 적포도주, 적포도주스	빨강
	헤스페레틴	심장병 예방 및 혈관 강화	감귤류, 오렌지, 귤, 자몽, 라임	노랑
페놀	페놀릭산 등	혈중 콜레스테롤 수치 감소, 심장병과 암 위험 감소	자두, 딸기, 토마토, 현미 등	보라
이소플라본	제니스테인, 다이드제인	혈중 콜레스테롤 수치 감소, 유방암 위험 감소, 폐경기 증상 완화	두부, 된장, 청국장, 콩나물, 감자, 옥수수, 땅콩, 멜론, 건포도 등	-
알릴황화물		혈중 콜레스테롤 수치 감소, 혈압 낮춤	마늘, 양파, 부추, 파 등	흰색

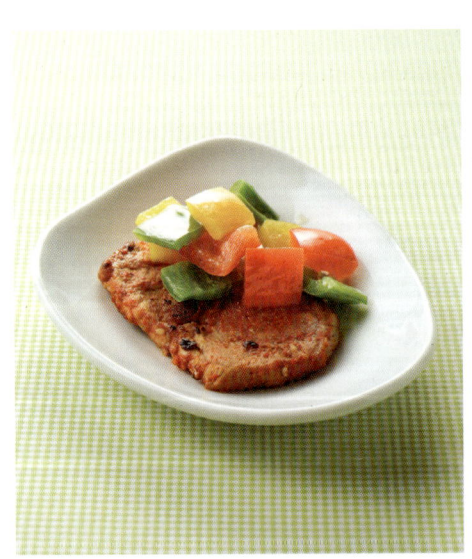

바람직하다. 특히 피토케미컬 성분은 채소와 과일의 색깔이 가장 예쁘고 향이 진할 때 함유량이 가장 많으므로, 제철에 나는 싱싱한 채소와 과일을 섭취하는 것이 좋다.

다만 주의할 점은 이러한 성분을 보충제를 통해 섭취하는 것은 권장되지 않는다는 점이다. 보충제를 과량 복용하는 것은 유해 효과를 줄 수 있다는 연구결과도 제시되고 있다. 따라서 피토케미컬류는 보충제 섭취가 아닌 자연 상태의 채소와 과일, 전곡류 등으로 섭취하는 것이 바람직하다.

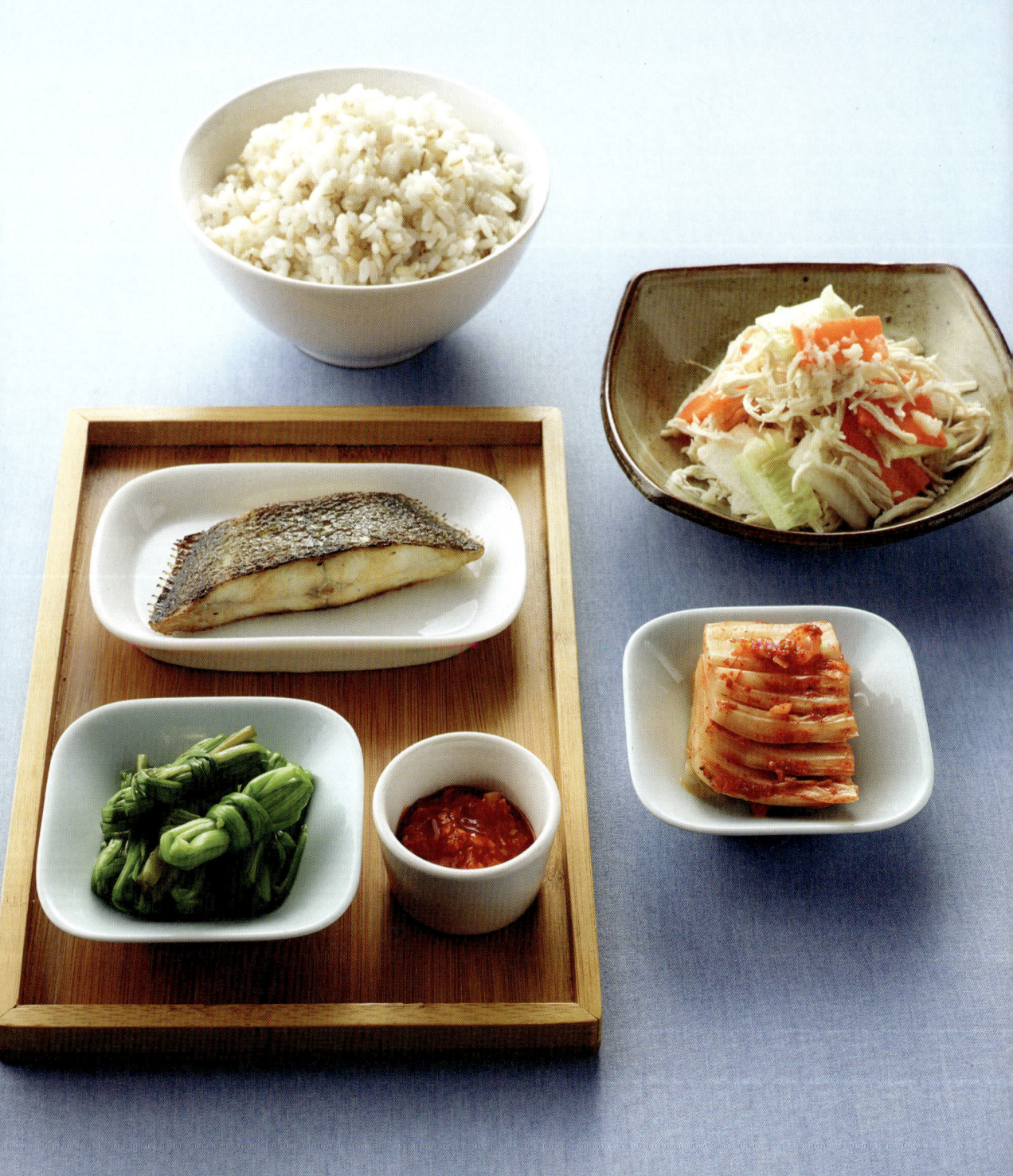

PART 4
밥상을 바꿔라

당뇨병 환자들의 밥상을 살펴보면 대부분 문제점이 나타난다.
'핑계 없는 무덤 없다'는 속담이 있듯이
밥상 문제점들을 잘 파악하고 해결해 나간다면
당뇨병을 치료할 수 있다.

01 당뇨병 예방을 위한 안전한 식사는 기본이다
02 체크! 체크! 안전한 식사: 농약 위험도
03 밥상 문제를 알면 당뇨병을 치료할 수 있다
04 당뇨식은 건강식이다
05 알아두면 편리한 식품교환표
06 하루에 얼마나 먹어야 하나?
07 하루 섭취 열량에 따른 식단 구성하기
08 가공식품을 구입할 때는 영양성분표시를 활용하자
09 혈당 조절을 도와주는 섬유소를 풍부하게 먹자
10 당뇨식에 맞게 간식 현명하게 먹기
11 직장인을 위한 똑똑한 회식/ 외식 요령
12 명절음식을 지혜로운 참살이 식단으로 바꾸기

01
당뇨병 예방을 위한 안전한 식사는 기본이다

당뇨병, 비만, 대사증후군과 이에 뒤따르는 동맥경화증(심장병과 뇌졸중)은 환경호르몬이 몸에 축적된 결과라는 증거가 속속 나오고 있다. 그러므로 어떤 음식을 만들어 먹을지, 사서 먹을지 생각하기 전에 먹거리가 안전한지를 먼저 생각해야 한다. 다이옥신 등 주요 환경호르몬들은 육류와 생선, 어패류의 지방조직에 주로 녹아들어 있어서 동물성 기름을 먹으면 우리 몸에 많이 들어온다. 특히 다이옥신류는 80% 이상이 어패류를 통해 섭취된다는 보고가 있다. 따라서 구체적인 당뇨병 밥상을 생각하기 이전에 식사의 안전을 먼저 고려하는 것이 당뇨병 예방에 도움이 된다.

당뇨병 예방에 도움이 되는 안전한 식사 원칙

1 채식을 기본으로 한다. 그러나 곡류와 채소도 농약을 친 것이 많으니 선택에 주의하고 잘 씻어 먹도록 한다.
2 음식을 태우거나 고열을 가하면 환경호르몬이 발생하므로 가능하면 삶거나 쪄서 먹는다.
3 어패류는 크기가 작은 것이 낫다. 그리고 가능하면 적게 먹는다.
4 육류도 적게 먹고, 가능하면 기름기를 빼거나 삶아 먹는다.
5 일회용품, 플라스틱류에서는 환경호르몬이 흘러나온다. 특히 뜨거워지면 많이 나오므로 플라스틱에 싸여있는 것은 조리할 때 오븐에 넣지 않도록 한다.
6 오염된 공기, 미세먼지를 피하고 지하에는 라돈(방사성원소)이 많으므로 환기를 자주 시킨다.

02
체크! 체크! 안전한 식사: 농약 위험도

미국인들은 평균 10~13종의 농약에 노출되는 것으로 알려져 있다. 거의 모든 음식, 음료, 마시는 물 등에 들어있는 양은 아주 적고 그 위험성도 낮다. 그러나 특수한 경우, 특히 임신 도중이나 성장기 아이들에게는 분명 위험을 가져온다. 최근 농약 노출이 당뇨병 내지 심혈관질환, 치매, 파킨슨병 등과 관련이 있다는 것이 알려졌는데 당뇨병 환자라면 특히 주의해야 할 것이다.

유기농식품들이 인기를 끄는 것도 이런 이유에서인데, 유기농이라고 해도 농약을 거의 안 쳤을 뿐이지 완전히 없는 것은 아니다. 특히 과일이나 채소는 벌레를 막기 어려워 농약을 사용하지 않으면 재배하기 어렵기 때문에 잔류 농약 성분이 많은 것들은 국내에서도 많이 쳤을 가능성이 높다.

이런 농약에 노출되는 것을 피하기 위해서 찰스 벤브룩이란 소아과 의사의 저서에 나오는 정보를 소개한다. 참고로 하면 도움이 될 것이다.

농약 위험이 가장 높은 과일과 야채(미국 재배 기준)

종류	농약 오염 지수
크랜베리	178
넥타린(복숭아의 일종)	97
딸기	56
기타 복숭아	54
배	48
사과	44
체리	32

과일류

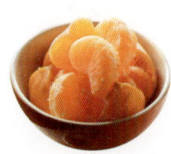

야채류

종류	농약 오염 지수
채소콩	330
피망	132
셀러리	104
오이	93
감자	74
토마토	68
완두콩	66
상추	54

미국에서 수입된 과일, 야채류의 농약 오염 지수

과일류

종류	농약 오염 지수
포도	282
복숭아 및 넥타린	266~281
배	221
딸기	78
체리	78
사과	30

야채류

종류	농약 오염 지수
피망	720
상추	326
오이	317
셀러리	170
토마토	142
채소콩	93
브로콜리	62
완두콩	48
당근	30

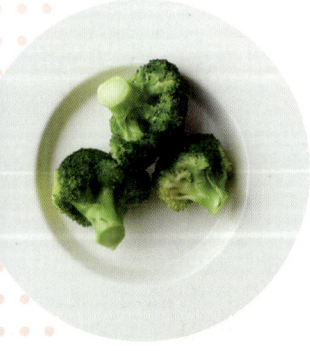

농약이 적게 든 먹거리

종류	농약 오염 지수
오렌지, 감귤, 한라봉 등 껍질이 두꺼운 과일	2 이하
바나나, 파인애플	1 이하
소고기, 양고기, 닭고기, 오리고기 등 육류와 쌀, 보리 등 곡류	극소량
토마토케첩	거의 없음
건과일류	극소량

당뇨케어 알아두세요!

우리나라 사람들의 다이옥신류 섭취 경로와 식품의 다이옥신류 농도

우리나라 사람 몸에 들어오는 다이옥신은 약 80%가 육류와 어패류를 통해서 섭취된다고 알려져 있다. 다이옥신류가 공장이나 자동차 매연 등에서 나온 후 강으로 들어가 바다에 이르는데, 바다에 사는 플랑크톤을 거쳐 어패류를 통해 농도가 축적되어 결국 우리 몸에 들어오는 것이다. 육류와 생선은 특히 구워 먹으면 다이옥신류가 많이 생기므로 가능하면 삶아 먹는 것이 좋다. 그래서 당뇨병이 있는 사람들은 어패류에 주의해야 하며, 특히 합병증이 있는 경우 더욱 주의해야 한다. 아래 표는 2011년 식품의약품안전처가 발표한 자료이며, 소고기, 돼지고기, 고등어, 갈치 등이 위험하고 계란, 조개, 특히 홍합 등에도 상당량 들어있는 것을 알 수 있다.

또한 담배 연기와 매연, 미세먼지 등에는 다이옥신 외에 나쁜 독소들이 많다. 이런 것들은 모두 우리 몸, 특히 미토콘드리아에 손상을 주고, 한번 들어오면 잘 배출되지 않기 때문에 피하도록 애써야 한다.

한국인의 하루 다이옥신 노출량

음식	섭취량(g)	다이옥신 노출량(pg)
쌀	246.1	0.4922
콩	3.2	0.0192
소고기	26.2	3.4584
돼지고기	27.7	1.1634
닭고기	9.0	0.1890
계란	21.9	0.5256
고등어	6.1	5.2338
갈치	2.6	3.7752
조기	4.3	0.1849
굴	1.0	0.1470
조개	3.4	0.4568

*pg(피코그램)은 1조분의 1g. 채소는 제외

식품당 다이옥신 잔류 농도

종류		최고~최저(pg)	평균(pg)
곡류	쌀	0.001~0.007	0.002
	콩	0.001~0.026	0.010
	수입콩	0.001~0.005	0.002
육류/난류	국산소고기	0.053~0.280	0.132
	수입소고기	·	0.132
	국산돼지고기	0.011~0.148	0.058
	수입돼지고기	·	0.026
	국산닭고기	0.005~0.032	0.021
	계란	0.001~0.050	0.024
어류	갈치	0.022~2.939	1.452
	고등어	0.250~1.388	0.858
	조기	0.011~0.083	0.043
패류	홍합	0.001~1.226	0.374
	굴	0.002~0.274	0.147
	꼬막	0.001~0.123	0.028
	바지락	0.001~0.019	0.008

03
밥상 문제를 알면 당뇨병을 치료할 수 있다

당뇨병 환자들의 밥상을 살펴보면 대부분 문제점을 볼 수 있다. '핑계 없는 무덤 없다'는 속담이 있듯이 당뇨병 환자들의 밥상 문제점들을 잘 파악하고 해결해 나간다면 당뇨병을 치료할 수 있다. 필자들의 병원에서 영양교육을 받은 당뇨병 환자들의 밥상을 전체적으로 살펴본 결과 가장 큰 문제점은 '당질 위주의 불균형한 식사'였다. 이러한 전체적인 문제점과 함께 조금 더 세부적으로 살펴보면, 성별에 따라서 다소 차이를 보이고 있다. 여자 환자들은 '곡류 과다 섭취'와 '야채 섭취 부족', 그리고 '과일 및 간식 과다 섭취'가 문제점으로 부각됨을 알 수 있었고, 남자 환자들은 '야채 섭취 부족'과 '술 섭취', 그리고 '염분 과다 섭취'가 문제점이었다. 따라서 이러한 문제점들을 해결하기 위한 전략적 접근방법을 잘 찾아서 실천하는 것이 당뇨병을 치료할 수 있는 효과적인 방법이다.

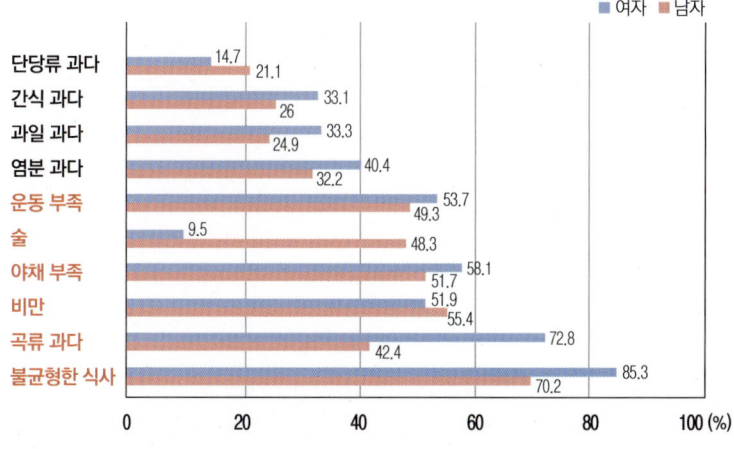

당뇨병 환자의 영양 관련 문제점

PART 4 밥상을 바꿔라

04
당뇨식은 건강식이다

당뇨병 환자의 식사요법은 단순히 어떤 음식을 줄이거나 제한하는 것이 아니라 건강한 식사를 계획하고 실천하는 것이다. 따라서 식사요법의 목표는 올바른 식습관과 생활습관으로 바꾸어 고혈압, 고지혈증 등의 대사이상을 교정하여 합병증을 예방하고, 좋은 영양 상태를 유지하는 것이다. 당뇨병 환자에게 권고되는 기본적인 식사지침은 다음과 같다.

당뇨병 환자를 위한 식사지침
1 규칙적으로 식사한다.
2 자신에게 알맞은 양으로 식사한다.
3 곡류, 어육류, 채소, 지방, 우유, 과일의 6가지 식품군을 골고루 섭취한다. 단, 중지방·고지방군에 속하는 어육류와 전지 우유, 치즈 등 일반 유제품은 가능하면 피한다.
4 곡류는 전곡류 및 잡곡류로 섭취한다.
5 설탕, 물엿, 시럽, 사탕 등의 단순당질로 된 식품은 가급적 제한한다.
6 튀김, 갈비, 삼겹살 등의 지방이 많은 식품은 양과 횟수를 줄인다.
7 채소류, 해조류 등은 풍부하게 충분히 섭취한다.
8 술, 담배 및 당질을 함유하고 있는 음료수는 제한한다.
9 외식 시 과식을 피한다.
10 규칙적인 운동을 함께 한다.

05 알아두면 편리한 식품교환표

반찬 가짓수는 다양하게 왕처럼 먹자

당뇨병을 정복하려면 식사는 양보다 질을 먼저 생각해야 한다. 반찬 가짓수가 많을수록 혈당 조절이 잘 된다는 보고가 있다. 따라서 혈당 조절을 위해서는 밥, 고기반찬, 야채반찬, 김치는 항상 갖추어야 하는 기본이다. 고기반찬도 소고기, 돼지고기, 닭고기, 생선, 두부, 계란 등으로 다양하게 먹는 것이 좋고, 야채반찬도 국, 나물, 생채, 샐러드, 구이 등 여러 가지를 다양하게 먹는 것이 좋다. 다만 식사하는 하루 섭취 열량은 일정하게 유지해야 한다.

반찬을 골고루 섭취하려면 식품교환표를 활용하면 편리하다. 식품교환표란 식품들을 영양소 구성이 비슷한 것끼리 6가지 식품군으로 나누어 묶은 표를 말한다. 6가지 식품군은 곡류군, 어육류군, 채소군, 지방군, 우유군, 과일군으로 분류되며, 같은 군 내에서는 식품을 자유롭게 바꿔 먹을 수 있도록 되어 있다. 곡류군은 밥으로, 어육류군은 살코기, 두부, 생선반찬으로, 채소군은 국, 나물, 김치반찬으로, 지방군은 조리용 기름으로 섭취하면 된다. 그리고 우유군과 과일군은 간식으로 섭취하면 그리 어렵지 않게 골고루 먹을 수 있다.

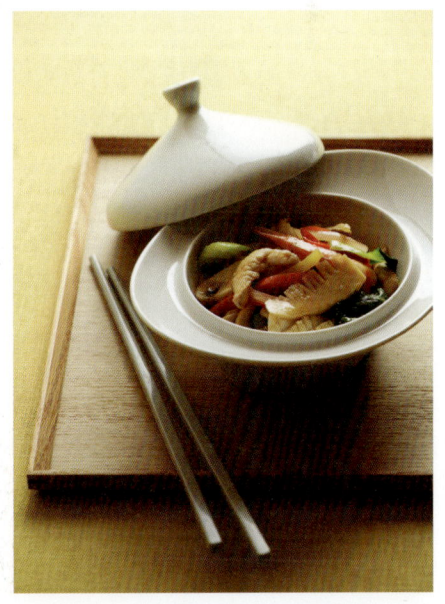

PART 4 밥상을 바꿔라

6가지 식품군

식품군	주요 영양소	식품의 예
곡류군	당질 섬유소	밥류, 죽, 알곡류, 밀가루, 전분, 감자류와 이들로 만든 식품들
어육류군	단백질	고기류, 생선류, 콩류, 알류, 해산물 등과 이들로 만든 식품들
채소군	비타민 무기질 섬유소	채소류, 해조류와 이들로 만든 식품들
지방군	지방	식물성 기름, 고체성 기름, 견과류, 씨앗, 드레싱 등
우유군	당질 단백질 지방 무기질	일반 우유, 저지방 우유, 두유, 요구르트, 탈지분유
과일군	당질 비타민 무기질 섬유소	과일, 과일통조림, 과일주스

골라 먹는 재미를 즐기자

당뇨병 식사는 골고루 다양하게 먹으면서 섭취하는 총 열량을 일정히게 유지하는 것이 혈당 조절에 좋다고 했다. 총 열량은 일정하게 먹으면서 식품을 좀 더 다양하게 섭취하고자 한다면 새로운 식품을 선택할 때마다 평소에 먹던 식품을 빼거나 줄여야 한다. 단, 서로 교환하려는 식품은 같은 식품군에서 골라야 하며, 교환하려는 기준 단위에 맞추어서 바꾸어야 한다.

　같은 식품군 내에서는 영양소 함량이 동일한 기준 단위량이 설정되어 있는데, 이를 1교환단위라고 한다. 즉, 식품을 교환한다는 의미는 같은 식품군 내에서 같은 교환단위끼리 서로 바꾸어 먹을 수 있다는 것이다. 예를 들어, 평소에 먹지 않던 '밤'을 먹으려고 한다면 첫째, '밤'이 어느 식품군인지를 확인해야 한다('밤'은 곡류군에 속한다.). 둘째, 곡류군에서 평소에 먹던 식품을 찾아야 한다(대개 '밥'이나 '국수', '빵' 등을 먹고 있을 것이다.). 셋째, '밤'의 1교환단위량과 밥(또는 국수, 빵)의 1교환단위량을 확인해야 한다('밤' 60g(3개)='밥' 70g(1/3공기). 넷째, 평소 먹던 '밥'에서 '70g(1/3공기)'을 덜 먹고 '밤' '60g(3개)'를 먹으면 혈당은 그대로 유지된다.

식품군별 1교환단위량의 영양소 함량 및 1교환단위량의 예

식품군		열량(kcal)	당질(g)	단백질(g)	지방(g)	식품의 예
곡류군		100	23	2	-	쌀밥 70g(1/3공기), 잡곡밥 70g(1/3공기), 죽 140g(2/3공기), 완두콩 70g(1/2컵), 미숫가루 30g(1/4컵), 밀가루/녹말가루 30g(1/4컵), 식빵 35g(1쪽), 모닝빵 35g(중 1개), 바게트빵 35g(중 2쪽), 삶은 국수 90g(1/2공기), 가래떡 50g(썰은 것 11~12개), 인절미 50g(3개), 도토리묵/메밀묵 200g(1/2모), 밤 60g(대 3개), 고구마 70g(중 1/2개), 감자 140g(중 1개), 강냉이 30g(1.5공기), 콘플레이크 30g(3/4컵)
어육류군	저지방	50	-	8	2	돼지고기(살코기) 40g(로스용 1장, 탁구공 크기), 소고기(살코기) 40g(로스용 1장), 가자미/동태/조기 50g(소 1토막), 멸치 15g(잘은 것 1/4컵), 건오징어채/북어채 15g, 물오징어 50g(몸통 1/3등분), 굴 70g(1/3컵), 중하새우 50g(3마리)
	중지방	75	-	8	5	돼지고기(안심) 40g(탁구공 크기), 소고기(등심) 40g(탁구공 크기), 햄(로스) 40g(2장), 고등어/꽁치/삼치/갈치/임연수어/청어/전갱이 50g(소 1토막), 계란 55g(중 1개), 검정콩 20g(2큰술), 두부 80g(1/5모), 낫또 40g(작은 포장 단위 1개)
	고지방	100	-	8	8	닭고기(닭다리) 40g(1개), 찜갈비/양념갈비 40g(소 1토막), 삼겹살/돼지족발 40g, 프랑크소시지 40g(1⅓개), 생선통조림 50g(1/3컵), 치즈 30g(1.5장), 유부 30g(5장)
채소군		20	3	2	-	고구마줄기/고사리/근대/미나리/부추/쑥갓/시금치/숙주/아욱 70g(익혀서 1/3컵), 무 70g(지름 8cm×길이 1.5cm), 배추 70g(중 3잎), 오이 70g(중 1/3개), 애호박 70g(지름 6.5cm×두께 2.5cm), 콩나물 70g(익혀서 2/5컵), 김 2g(1장), 느타리버섯(생) 50g(7개), 송이버섯(생) 50g(소 2개), 표고버섯(생) 50g(대 3개), 연근/도라지 40g, 배추김치 50g(6~7개), 파프리카(녹색) 70g(대 1개), 피망 70g(중 2개), 풋고추 70g(중 7~8개), 상추 70g(소 12장), 깻잎 40g(20장)

지방군		45	-	-	5	옥수수기름/들기름/콩기름/참기름 5g(1작은술), 땅콩 8g(8개, 1큰술), 아몬드 8g(7개), 호두 8g(중 1.5개), 잣 8g(50알, 1큰술), 참깨 8g(1큰술), 버터/마가린/마요네즈 5g(1작은술), 드레싱 10g(2작은술)
우유군	일반우유	125	10	6	7	우유 200cc(1컵), 두유 200cc(1컵), 전지분유 25g(5큰술)
	저지방우유	80	10	6	2	저지방우유 200cc(1컵)
과일군		50	12	-	-	사과(부사) 80g(중 1/3개), 배 110g(대 1/4개), 귤 120g(소 2개), 오렌지 100g(대 1/2개), 바나나 50g(중 1/2개), 딸기 150g(중 7개), 단감 50g(중 1/3개), 연시/홍시 80g(소 1개, 대 1/2개), 수박 150g(중 1쪽), 참외 150g(중 1/2개), 키위 80g(중 1개), 토마토 350g(소 2개), 방울토마토 300g, 포도 80g(소 19알), 백도 150g(소 1개), 천도복숭아 150g(소 2개), 파인애플 200g, 과일주스 100g(1/2컵)

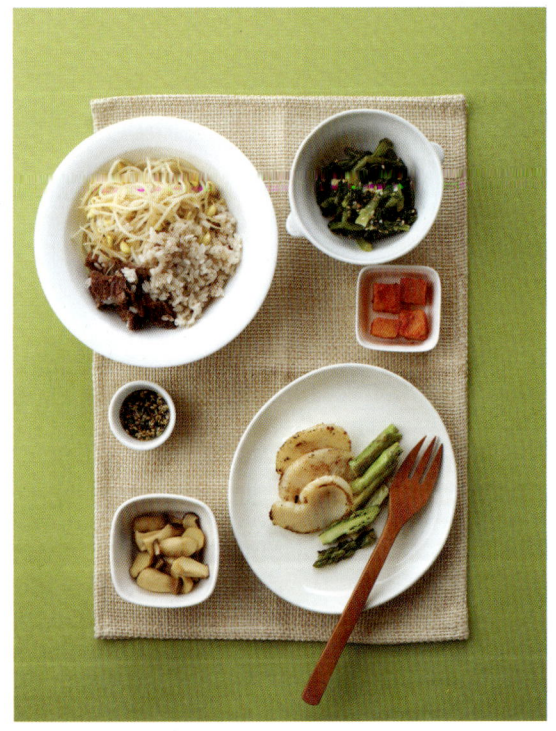

06
하루에 얼마나 먹어야 하나?

당뇨병 식사는 적정 체중을 유지하면서 정상적인 활동을 하기 위해서 필요한 열량만큼만 식사를 하는 것을 말한다. 따라서 나의 표준체중과 활동 정도 그리고 치료방침에 따라 하루 섭취 열량이 결정된다.

하루 섭취 열량 결정하기

1. 표준체중 알아보기

> 남자: 표준체중(kg)=키(m)×키(m)×22
> 여자: 표준체중(kg)=키(m)×키(m)×21

예를 들어, 키가 170cm인 남자의 표준체중은 1.7×1.7×22=63.6kg이다.

2. 활동에 따른 섭취 열량 계산하기

하루에 섭취해야 할 식사량은 각자의 표준체중과 활동의 정도에 따라 다르다. 운동선수나 심한 육체노동자처럼 육체활동이 많은 경우는 표준체중×(35~40)kcal의 식을 통해 계산하고, 교사나 학생처럼 보통의 활동을 하는 경우는 표준체중×(30~35)kcal의 식을 통해 계산하며, 사무직이나 가사노동처럼 육체활동이 거의 없는 경우는 표준체중×(25~30)kcal의 식을 통해 계산한다.

> 육체활동이 심한 경우: 표준체중×(35~40)kcal/일
> 보통의 활동을 하는 경우: 표준체중×(30~35)kcal/일
> 육체활동이 거의 없는 경우: 표준체중×(25~30)kcal/일

예를 들어, 표준체중이 63kg이면서 보통의 활동을 하는 경우 하루 섭취 열량은 63kg×(30~35)kcal=1,890~2,205kcal/일이다.

07 하루 섭취 열량에 따른 식단 구성하기

하루의 식단 계획을 구체적으로 작성하기 위해서는 자신의 하루 섭취 열량에 따른 식품군별 섭취교환수를 알아야 한다. 섭취 열량에 따라 균형 있는 영양소의 섭취를 위해 권장되는 기본적인 식품군별 섭취교환수가 제시되어 있다. 따라서 이를 확인한 후 개인의 생활습관과 치료방법에 따라 끼니별로 배분하여 끼니별 식품교환수를 계획한다.

열량별 식품군 교환단위수 배분의 예

열량(kcal)	식품군						
	곡류군	어육류군		채소군	지방군	우유군	과일군
		저지방	중지방				
1,200	5	1	3	6	3	1	1
1,300	6	1	3	6	3	1	1
1,400	7	1	3	6	3	1	1
1,500	7	2	3	7	4	1	1
1,600	8	2	3	7	4	1	1
1,700	8	2	3	7	4	1	2
1,800	8	2	3	7	4	2	2
1,900	9	2	3	7	4	2	2
2,000	10	2	3	7	4	2	2
2,100	10	2	4	7	4	2	2
2,200	11	2	4	7	4	2	2
2,300	11	3	4	8	5	2	2
2,400	12	3	4	8	5	2	2
2,500	13	3	4	8	5	2	2
2,600	13	3	5	8	5	2	2
2,700	13	3	5	9	6	2	3
2,800	14	3	5	9	6	2	3

※ 우유군은 일반우유를 기준으로 제시하였으며, 저지방 우유도 대체하여 섭취하는 경우 지방군 1교환을 추가로 섭취할 수 있다.

*출처: 대한당뇨병학회, 당뇨병 식품교환표 활용 지침 제3판

자신의 생활습관에 따라 식사와 간식을 구성하자

사람은 생긴 모습이 다르듯이 생활습관도 모두 다르다. 따라서 식사 구성도 생활습관에 맞추어서 계획한다면 실천하기가 보다 쉬워질 수 있다. 하루에 섭취해야 할 열량을 3끼 식사로만 계획할 수도 있고, 3끼 식사와 2끼의 간식으로 계획할 수도 있으며, 2끼 식사와 1끼 간식 그리고 회식으로 계획할 수도 있다. 회식이 잦은 직장인이라면 회식을 두려워할 것이 아니라 회식을 포함한 식사 계획을 미리 수립하여 둔다면 당뇨병 조절이 잘 될 수도 있다.

하루 1,800kcal 생활습관별 식사 구성 계획의 예

생활습관	방법	아침 식사	오전 간식	점심 식사	오후 간식	저녁 식사	야간 간식
기본형	열량(kcal)	350	150	600	150	550	
	교환수*	2/1/2/1/0/0	0/1/1	2/2/2/1.5/0/0	0/1/1	3/2/3/1.5/0/0	
회식이 잦은 직장인	열량(kcal)	300	200	500	100	회식 700	
	교환수*	1/1/2/1/0/1	1/1/0	3/1/2/1.5/0/0	0/1/0	2/3/3/1.5/0/1	
아침을 안 먹는 직장인	열량(kcal)	400		600	100	600	100
	교환수*	1/1/1/1/1/1		2/2/2/1.5/0/0	0/1/0	3/2/3/1.5/0/1	1/0/0

- 식사 교환수 순서: 곡류군/어육류군/채소군/지방군/우유군/과일군
- 간식 교환수 순서: 곡류군/우유군/과일군

하루 1,500kcal 생활습관별 식사 구성 계획의 예

생활습관	방법	아침 식사	오전 간식	점심 식사	오후 간식	저녁 식사	야간 간식
기본형	열량(kcal)	350	100	550	50	450	
	교환수*	2/1/2/1/0/0	0/1/1	3/2/3/1.5/0/0	0/0/1	2/2/2/1.5/0/0	
간식을 즐기는 주부	열량(kcal)	250	200	450	150	450	
	교환수*	1/1/2/1/0/0	1/1/0	2/2/2/1.5/0/0	1/0/1	2/2/3/1.5/0/0	

- 식사 교환수 순서: 곡류군/어육류군/채소군/지방군/우유군/과일군
- 간식 교환수 순서: 곡류군/우유군/과일군

먹고 싶은 음식을 선택하여 분량을 계산하자

식사 및 간식으로 무엇을 먹을지를 결정한 후에는 선택한 음식의 1교환단위량을 확인하여 계획한 교환수와 곱해서 분량을 결정하면 식단 계획이 완료된다.

예를 들어, 아침에 밥을 먹으려면

> 밥 1교환단위량=70g, 아침에 먹을 교환수를 2교환으로 계획했다면,
> 아침에 먹을 밥량=밥 1교환단위량 70g×섭취교환수 2교환=밥 140g을 먹으면 된다.

08 가공식품을 구입할 때는 영양성분표시를 활용하자

영양성분표시는 가공식품의 일정량에 함유된 영양소 함량을 표시한 것으로서, 제품의 일정량(1회 제공량: 100g, 100ml, 1인 분량, 1단위포장 등의 기준 제시)에 포함된 영양소의 함량을 표시하는 것이다. 아래 그림과 같이 열량, 탄수화물(당질), 식이섬유, 당류, 단백질, 지방, 콜레스테롤, 나트륨 등의 양(함량)을 사실적으로 표시하고, 제시된 함량이 하루 섭취권장량을 기준으로 어느 정도의 비율을 섭취하는 것인지(%영양소기준치)를 표시하여 식품선택을 위한 영양정보를 제공해 놓은 것을 말한다. 따라서 이러한 영양성분표시를 잘 읽고 열량 및 탄수화물 함량이 적고 식이섬유가 높은 식품을 선택하면 혈당 조절에 도움이 될 수 있다.

영양성분표시의 예

❶ 영양성분		
❷ 1회 제공량 1개(80g) / 총 2회 제공량(160g)		
1회 제공량당 함량		❸ %영양소 기준치
❹ 열량	285kcal	-
❺ 탄수화물	46g	14%
식이섬유	-	-
당류	23g	-
❻ 단백질	5g	8%
지방	9g	18%
포화지방	2.5g	17%
❼ 트랜스지방	2g	-
콜레스테롤	80mg	27%
나트륨	150mg	8%
칼슘	140mg	20%
철	2mg	13%
%영양소 기준치: 1일 영양소 기준치에 대한 비율		

※ 보는 방법

이 제품의 1회 제공량은 1개(80g)이며, 이 제품은 총 2개가 포장되어 있다. 이 제품 1개에 포함된 열량은 285kcal이며, 탄수화물(당질)은 46g 이다.

PART 4 밥상을 바꿔라

영양성분표시를 활용한 주스 똑똑하게 고르기

A

영양성분 1회 제공량 1팩(180ml)		
	1회 제공량당 함량	%영양소 기준치
열량	90kcal	-
탄수화물	21g	6%
당류	17g	-
단백질	0g	0%
지방	0.6g	1%
포화지방	0g	0%
트랜스지방	0g	-
콜레스테롤	0mg	0%
나트륨	50mg	3%

%영양소 기준치: 1일 영양소 기준치에 대한 비율

B

영양성분 1회 제공량 1팩(230ml)		
	1회 제공량당 함량	%영양소 기준치
열량	110kcal	-
탄수화물	25g	8%
당류	22g	-
단백질	0g	0%
지방	0g	0%
포화지방	0g	0%
트랜스지방	0g	-
콜레스테롤	0mg	0%
나트륨	20mg	1%

%영양소 기준치: 1일 영양소 기준치에 대한 비율

C

영양성분 1회 제공량 1병(180ml)		
	1회 제공량당 함량	%영양소 기준치
열량	88kcal	-
탄수화물	22g	7%
당류	20g	-
단백질	0g	0%
지방	0g	0%
포화지방	0g	0%
트랜스지방	0g	-
콜레스테롤	0mg	0%
나트륨	6mg	3%

%영양소 기준치: 1일 영양소 기준치에 대한 비율

		A	B	C
1회 제공량		100ml	200ml	100ml
1회 제공량 섭취 시	열량	90kcal	110kcal	88kcal
	당질	21g	25g	22g

※**주스를 고를 때 적용하는 방법:** 영양성분표시를 살펴보고 가장 적은 열량을 섭취하려면 88kcal인 C를 고르면 된다.

당뇨케어 알아두세요!

무가당, 무설탕제품은 먹어도 된다?

요즘 시중에 판매되는 제품 중에는 무설탕, 무가당이라고 적힌 것들이 종종 있다. 무가당제품(예, 주스류)은 제품 안에 당분이 없다는 뜻이 아니라 가공하는 과정에서 당분을 첨가하지 않았다는 것을 의미한다. 오렌지나 포도 등의 과일에는 과당이 많이 함유되어 있기 때문에 과일주스 또한 혈당을 올릴 수 있다. 그러므로 과일을 먹을 때 자신에게 알맞은 양만큼 먹는 것처럼 무가당제품도 알맞은 양을 먹어야 하고, 먹을 때에는 과일 대신 먹는 것으로 생각해야 한다. 예를 들어 오렌지주스 1/2컵(100mL)은 오렌지 100g과 동일한 열량을 내므로 주스를 먹는 날은 과일을 빼고 먹어야 한다. 무설탕제품 또한 설탕을 대체하는 다른 감미료가 들어 있으므로 식품의 표기에 현혹되지 않도록 주의하고 정확한 내용을 아는 것이 중요하다.

09
혈당 조절을 도와주는 섬유소를 풍부하게 먹자

섬유소는 소장에서 포도당의 흡수를 방해하는 수용성 섬유소와 변의 부피를 증가시키고 변이 장내에 머무르는 시간을 감소시키는 작용을 하는 불용성 섬유소 두 가지 형태가 있는데, 모두 혈당 조절에 도움을 준다. 따라서 섬유소가 많은 식품들을 선택하도록 노력하는 것이 좋다.

현미, 호밀 등 잡곡(전곡류)을 활용하자

우리나라 식사는 대부분 주식과 부식으로 구성된 반상 형태로 주요 열량 섭취원이 '밥'인 경우가 많다. 국민건강영양조사 결과에 의하면 점차 감소 추세이기는 하지만 우리 국민이 섭취하는 식품은 '곡류 및 그 제품'이 가장 높은 비율을 차지하고 있다. 곡류 및 간식 등을 통한 당질의 열량 섭취 비율이 67%로 높을 뿐만 아니라 열량 섭취원 1위 식품이 쌀 중에서도 '멥쌀, 백미'로 제시되고 있다. 특히 당뇨병 환자의 경우 당질의 열량 섭취 비율이 71.4%로 일반 건강인의 68%에 비해 높은 것으로 나타나고 있다.

탄수화물 섭취량의 주요 급원식품

대상: 만 1세 이상 남녀

순위	전체(8,019명)				
	식품명	섭취량(g)	표준오차	섭취분율(%)	누적분율(%)
1	백미	148.00	1.75	46.1	46.1
2	떡	8.69	0.57	2.7	48.8
3	빵	8.49	0.47	2.7	51.5

4	국수	8.27	0.63	2.6	54.0
5	라면	8.15	0.41	2.5	56.6
6	커피	6.06	0.17	1.9	58.5
7	찹쌀	5.58	0.29	1.7	60.2
8	설탕	5.45	0.17	1.7	61.9
9	사과	5.40	0.39	1.7	63.6
10	보리	4.81	0.20	1.5	65.1

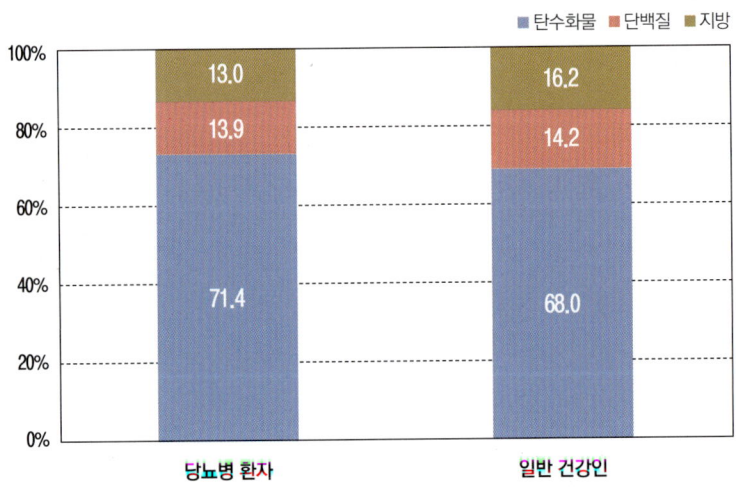

당뇨병 환자와 일반 건강인의 당질 열량 섭취 비율

*출처: 2007년도 국민건강영양조사

    곡류군에 들어있는 당질은 주로 복합당질이며, 불용성 섬유소를 많이 가진 도정하지 않은 곡류는 혈당을 천천히 올리고, 콜레스테롤을 낮추므로 당뇨병에 도움이 된다. 전곡류는 혈중 콜레스테롤과 혈당을 낮추어 주는 수용성 섬유소와 대장암을 예방하는 불용성 섬유소의 좋은 급원이다. 따라서 식품을 선택할 때에는 가능하면 흰밥보다는 잡곡밥, 통밀빵, 잡곡이 포함된 떡류 등을 선택한다. 단, 간식으로 곡류군을 단독으로 섭취하지 말고, 채소, 과일, 우유 및 두유 등과 함께 섭취하여 급격한 혈당의 상승을 피한다.

전곡류 섭취 시 혈당 조절 효과

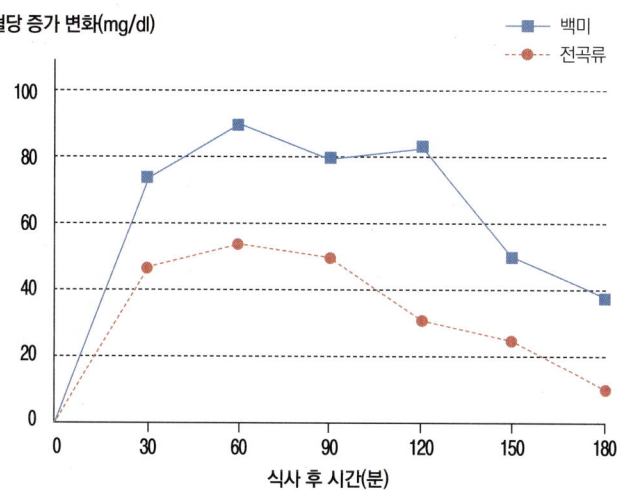

*출처: 세계식품과학영양학회지, 2006

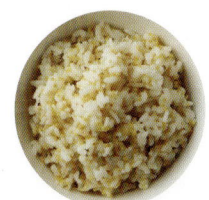

그리고 우리나라에서 실시한 한 연구에 의하면 밥그릇의 크기를 작은 것으로 바꿨더니 혈당 조절이 잘 되었다는 보고가 있다. 실제로 우리가 사용하는 밥그릇의 용량을 비교해보면 많은 차이가 있는데, 큰 그릇에 적은 양의 밥을 담아서 먹으면 뭔가 적게 먹는 듯한 느낌이 들고, 담는 양도 매번 달라질 수 있으므로 정확한 양을 먹기가 힘들다. 따라서 먹어야 할 양 만큼만 담을 수 있는 밥그릇을 선택하여 먹는 방법을 추천한다.

야채를 충분히 다양하게 섭취하자

야채는 각종 채소류, 김과 미역 등의 해조류, 그리고 이들 식품으로 만든 식품들을 말한다. 야채는 비타민, 무기질, 그리고 섬유소를 많이 함유하고 있으며, 다른 식품에 비해 비교적 열량이 적다. 야채류의 충분한 섭취는 섬유소의 섭취를 증가시킴으로써 식사 시 포만감을 줄 뿐만 아니라 혈당 상승을 늦추며, 혈중 지질의 배설에도 도움을 주므로 당뇨병 환자의 혈당 조절 및 당뇨병 합병증 예방에 좋다. 또한 채소에는 특유의 색을 내는 색소물질인 피토케미컬이 색깔에

> **당뇨케어 알아두세요!**
>
> **당뇨병 환자가 잡곡밥을 많이 먹어도 될까?**
> 잡곡밥에는 흰밥에 비해 섬유소가 많이 함유되어 있다. 섬유소는 포만감을 느끼게 하는 특징이 있을 뿐만 아니라 장에서 당의 흡수를 방해하여 혈당을 천천히 올리며, 혈중 콜레스테롤을 낮추고, 장을 자극하여 변비를 예방하는 효과도 기대할 수 있다. 그러나 섭취해야 하는 분량 이상으로 많이 먹어도 된다는 의미는 아니다. 섭취량 이상으로 많이 섭취하면 열량이 증가되어 혈당 조절에 나쁜 영향을 주게 된다. 다만, 동일한 양의 밥을 먹을 경우 흰밥보다는 잡곡밥이 혈당 조절에 도움이 된다.

따라 다양하게 존재하여 항산화작용을 함으로써 당뇨병 조절 및 심장질환 등의 합병증 예방에도 도움을 주는 것으로 알려져 있다. 따라서 **색깔이 가장 예쁜 상태인 제철야채를 다양하게 충분히 섭취하는 것이 당뇨병 치료 및 합병증 예방에 가장 효과적인 전략 방법이다.**

당뇨병 환자에게 권장되는 야채류는 하루에 490g(약 1근 반) 정도로, 매끼 국, 김치, 나물 2가지 정도를 섭취하도록 권장되고 있다. 그러나 실제 당뇨병 환자들이 섭취하는 야채류는 굉장히 부족한 편이어서 다양한 야채 섭취방법을 찾는 것이 필요하다. 한 연구에 의하면 고기요리에 야채를 많이 넣어서 조리해 먹을 경우 열량 밀도를 낮출 수 있어 음식 섭취량은 줄이지 않으면서 열량 섭취를 12% 정도까지 줄일 수 있다고 제시되고 있다. 따라서 우리 식단에서도 국, 김치, 나물, 생채 등의 야채요리만이 아니라 '샤브샤브샐러드' 또는 '두부시금치굴소스볶음' 등의 음식과 같이 고기류와 야채를 함께 섭취할 수 있는 요리를 고기요리 대신 섭취하는 것이 혈당 조절에 도움이 될 것이다. 그리고 생채류보다는 나물류가 열량도 낮으면서 많이 먹을 수 있는 방법이다. 또는 국건더기를 활용하는 것도 좋은 방법이다.

과일은 하루에 1~2번 소량만 섭취한다

대부분의 과일은 수분 함량이 80% 이상이며, 비타민과 섬유소의 함량이 풍부하다. 섬유소를 섭취하기 위하여 과일을 섭취하는 것은 좋으나 **과일에 함유된 당질은 단순당질로서 식후혈당을 급격히 상승시킬 수 있으므로 하루에 정해진 분량만 먹는**

것이 좋다. 특히 한 번에 다량 섭취하는 것보다는 소량씩 1~2번에 나누어 먹는 것이 좋다. 또한 주스의 형태보다는 생과일로 섭취하는 것이 섬유소 섭취에 도움이 된다.

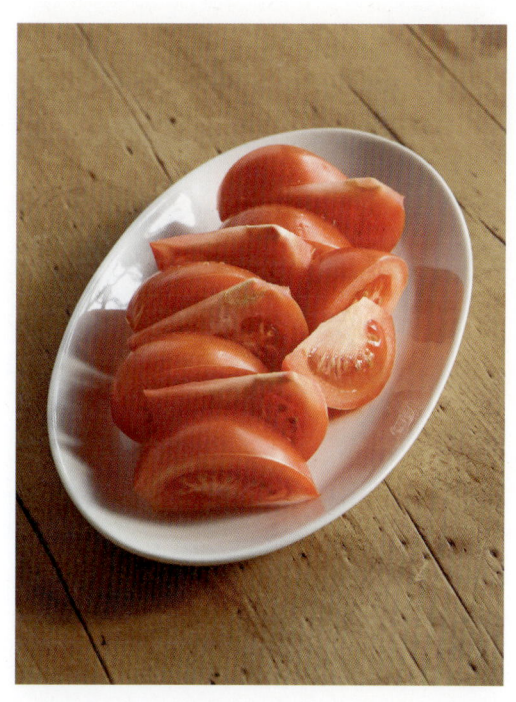

10
당뇨식에 맞게 간식 현명하게 먹기

커피와 음료는 지혜롭게 섭취하자

커피 자체는 당뇨병에 영향을 미치지 않지만, 설탕이나 크림을 함께 먹는 경우에는 섭취하게 되는 열량을 하루에 섭취해야 하는 열량의 범위 내에 포함시켜야 한다. 쉽게 접하게 되는 인스턴트 커피믹스는 한 잔의 열량이 55kcal이고, 커피전문점의 카페라테는 110kcal로 생각보다 높다.

최근 커피 전문점에서 판매하는 다양한 커피들은 열량이 높은 메뉴들이 많으므로 열량을 확인하는 것이 필요하다. 또한 용량도 커지는 경향이 있으므로 열량이 높은 메뉴를 큰 용량으로 먹는다면 혈당 조절에 부담이 될 수 있다. 하루에 기본으로 3~4잔씩 마시는 커피 대신 '아메리카노'나 생수, 녹차, 둥굴레차, 보리차와 같이 열량이 없는 차 종류를 섭취하면 체중 조절과 혈당 조절에 도움이 된다. 또한 음료류의 경우는 1캔의 열량이 보통 100kcal를 넘는 경우가 많으므로 캔에 제시되어 있는 '영양성분표시'를 잘 확인하여 저열량, 저당질, 고섬유소 음료를 선택하는 지혜를 갖는 자세가 필요하다.

술은 멀리 하자

남자 당뇨병 환자에게 나타나는 많은 문제점 중 대표적인 것이 술이다. 술은 알코올 농도에 따라 열량이 달라지기는 하지만 일반 식품에 비해 가치 있는 영양소는 없으면서 열량은 높은 편이라 당뇨병 환자에게는 기본적으로 금주를 권장한다.

그러나 부득이한 경우에는 혈당 조절이 잘 되는 경우에 한해서 한번 먹을 때 1~2교환단위량인 1~2잔 정도를 넘지 않도록 주의하고, 술과 안주 섭취도 식사섭취 기준량이나 계획된 열량 범위 내에서 섭취할 수 있도록 하는 것이 좋다. 그리고 술을 마실 때에는 천천히 마시며, 도수가 높은 술은 희석해서 마시는 것이 좋다. 특히 여자 환자들은 한번 먹을 때 1교환단위량인 1잔 정도를 넘지 않도록 하는 것이 바람직하다. 인슐린이나 경구혈당강하제를 사용하는 경우에는 저혈당 위험을 낮추기 위해 반드시 식사와 함께 섭취해야 한다.

술의 1교환단위량 및 열량

종류	1교환단위량	1교환단위당 열량(kcal)	포장단위량	포장단위당 열량(kcal)
막걸리	1컵(200cc)	92	750cc/병	345
맥주	1컵(200cc)	74	500cc/병	185
소주	1잔(50cc)	71	360cc/병	510
와인	1잔(100cc)	85	750cc/병	638

간식은 혼합식품으로 100~150kcal 정도만 섭취하자

국민건강영양조사 결과에 의하면 20세 이상 당뇨병 환자의 간식 섭취 횟수는 '하루 1번'이 43.1%로 가장 많았으며, '거의 먹지 않는다'가 19.3%, '하루 2번'이 16.8% 순으로 조사되었다. 반면에 혈당 조절 및 체중 조절을 위한 올바른 식사 지침은 하루 3끼의 식사와 2번의 간식으로 식사 배분을 할 것이 제시되고 있다. 다만 3끼 식사와 2번의 간식으로 섭취하는 총열량은 각 환자에게 적정한 섭취 열량으로 맞춰야 한다.

그 다음으로 고려할 사항은 간식으로 어떤 음식을 얼마나 먹느냐이다. 하루에 2번 간식을 섭취하되, 하루에 섭취해야 할 총열량을 지키려면 1번에 섭취하는 간식의 열량은 100~150kcal 정도가 적당하

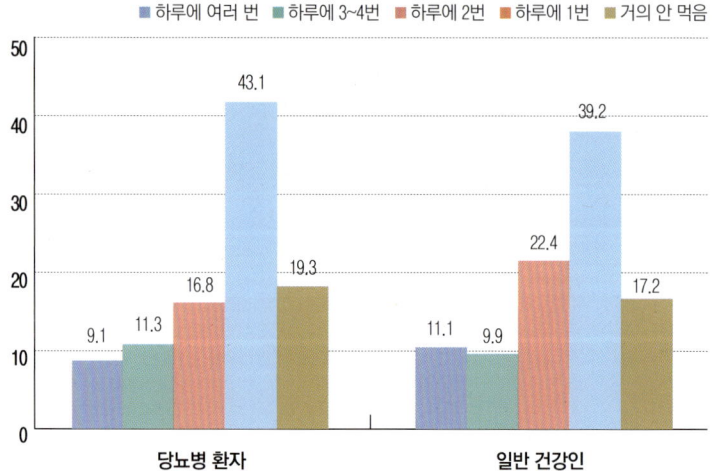

20세 이상 성인의 간식 섭취 식품

순위	당뇨병 환자	일반 건강인
1	과일, 주스	과일, 주스
2	야채	야채
3	유제품	쿠키
4	쿠키, 라면	빵

*출처: 2007년도 국민건강영양조사

다. 일반적으로 우리나라 성인이 간식으로 섭취하는 식품은 과일, 주스가 1위이고, 야채류가 2위지만 이어서 과자, 라면, 빵 등으로 제시되고 있다. 우유류와 야채류를 제외하면 거의 대부분이 당질 위주의 식품임을 알 수 있다. 간식을 섭취할 때에도 가급적이면 단백질이 포함되도록 구성하면 간식 섭취 후 혈당 상승이 지연되고 다음 식사 때까지 공복감을 덜 느낄 수 있는 효과를 볼 수 있다. 예를 들면, 저지방우유 반 잔(40kcal)과 딸기 150g(50kcal)을 1회 간식으로 먹는다면 단백질 3g, 당질 17g, 열량 90kcal로 바람직한 간식 구성이라고 할 수 있다.

바람직한 간식 구성의 예

식단	저지방 우유 1/2잔(40kcal) 딸기 150g(7알)(50kcal)
열량	90kcal
단백질	3g
교환단위	우유군: 1/2교환단위(저지방 우유 1/2잔) 과일군: 1교환단위(딸기 150g)

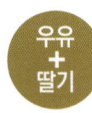

식단	곤약인절미 3쪽(60kcal) 주스 1/2잔(50kcal)
열량	110kcal
단백질	4g
교환단위	곡류군: 1/5교환단위(전분 및 찹쌀가루 5g) 어육류군: 1/2교환단위(콩가루 1큰술) 과일군: 1교환단위(주스 1/2잔)

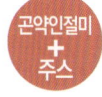

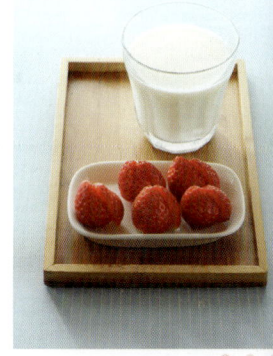

당뇨케어 알아두세요!

곤약인절미 만들기

재료 곤약 600g, 전분 3큰술, 찹쌀가루 2큰술, 소금 약간, 식초 약간, 콩고물(콩가루 1큰술, 그린스위트 약간, 소금 약간)

만드는 법
1. 곤약을 잘게 다진 후 냄비에 잠길 만큼 물을 붓고 식초 몇 방울을 넣어 끓는 물에 2~3분 정도 데친다.
2. 곤약을 건져 마른 프라이팬에서 수분이 마를 때까지 볶는다.
3. 볶은 곤약과 전분, 찹쌀가루, 소금 약간을 넣고 곱게 간다.
4. 전자레인지용 그릇에 담아 2분간 돌리고 잘 섞어주는 과정을 3번 정도 한다.
5. 곤약이 완전히 식은 후 랩에 말아 모양을 잡고 냉장고에 10분간 넣는다.
6. 곤약을 썰어 콩고물에 묻힌다.

피할 수 없는 패스트푸드, 어떻게 먹을까?

패스트푸드에는 염분, 지방, 당질이 많이 들어있으며, 각 제조회사에 따라 영양정보가 다르므로 먹기 전에 영양정보를 확인하는 것이 좋다. 각 회사에서 제시되는 세트메뉴를 주문할 경우 음료는 저열량 음료로 주문하는 것이 바람직하다.

바람직한 선택과 일반적인 세트

일반적인 세트 메뉴

	열량(kcal)	탄수화물(g)	단백질(g)	지방(g)
햄버거	590	47	24	34
감자튀김(S)	205	26	3	10
콜라	160	40	0	0
계	955	113(47%)	27(11%)	44(41%)

바람직한 선택

	열량(kcal)	탄수화물(g)	단백질(g)	지방(g)
치킨버거(80%)	432	48	22	17
감자튀김(S)1/2	102	13	1.5	5
가든샐러드	100	16	2	3
다이어트 콜라	0	0	0	0
계	634	77(49%)	25.5(16%)	25(24%)

> **당뇨케어 알아두세요!**
>
> **햄버거 건강하게 먹는 방법**
> 1. 먹고 싶은 종류의 열량을 확인하여 자기가 섭취해야 할 기준과 비교하여 종류를 바꿀 것인지 아니면 분량을 줄일 것인지를 결정한다.
> 2. 햄버거를 주문할 때 야채와 토마토를 더 넣어 달라고 요청한다.
> 3. 세트메뉴를 선택할 때에는 콜라 대신 다이어트 콜라로 주문하여 열량을 줄이도록 한다.
> 4. 감자튀김은 소금을 치지 않도록 요구하고, 규격은 스몰(Small)로 주문하도록 한다 (소금을 치지 않으려면 바로 다시 튀겨야 하니 맛있는 감자튀김을 먹을 수 있으나 조금 기다려야 할 수도 있다.).

11 직장인을 위한 똑똑한 회식/ 외식 요령

직장인들은 상대적으로 외식을 많이 할 뿐만 아니라 주중의 생활 패턴은 비슷하므로 점심식사, 간식, 회식 등을 자신의 생활 패턴에 따라 미리 계획하여 매일의 식사량과 간식, 회식량을 일정하게 유지하는 것이 혈당 조절에 도움이 된다. 예를 들면 아래 표에서 제시한 바와 같이 점심식사와 오후 간식의 열량을 다소 줄여서 술과 회식에 배정하여 계획한다면 하루 총열량은 일정하게 섭취하면서

회식이 있는 날의 식사 구성 계획하기 예(1,800kcal 기준)

생활습관	방법	아침 식사	오전 간식	점심 식사	오후 간식	저녁 식사	야간 간식
기본 스타일	열량(kcal)	335	105	598	130	571	
	교환수	2/1/2/1/0/0	0/1/1	2/2/2/1.5/0/0	0/1/1	3/2/3/1.5/0/0	
	식단 예	흑미보리밥, 모시조개국, 닭살데리야끼구이, 야채가지롤, 곤약채소조림, 나박김치	저지방 우유, 토마토	해물스파게티, 야채수프, 통마늘안심구이, 토마토감귤샐러드, 피클	저지방 우유, 참외	차조밥, 돼지고기 김치찌개, 갈치카레구이, 두부버섯스테이크, 단호박견과류찜	
회식이 잦은 직장인 스타일	열량(kcal)	300	105	500	80	회식 700	
	교환수	1/1/2/1/0/1	0/1/1	3/1/2/1.5/0/0	0/1/0	1/3/3/1.5/0/1	
	회식식단 예					눌은밥(1), 된장찌개(0.5), 삼겹살(3), 상추깻잎쌈(1), 풋고추오이생야채(1), 김치(0.5), 소주(1~2)	
	Tip	아침은 죽 분량을 반으로 줄인다 (흑미보리밥 1교환).	간식은 계획대로 먹는다.	점심은 고기 종류를 반 정도 줄인다 (통마늘안심구이는 먹지 않는다).	간단하게 우유 한 잔 정도 먹는다.	· 삼겹살 안주는 1인분 정도로 만족한다. · 채소를 충분히 섭취한다. · 눌은밥은 아주 조금만 먹는다. · 소주는 최대한 적게 마신다.	

※ 식사 교환수 순서: 곡류군/어육류군/채소군/지방군
※ 간식 교환수 순서: 곡류군/우유군/과일군

회식자리도 함께 할 수 있는 좋은 방안이 될 수 있다. 물론 회식은 가급적 일찍 마치고 집 근처 한 두 정류장 앞에서 내려서 집까지 걸어가는 것도 혈당 조절에 도움이 될 수 있다.

계획된 삼겹살 회식으로 혈당 상승 최소화하기(640kcal)

식단	열량	교환단위
눌은밥	100kcal	곡류군: 1교환단위
된장찌개	50kcal	어육류군: 0.5교환단위 채소군: 0.2교환단위
삼겹살	300kcal	어육류군: 3교환단위
상추깻잎쌈	20kcal	채소군: 1교환단위
풋고추 오이생야채	20kcal	채소군: 1교환단위
김치	10kcal	채소군: 0.5교환단위
소주	140kcal	알코올 열량

요령
- 삼겹살은 매 젓가락마다 야채와 함께 먹되 1인분 정도만 먹는다.
- 소주는 피할 수 없다면 1~2잔 정도만 정해두고 먹는다.
- 다 먹은 후 눌은밥은 반 그릇 정도(숭늉은 넉넉하게 먹는다.)를 된장찌개와 함께 가볍게 먹는다.

호프집에서 착하게 먹기(565kcal)

식단	열량	교환단위
닭튀김과 파무침	125kcal	어육류군: 1교환단위 곡류군: 0.3교환단위 채소군: 1교환단위 지방군: 0.5교환단위
주꾸미볶음	120kcal	어육류군: 1교환단위 채소군: 1교환단위 지방군: 0.5교환단위
김치찌개	70kcal	채소군: 1교환단위 어육류군: 1교환단위
밥(1/3공기)	100kcal	곡류군: 1교환단위
맥주(1~2잔)	150kcal	1~2잔

요령

- 닭튀김은 닭구이로 대체하면 열량을 적게 섭취할 수 있다.
- 닭튀김을 파무침과 함께 먹으면 야채를 함께 섭취할 수 있는 방법이 된다.
- 주꾸미볶음도 야채를 먼저 먹도록 한다.
- 안주는 다양하게 조금씩 먹도록 한다.
- 김치찌개와 밥을 먹으면 맥주를 덜 먹게 된다.

한식 메뉴 선택 요령

주식인 밥량을 평소 분량만큼으로 조절하고, 다양한 반찬을 골고루 식사하도록 한다. 쌈밥, 비빔밥 등은 곡류군, 어육류군, 채소군, 지방군을 골고루 포함하는 균형 있는 식사이므로 밥량과 어육류량을 계획된 분량만 섭취하고 채소는 충분히 섭취하도록 한다.

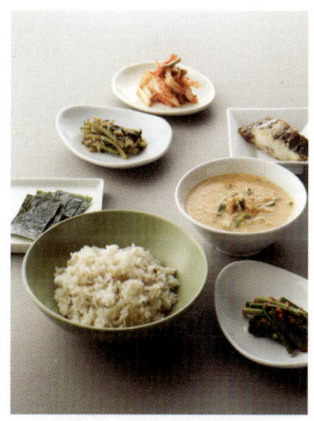

식품명	열량(kcal)	탄수화물(g)	단백질(g)	지방(g)
김치찌개와 밥	475	75	22	11
순두부찌개와 밥	473	71	27	10
된장찌개와 밥	445	72	16	5
비빔밥	550	75	22	16
물냉면	514	76	23	17
회냉면	488	80	27	7
낙지볶음과 밥	445	84	20	3
보쌈	460	6	44	30
추어탕과 밥	450	77	27	4
삼계탕	800	35	55	52
설렁탕과 밥	463	81	19	8
양념갈비구이(1인분)	575	10	42	43
삼겹살(1인분)	565	3	42	45
돼지갈비(1인분)	485	8	34	37

*출처: 대한당뇨병학회, 당뇨병 식품교환표 활용 지침 제3판

일식 메뉴 선택 요령

생선초밥은 꼭꼭 뭉친 밥이므로 1인분의 밥량에 주의하고 채소반찬이 충분하지 않을 수 있으므로 가능한 채소를 주문하여 섭취하는 것이 좋다. 생선회는 육류에 비해 포화지방산과 콜레스테롤 함량이 적지만 많은 양을 섭취하면 열량 섭취가 증가될 수 있으므로 자신에게 맞는 어육류군의 교환량에 맞춰 섭취한다.

식품명	열량(kcal)	탄수화물(g)	단백질(g)	지방(g)
생선초밥	440	79	22	4
회덮밥	523	79	32	9
유부초밥	515	74	18	17
대구탕과 밥	460	78	28	4
일식도시락	740	86	38	28
모밀국수	450	104	9	0

*출처: 대한당뇨병학회, 당뇨병 식품교환표 활용 지침 제3판

중식 메뉴 선택 요령

중식은 지방과 염분이 많이 들어있어 섭취하는 횟수와 분량을 줄이는 것이 좋다. 또는 튀기지 않은 볶음류 메뉴를 선택하거나 고기류 위주가 아닌 채소류가 많은 메뉴를 선택하는 것이 혈당 조절에 도움이 된다.

식품명	열량(kcal)	탄수화물(g)	단백질(g)	지방(g)
자장면	658	98	16	23
짬뽕	590	88	28	14
기스면	458	84	21	5
탕수육(1인분)(?)	470	35	19	24
볶음밥	705	85	22	31

*출처: 대한당뇨병학회, 당뇨병 식품교환표 활용 지침 제3판

양식 메뉴 선택 요령

양식의 경우에도 튀김요리보다는 구이요리를 선택하는 것이 혈당 조

절에 도움이 된다. 그리고 샐러드를 많이 섭취하되 드레싱의 분량은 최소화 하거나 기름이나 마요네즈를 기본으로 하는 드레싱 보다는 허브, 마늘 등을 기본으로 하는 드레싱을 선택하는 것이 혈당 조절에 효과적이다.

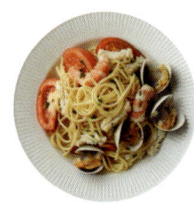

식품명	열량(kcal)	탄수화물(g)	단백질(g)	지방(g)
돈가스와 밥	958	108	36	43
안심스테이크와 밥	860	85	42	40
생선가스와 밥	883	97	31	42
햄버거스테이크와 밥	860	85	42	40
오므라이스	583	87	23	28
카레라이스	600	108	20	10

*출처: 대한당뇨병학회, 당뇨병 식품교환표 활용 지침 제3판

분식 메뉴 선택 요령

칼국수, 수제비, 라면, 떡볶이 등 분식 메뉴는 대부분이 곡류가 주재료인 경우가 많으므로 단무지, 김치, 샐러드 등으로 채소 섭취를 보강하는 것이 좋다. 같은 끼니에 골고루 섭취하는 것이 가장 바람직하지만 같은 끼니에 보강하는 것이 어렵다면 분식을 먹는 끼니에는 국수 등의 곡류 분량을 줄여서 섭취하여 열량섭취를 줄이고 간식으로 채소를 보강하거나 다음 끼니에 곡류군의 섭취량을 줄이고 채소섭취량을 늘리는 것도 지혜로운 섭취 방법이다.

식품명	열량(kcal)	탄수화물(g)	단백질(g)	지방(g)
칼국수	608	117	19	8
고기만두	338	52	16	8
떡만두국	560	98	20	10
녹두전	288	36	8	13
해물파전	325	25	23	17
김밥	380	72	12	5
라면	503	81	7	17
냄비우동	550	92	24	10

*출처: 대한당뇨병학회, 당뇨병 식품교환표 활용 지침 제3판

죽 메뉴 선택 요령

죽은 분량에 비해 곡류의 분량이나 열량이 비교적 적은 음식으로 섭취량은 크게 걱정하지 않아도 된다. 다만 단백질과 채소류가 부족하기 쉬우므로 단백질과 채소류를 보강하여 섭취하는 것이 바람직하다.

식품명	열량(kcal)	탄수화물(g)	단백질(g)	지방(g)
전복죽	395	69	14	7
야채죽	265	49	6	5
영양죽	343	72	8	3

*출처: 대한당뇨병학회, 당뇨병 식품교환표 활용 지침 제3판

뷔페식 메뉴 선택 요령

뷔페식은 메뉴 종류가 다양하므로 각 음식을 조금씩 먹어도 기준 열량을 초과하기 쉬우므로 각 메뉴별 섭취량을 최소로 하도록 한다. 그리고 한 번에 가져 올 때에도 가급적이면 곡류, 어육류, 채소를 한 접시에 골고루 담는 것이 좋다. 당뇨식을 잘 지키도록 하는 도구에 '식탁 매트'를 활용하는 방안이 있는 것과 같이 곡류는 접시의 1/4, 어육류는 접시의 1/4, 채소는 접시의 1/2 등으로 구성하는 것도 좋겠다. 또한 식당 내를 여러 바퀴 돌면서 먹고 싶은 음식을 잘 골라 천천히 식사하는 것이 섭취량을 조절하는 데 도움이 된다.

식탁 매트 활용 방법

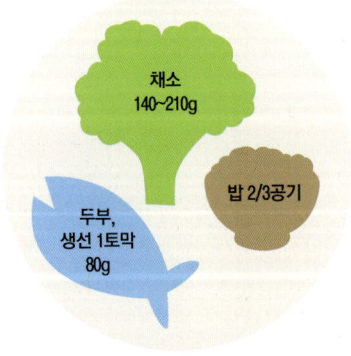

외식 시 고려사항

1 외식을 하게 되면 과식하기 쉬우므로 가능한 외식 횟수를 줄인다.
2 튀김류와 같이 많은 양의 기름으로 조리된 음식이나 동물성지방이 많이 함유된 음식은 피한다.
3 자극적인 음식, 짠 음식, 지나치게 단 음식은 피한다.
4 여러 가지 음식이 한꺼번에 많이 제공될 때는 열량이 적은 음식인 채소류, 해조류부터 우선 먹도록 한다.
5 한식과 일식이 중식, 양식에 비해 열량이 적은 것이 많으므로 이를 참고하도록 한다.
6 술 및 후식은 가능한 피하도록 한다.

당뇨케어 알아두세요!

외식을 할 때 과식을 하였는데 어떻게 할까?
충분한 운동을 통해 과잉의 열량을 소모시키고 다음 식사 시 섭취량을 조금 줄이도록 하면 된다.

외식을 할 때 떡, 케이크 등의 후식을 많이 먹었는데 어떻게 할까?
떡이나 후식을 포함한 열량이 자신이 섭취해야 할 열량을 넘지 않는다면 다음 식사는 계획대로 섭취한다. 그러나 자신이 섭취해야 할 열량을 초과하였다면, 다음 식사 시 섭취하던 곡류군(밥 또는 국수 등)의 섭취량을 조금 줄이도록 한다.

12 명절음식을 지혜로운 참살이 식단으로 바꾸기

명절음식은 기름에 지진 음식, 볶은 음식, 그리고 갈비, 단 음식 등 대표적인 고단백, 고지방, 고열량식이다. 영양섭취가 부족했던 옛날에는 이러한 음식이 영양보충에 큰 도움이 되었으나, 과도한 영양섭취가 문제인 당뇨병에는 지혜로운 접근이 필요하다. 우선 가장 중요한 것은 섭취량을 조절하는 것이다. 물론 많은 음식과 주변의 분위기로 쉽지 않은 일이겠지만 가족과 대화를 나누면서 골고루 천천히 먹는 태도를 유지하는 것이 중요하고, 다양한 나물이나 야채를 더 많이 섭취하도록 하는 것이 좋다.

쉽게 따라할 수 있는 참살이 식단 조리법

1. 설탕 대신 인공감미료를 이용하여 식혜, 수정과 등의 음료를 만든다.
2. 고지방 음식인 갈비는 조리하기 전 기름을 제거하여 조리하고, 1차 조리 후 냉장고에 넣어 차게 식혀서 기름을 걷어낸 다음 최종 조리를 한다.
3. 볶는 음식은 센 불로 단시간에 볶아 기름의 흡수율을 낮춘다.
4. 육류나 채소는 미리 살짝 데쳐서 볶으면 기름 흡수를 줄일 수 있다.
5. 딱딱한 것부터 먼저 볶고, 볶는 도중에 기름이 없을 때는 물을 조금 넣어 볶는다.
6. 튀김이나 지짐보다는 구이나 찜 요리법이 좋다.
7. 부침개 요리를 할 때는 프라이팬에 식물성기름을 두르고 뜨겁게 달군 다음 기름을 종이로 한번 살짝 닦아낸 후 온도를 낮추어 조리하면 기름의 양을 줄일 수 있다.
8. 튀기거나 지짐을 한 후에는 냅킨을 깔고 음식을 놓아 기름을 흡수시킨다.

'추석' 하면 떠오르는 송편은 향긋한 솔 내음으로 기분이 좋아지고 먹고 싶은 유혹이 커지게 된다. 한입 깨물면 쫄깃쫄깃한 송편 피가 터지면서 나오는 소의 달콤함이 맛의 극치를 이룬다. 이러한 맛은 송편을 하나 또 하나 하며 계속 먹게 한다.

송편은 햅쌀을 빻아 더운 물로 반죽하여 깨, 밤, 콩 등의 소를 넣고 빚어 솔잎을 깔고 쪄서 만들어낸다. 떡은 밥보다 조직이 치밀하여 밥보다 부피는 작으면서 열량은 높을 뿐 아니라 송편 속의 설탕을 가미한 깨, 밤, 콩 등의 소는 열량을 더욱 증가시키는 요인이 된다. 그래서 송편은 2개만 먹어도 100kcal라는 열량을 섭취하게 되며, 이는 밥 1/3공기를 먹은 것과 같은 열량이다. 밥도 먹고 송편도 먹는다면 그만큼 열량섭취가 늘어나게 되고, 이는 추석이 지나고 나면 혈당을 높이는 요인이 된다. 이를 방지하기 위해서는 송편을 2개 먹을 경우 밥은 1/3공기를 덜어내고 먹어야 한다.

명절음식 열량 알아보기

품명	분량	열량	교환단위
송편	2개(=밥 1/3공기)	100kcal	곡류군: 1교환단위
갈비찜	1토막(소)(=40g)	100kcal	어육류군(고지방): 1교환단위
소고기산적	1꼬치(=손바닥 크기 1개)	100kcal	어육류군(중지방): 1교환단위 지방군: 0.5교환단위
생선전	1개(=손바닥 크기 1개)	80kcal	어육류군: 1교환단위 지방군: 0.5교환단위
곶감	1개	100kcal	과일군: 2교환단위
강정, 한과	2½개~4개	100kcal	곡류군: 0.7교환단위 지방군: 0.5교환단위
식혜, 수정과	1/2컵	100kcal	

*출처: 대한당뇨병학회, 당뇨병 식품교환표 활용 지침 제3판

당뇨케어 알아두세요!

당뇨병을 이기는 생활습관 Q&A

Q1 당뇨병 자기관리의 핵심은?
▶ 당뇨병 환자의 자기관리 중 가장 중요한 것은 당뇨병 관리의 주체가 환자 자신이라는 것이다. 따라서 자신의 상태를 항상 점검해야 한다. 당뇨병 관리수첩을 이용하여 혈당검사 결과, 약물의 용량, 운동량, 식사량, 체중, 혈압 등 당뇨병 관리 내용을 기록하는 습관을 갖도록 한다. 일상생활의 변화와 그에 따른 혈당 결과, 저혈당 유무, 그날의 특이사항 등에 대해서도 함께 기록해 보면 조절 상태를 한눈에 점검할 수 있게 된다. 당뇨병 관리수첩을 잘 활용하면 생활의 유연성을 가질 수 있고, 응급상황이 발생해도 스스로 해결할 수 있다. 또한 당뇨병 관리계획을 본인 자신이 결정할 수 있게 된다.

Q2 운동이 당뇨병에 좋은가?
▶ 규칙적이고 적절한 운동은 당뇨병 치료에 중요하다. 적절한 운동은 혈당조절 및 체중조절에 중요하고 합병증 예방에도 도움이 된다. 또한 스트레스 해소 및 생활에 활력을 줄 뿐만 아니라 심장, 폐, 혈관 및 근육을 튼튼하게 한다. 운동은 직접적으로 혈당을 떨어뜨릴 뿐만 아니라 인슐린 효과를 개선시킴으로써 혈당을 낮춘다. 더불어 지방조직을 분해하고 소모시킴으로써 체중조절에 도움을 주고, 혈압을 감소시키며, 혈중지질도 감소시켜 동맥경화를 예방하는 데 도움이 된다.
당뇨병 환자의 운동방법은 현실적이면서 실천이 가능하고 또한 부상의 위험이 없어야 한다. 또한 성공적으로 운동을 하기 위해서는 친구 또는 가족들의 적극적인 지지가 중요하다. 가능하다면 당뇨병 환자들이 모여서 함께 운동하는 것도 좋은 방법이다.

Q3 당뇨병에 적합한 운동이 있는가?
▶ 당뇨병에는 신체의 많은 근육을 장기간 쉬지 않고 리듬감 있게 움직이는 것이 좋은데, 이러한 종류의 운동이 유산소운동이다. 일반적으로 조깅, 걷기, 수영, 자전거 타기 등이 있다. 건강 상태나 체력에 따라 운동을 잘 선택해야 하는데, 관절이 아프거나 발에 감각 이상이 있는 경우에는 수영이나 자전거 타기가 바람직하다.
스트레칭은 유연성을 키우는 운동으로, 근육과 관절을 이완시키며 신체의 움직임을 부드럽게 해준다. 또한 스트레스 해소 및 근육을 과도한 긴장으로부터 벗어나도록 해주는 가벼운 운동으로 누구나 쉽게 할 수 있다. 준비운동 및 마무리운동으로 활용하면 좋다.

Q4 당뇨병에서 근력운동이 도움이 되는가?
▶ 근력강화 운동이란 근육의 힘을 강화시키는 운동으로, 아령 등 무거운 물체 들어올리기, 고무밴드 같은 탄성 물체 잡아당기기, 윗몸일으키기, 팔굽혀펴기 등이 있다. 이와 같은 운동은 외모를 보기 좋게 만들고 기분을 상쾌하게 해주며, 다른 운동이나 일상적인 활동을 효율적으로 할 수 있게 도와준다. 또한 건강을 증진시키고 신체를 적응시키는 데 좋다. 그러나 이와 같은 운동은 부상의 위험이 있고, 망막병증이나 심혈관질환의 악화 위험이 있으므로 반드시 의료진과의 상의가 필요하다. 최근 노인에게는 근육의 양을 증가시키거나 유지하기 위하여 유산소운동과 더불어 근력운동을 같이 할 것을 권장하고 있다. 운동시간의 30%를 근력운동에 할애하면 근육강화 및 유지에 도움이 된다.

Q5 운동을 하기 전에 주의사항은 무엇인가?
▶ 운동을 시작하기 전에 자신의 건강 상태를 아는 것은 매우 중요하다. 혈당, 혈압, 체중, 심장 및 혈액순환 상태, 당뇨병 합병증 동반 유무, 그리고 자신에게 적합한 운동 수준을 미리 알고 있어야 한다. 필요하면 혈당검사

결과에 따라 운동을 조절하는 것도 좋다.

운동 전 혈당이 100~250mg/dL 사이이면 안전하게 운동을 할 수 있다. 운동 중 발생하는 열을 식히기 위해 땀을 흘리게 되며, 이로 인해 체내에 수분이 부족해지면 탈수 현상을 유발할 수 있다. 따라서 운동을 안전하게 하기 위해서는 운동 전, 후와 운동 중에 충분한 수분을 섭취해야 한다.

Q6 안전 운전을 위한 필수사항은 무엇인가?

▶ 대부분의 당뇨병 환자는 운전을 할 때 문제가 없으나, 저혈당에 유의해야 하고 특히 장기간의 자동차 여행 중에는 다음의 사항은 주의해야 한다.

저혈당 증세를 느낄 때에는 운전을 하면 안 된다. 이때는 충분히 휴식을 취하면서 저혈당이 완전히 회복된 다음에 운전을 다시 시작해야 한다. 인슐린으로 치료 중인 경우에는 본인이 사용하는 인슐린의 최고 효과 시간을 숙지하여 운전 시 저혈당이 발생하지 않도록 대비가 필요하다. 특히 장거리 운전을 해야 하는 경우라면 차내에 반드시 충분한 비상식량(우유, 크래커, 설탕, 사탕 등)을 준비해야 한다. 그리고 정기적으로 휴식을 취하면서 가벼운 운동을 하고, 필요하다면 혈당측정을 하여 저혈당을 예방할 수 있는 조치를 취하는 것이 중요하다.

특히 술은 음주 자체도 문제이거니와 저혈당을 유발할 수 있기 때문에 절대 금해야 한다.

Q7 여행을 할 때 특별히 신경 써야 할 점은?

▶ 여행은 평소의 식습관, 수면, 활동 정도에서 벗어나게 되므로 장기간 여행을 계획할 때는 철저한 준비가 필요하다. 우선 여행 시 준비물품을 잘 챙기기 위해서 필요한 물품, 특히 약품, 혈당측정에 필요한 물품 등을 일일이 적어 놓은 준비목록을 만들어 활용해야 한다. 만약 풍토병이나 전염병의 위험이 있는 지역을 방문할 때에는 그 지역의 풍토병에 대한 예방주사를 맞거나 약을 복용해야 한다. 인슐린 주사를 맞고 있는 경우 시차가 큰 지역으로 여행을 하게 된다면 미리 담당의사와 상의하는 것이 필요하다.

여행 중의 혈당측정은 안전한 여행을 위하여 꼭 필요하다. 측정기 상태를 점검하고, 여분의 건전지, 알코올 솜과 자동체혈기 바늘, 스트립 등도 여유 있게 준비한다. 사이다, 콜라, 과일주스, 과일 등 단순당질이 많은 식품의 과다한 섭취는 피하는 것이 좋다.

Q8 수술을 받은 후 주의할 사항은?

▶ 아직도 많은 사람들이 당뇨병 환자는 수술을 하면 상처가 아물지 않아서 수술을 못한다고 믿고 있다. 그러나 혈당 조절이 양호하다면 당뇨병 환자도 아무런 문제없이 수술을 받을 수 있다. 그러나 수술은 스트레스를 발생시켜서 혈당 상승, 면역력 저하 등을 초래할 수 있어, 수술 후 감염 및 상처 회복의 지연을 일으킬 수 있다. 따라서 당뇨병 환자는 수술 전 반드시 혈당 조절 상태나 합병증에 대한 정확한 평가가 시행되어야 하고, 만약 문제가 있다면 응급수술을 제외하고 사전에 적절한 치료가 이루어져야 한다. 또한 수술 후에는 혈당을 자주 측정해야 하며, 문제가 발생하면 즉시 의료진과 상의해야 한다.

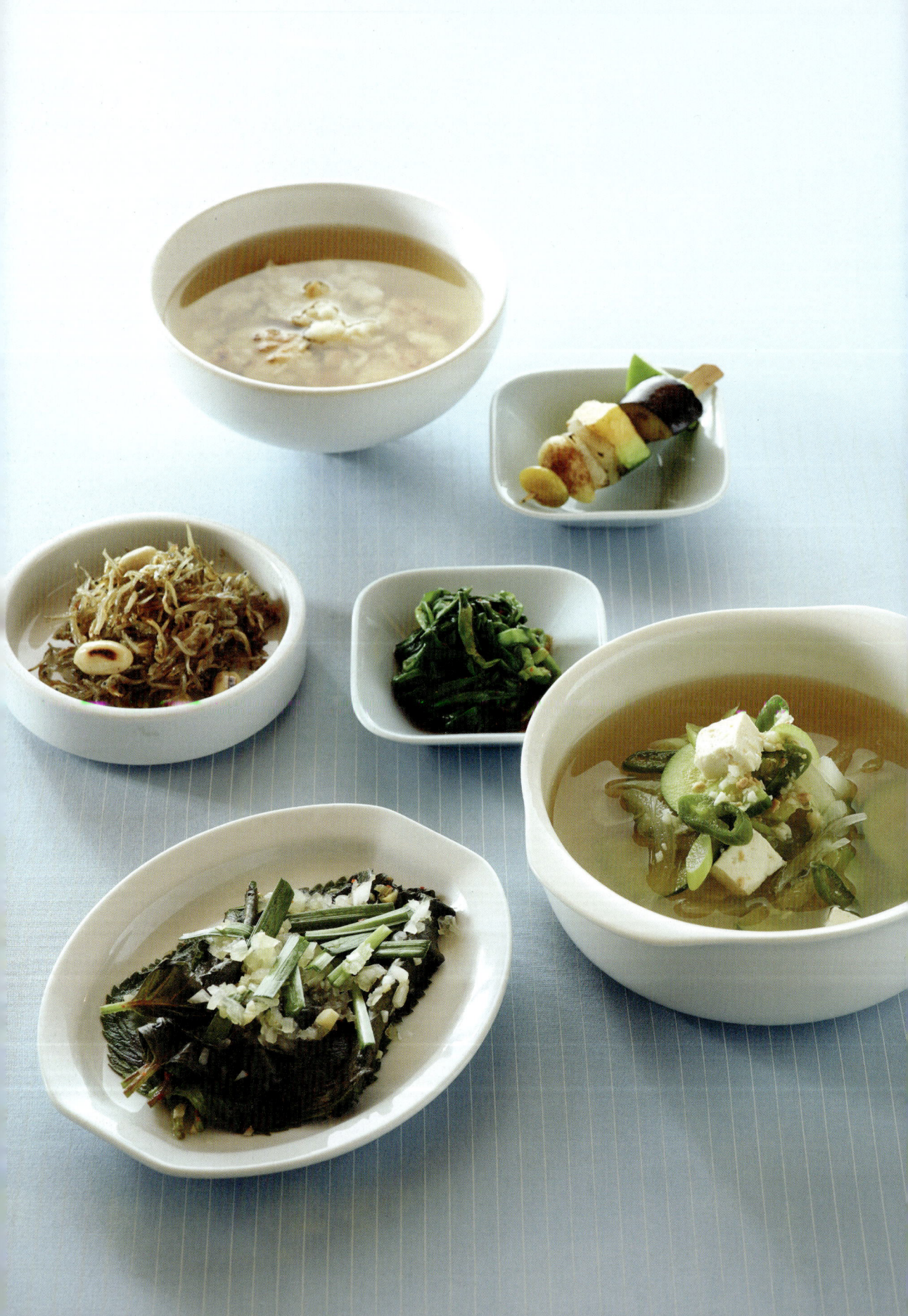

PART 5
당뇨병을 다스리는 기적의 밥상

당뇨식사 관리는 한 끼 식사부터 관리하자.
자신의 생활습관과 식습관을 고려하여
한 끼에 섭취할 열량과 교환단위수를 계획하고 매끼 관리해나간다면
하루 단위의 관리보다 쉽게 유지할 수 있을 것이다.

01 칼로리별 나만의 식단 짜기
02 하루 1,800kcal 식단
03 하루 1,500kcal 식단
04 밖에서도 걱정 없는 도시락
05 별미가 일품인 국수요리
06 몸이 아플 때 입맛 살리는 식사

칼로리별 나만의 식단 짜기

당뇨병 식사 조절은 지속적으로 관리해야 하므로 자신의 생활습관과 식습관을 고려하여 나만의 식단을 계획할 수 있어야 한다. 앞에서도 언급했지만 다음의 순서에 따라 나만의 식단을 계획한다면 다양한 식단을 즐길 수 있다.

> **식단 계획하기**
> 1 하루에 섭취해야 할 열량을 의사의 처방에 따라 결정한다(p.81 참고).
> 2 하루 섭취 열량에 따른 식품군별 섭취교환수를 확인한다(p.82 참고).
> 3 나의 생활습관에 따라 하루 섭취교환수를 식사와 간식으로 적절하게 배분 구성한다(p.83 참고).
> 4 각 식품군별로 먹고 싶은 음식을 선택하여 주요 식재료의 1교환단위량을 확인한다(p.79 참고).
> 5 먹고 싶은 음식의 1교환단위량과 배분된 섭취교환수를 곱하여 섭취해야 할 음식량을 계산한다(p.84 참고).
>
> 섭취해야 할 음식량 = 먹고 싶은 음식의 1교환단위량 × 배분된 섭취교환수

본 책에서는 많은 환자들이 처방을 받는 열량인 1,800kcal와 1,500kcal의 1주일 식단을 제시하였다. 제시된 식단은 다음 페이지의 일러두기 기준을 적용하여 작성했으며, 개인의 기호와 식습관에 따라 1일 섭취 열량의 범위 내에서 다양하게 변화가 가능하다.

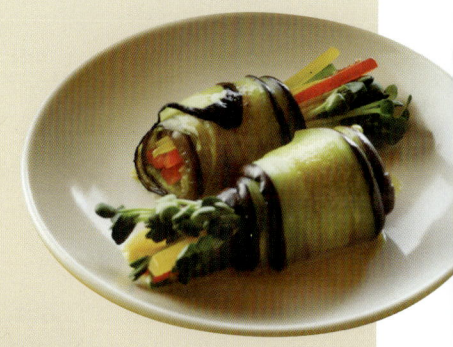

하루 1,800kcal 식단

일러두기
1. 레시피는 1인분을 기준으로 제시하였다.
2. 식재료는 가식 부분의 날것의 무게로 제시하였다(단, 밥 및 김치류는 완성 형태인 밥, 김치의 섭취량으로 제시하였다.).
3. 생선류와 닭고기류는 비가식 부분인 뼈의 포함을 고려하여 실제 준비해야 할 분량을 제시하였다.
4. 지방군의 섭취가 기준보다 적은 경우는 견과류를 간식으로 섭취해도 좋으나, 체중 조절이 필요한 경우라면 견과류의 추가 섭취는 하지 않는 것이 도움이 될 수 있다.
5. 채소군은 섬유소의 충분한 섭취와 공복감 해소를 위해 기준보다 추가로 섭취해도 좋다. 다만 함께 섭취하게 되는 기름이나 드레싱은 섭취 열량을 증가시킬 수 있으므로 주의해야 한다.

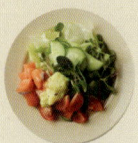

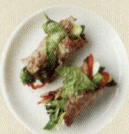

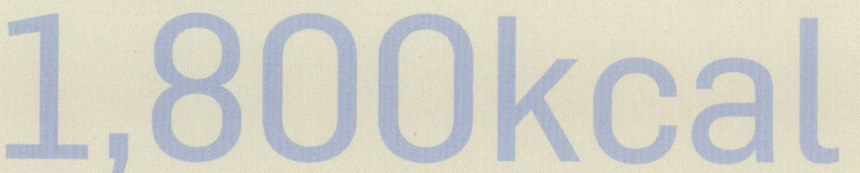

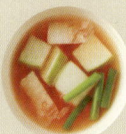

1,800kcal

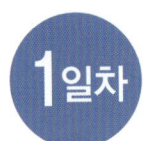

1일차 1,800kcal 기본 식단표

끼니	아침	점심	저녁
하루 섭취 식단	닭살데리야끼구이와 야채가지롤	해물스파게티와 토마토감귤샐러드	두부버섯스테이크와 단호박견과류찜

식품군		교환수		
곡류군	8	2	3	3
		흑미보리밥 2/3공기 흑미보리밥 70g×2교환=140g	해물스파게티 1인분 스파게티면 90g×3교환=270g	차조밥 1공기 차조밥 70g×3교환=210g
어육류군	5	1	2	2
		닭살데리야끼구이 닭안심살 40g×0.7교환=30g	해물스파게티 해물 70g×1교환=70g	갈치카레구이 갈치 50g×1교환=50g (60g으로 준비)
		모시조개국 모시조개 70g×0.3교환=20g	통마늘안심구이 안심 40g×1교환=40g	두부버섯스테이크 두부 80g×0.4교환=30g
				돼지고기김치찌개 돼지고기 40g×0.5교환=20g 두부 80g×0.1교환=10g

채소군	7	2	2	3
		야채가지롤 가지, 피망, 파프리카 등 70g×0.5교환=35g	**야채수프** 비트, 양배추 등 70g×0.5교환=35g	**두부버섯스테이크** 버섯 50g×0.5교환=25g
		곤약채소조림 마늘쫑 40g×1교환=40g	**토마토감귤샐러드** 각종 채소 70g×1교환=70g	**단호박견과류찜** 단호박 70g×1교환=70g
		나박김치 나박김치 50g×0.5교환=25g	**피클** 오이 70g×0.5교환=35g	**시금치나물** 시금치 70g×0.5교환=35g
				돼지고기김치찌개 포기김치 50g×1교환=50g

지방군	4	1	1.5	1.5
		닭살데리야끼구이 식용유 5g×1교환=5g	**야채수프** 식용유 5g×0.3교환=1.5g **해물스파게티, 토마토감귤샐러드** 올리브오일 5g×1.3교환=6.5g	**갈치카레구이, 두부스테이크 등** 식용유 5g×0.8교환=4g **시금치나물** 참기름 5g×1교환=5g **단호박견과류찜** 잣, 호두 8g×0.5교환=4g

우유군	2	2	
		오전 간식 저지방 우유 1컵 저지방 우유 200mL×1교환=200mL	**오후 간식** 저지방 우유 1컵 저지방 우유 200mL×1교환=200mL

과일군	2	2	
		해물스파게티와 오전 간식 토마토 360g 토마토 360g×1교환=360g	**오후 간식** 참외 150g 참외 150g×1교환=150g

1일차

아침 점심 저녁

닭살데리야끼구이와 야채가지롤

총열량 **335kcal**
당질 **52g**
단백질 **16g**
지방 **7g**

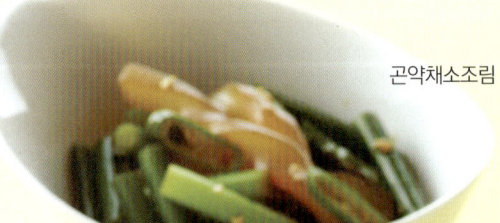
곤약채소조림

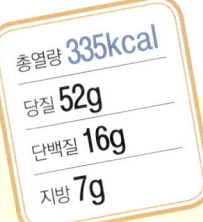

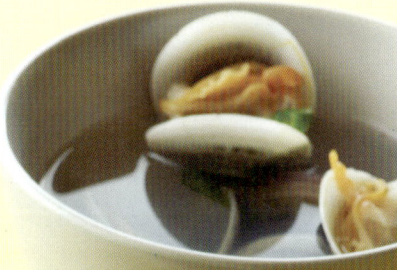
모시조개국

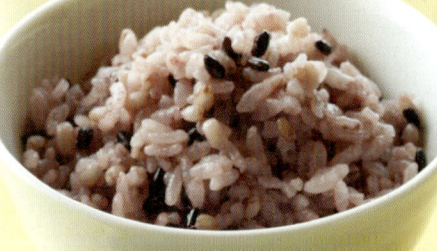
흑미보리밥

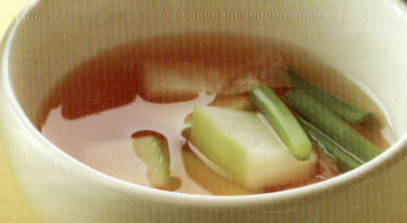
나박김치

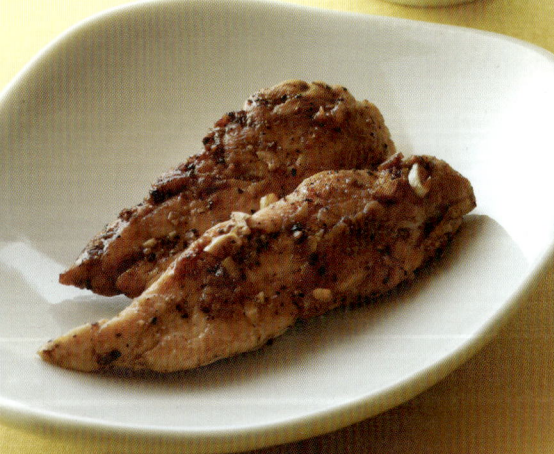
닭살데리야끼구이

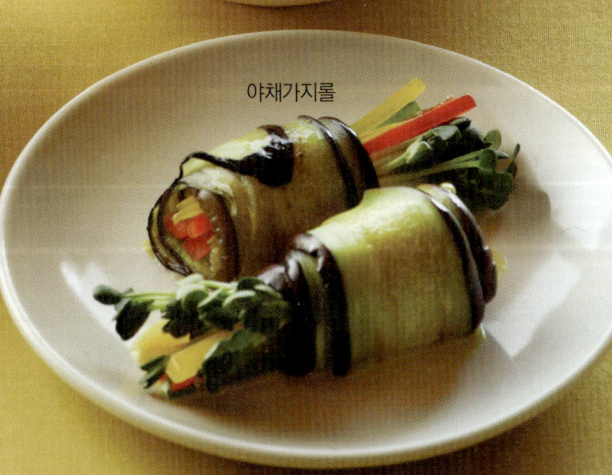
야채가지롤

닭살데리야끼구이

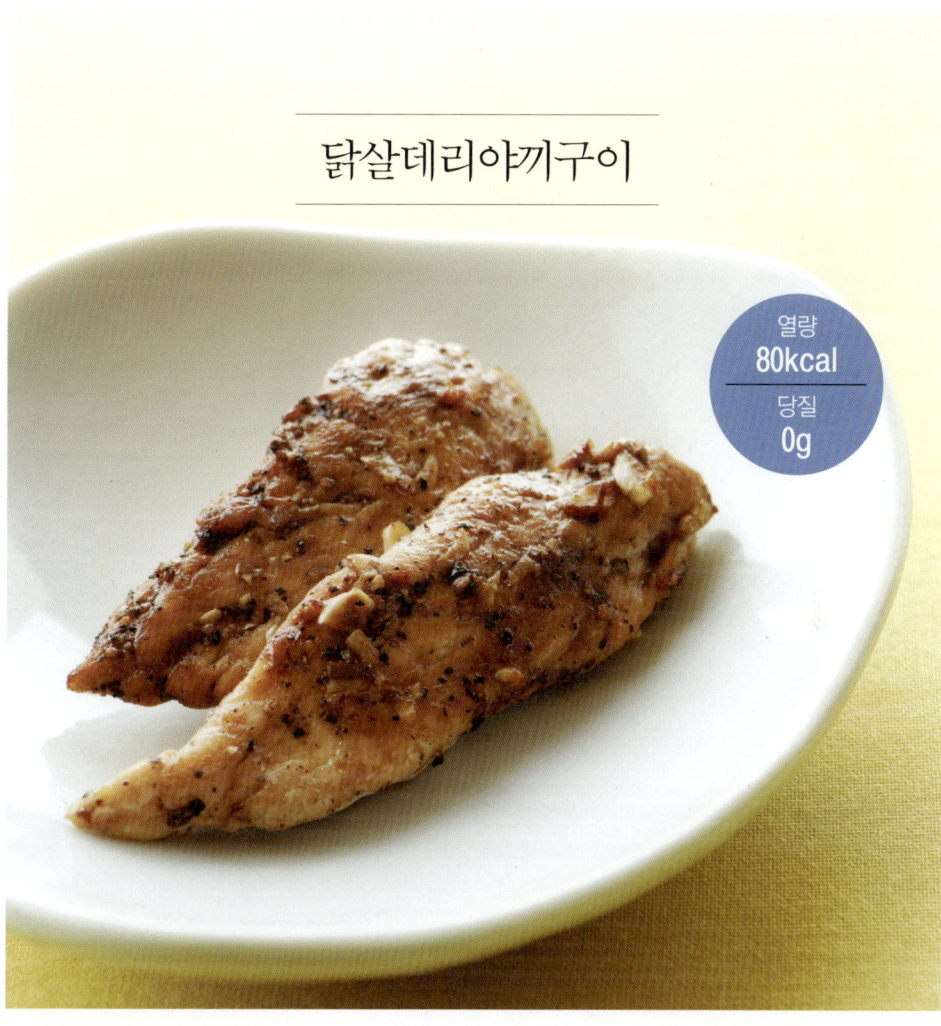

열량 **80kcal**
당질 **0g**

교환단위 어육류군 0.7교환 (닭안심살 30g), 지방군 1교환(식용유 5g)

재료
닭안심살	30g
후추	1g
마늘	1g
식용유	5g

데리야끼 소스

간장	1/3작은술
레드와인	1/3작은술
생강	1g
마늘	1g

만드는 법
1 닭안심살을 씻은 후 후추, 마늘을 살짝 뿌려둔다.
2 닭안심살을 프라이팬이나 오븐에서 식용유를 살짝 두른 후 노릇노릇 구워낸다.
3 데리야끼 소스를 바른 후 다시 한 번 구워낸다.

●**데리야끼 소스 만들기**
간장, 레드와인, 생강, 마늘을 섞은 후 살짝 끓인다.

흑미보리밥

열량 200kcal 당질 46g
교환단위 곡류군 2교환(흑미보리밥 140g)

재료

흑미보리밥 ·· 140g

> **TIP** 전곡이나 잡곡과 쌀의 비율은 3:7~5:5를 권장하나, 기호에 따라 다양한 잡곡밥을 제시된 섭취량만큼 대체하여 섭취해도 좋다.

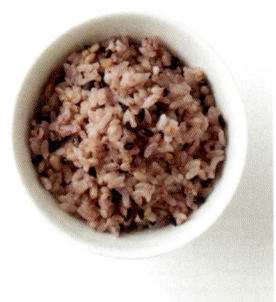

열량 **10kcal**
당질 **1.5g**
교환단위 채소군 0.5교환
(가지, 피망, 파프리카 등 35g)

야채가지롤

재료

가지	20g	파프리카(빨강, 노랑)	5g
청피망	5g	무순	5g

만드는 법

1 가지는 깨끗이 씻어서 얇고 길게 포를 뜨듯이 썰어둔다.
2 얇게 썬 가지를 프라이팬에 살짝 구워낸다.
3 피망, 파프리카는 깨끗이 씻어서 채를 썰어둔다.
4 구워낸 가지에 피망, 파프리카, 무순을 넣고 말아준다.
5 겨자소스에 찍어 먹는다.

● 겨자소스 만들기
겨자 1g, 식초 1g, 소금 0.3g, 물 1g을 섞어준다.

열량 **15kcal**
당질 **0g**
교환단위 어육류군 0.3교환(모시조개 20g)

모시조개국

재료

모시조개	20g	청양고추	1/4개
마늘	2g		

만드는 법

1 모시조개는 해감을 한 후 찬물에 1~2번 헹궈 준비한다.
2 마늘과 청양고추는 얇게 저미듯이 썰어둔다.
3 냄비에 물을 붓고 모시조개를 넣고 뽀얗게 국물을 낸 후 건져낸다.
4 우러난 국물에 마늘과 청양고추를 넣고 한소끔 끓여낸다.

당뇨, 기적의 밥상

곤약채소조림

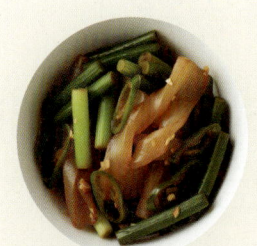

열량 20kcal
당질 3g
교환단위 채소군 1교환(마늘쫑 40g)

재료
곤약	30g	생강	1g
마늘쫑	40g	마늘	1g
풋고추	1개	물	1작은술
간장	1/3작은술		

만드는 법
1 곤약은 0.5cm 정도의 두께로 썰어서 가운데 칼집을 낸 후 꼬아준다.
2 마늘쫑은 3cm 정도의 길이로 썬다.
3 풋고추는 어슷썬다.
4 곤약은 끓는 물에 살짝 데쳐낸 후 마늘쫑, 풋고추, 간장, 생강, 마늘을 넣고 중간 중간 물을 넣으면서 졸여낸다.

TIP 곤약은 열량이 없으므로 분량에 제한을 두지 않아도 좋다.

나박김치

열량 10kcal 당질 1.5g
교환단위 채소군 0.5교환 (나박김치 25g)

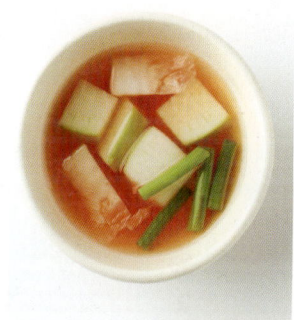

재료
나박김치	25g

TIP 나박김치는 열무물김치, 돗나물김치 등 다양한 물김치류로 기호에 따라 제시된 분량을 대체하여 섭취해도 된다.

TIP 물김치류는 국물보다는 야채건더기 위주로 섭취하는 것이 당뇨병 조절에 도움이 된다.

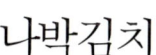

저지방 우유와 토마토

열량 105kcal 당질 16g
교환단위 저지방 우유군 1교환(저지방 우유 200mL), 과일군 0.5교환(토마토 180g)

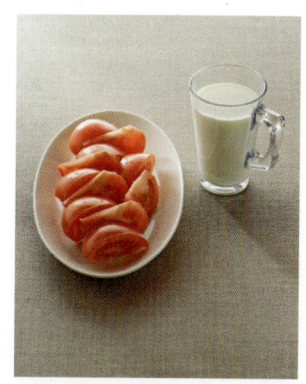

재료
저지방 우유	1컵(200mL)	토마토	180g

1일차

아침 **점심** 저녁

해물스파게티와 토마토감귤샐러드

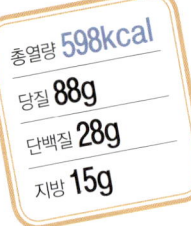

총열량 **598kcal**
당질 **88g**
단백질 **28g**
지방 **15g**

토마토감귤샐러드

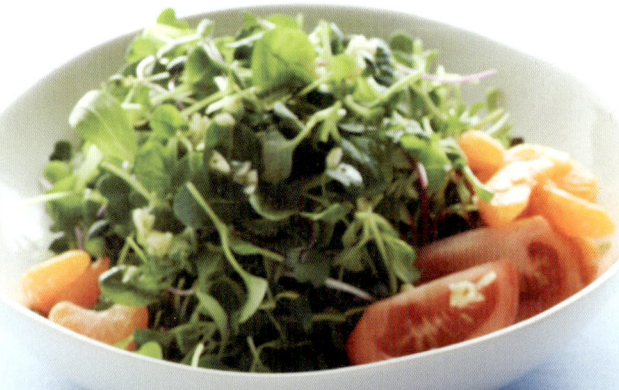

야채수프

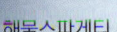

통마늘안심구이

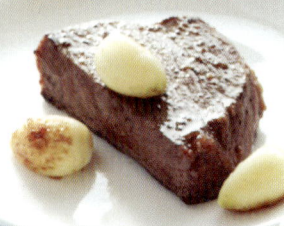

해물스파게티

피클

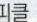

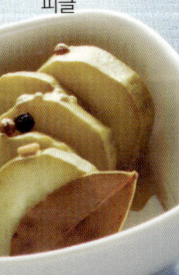

해물스파게티

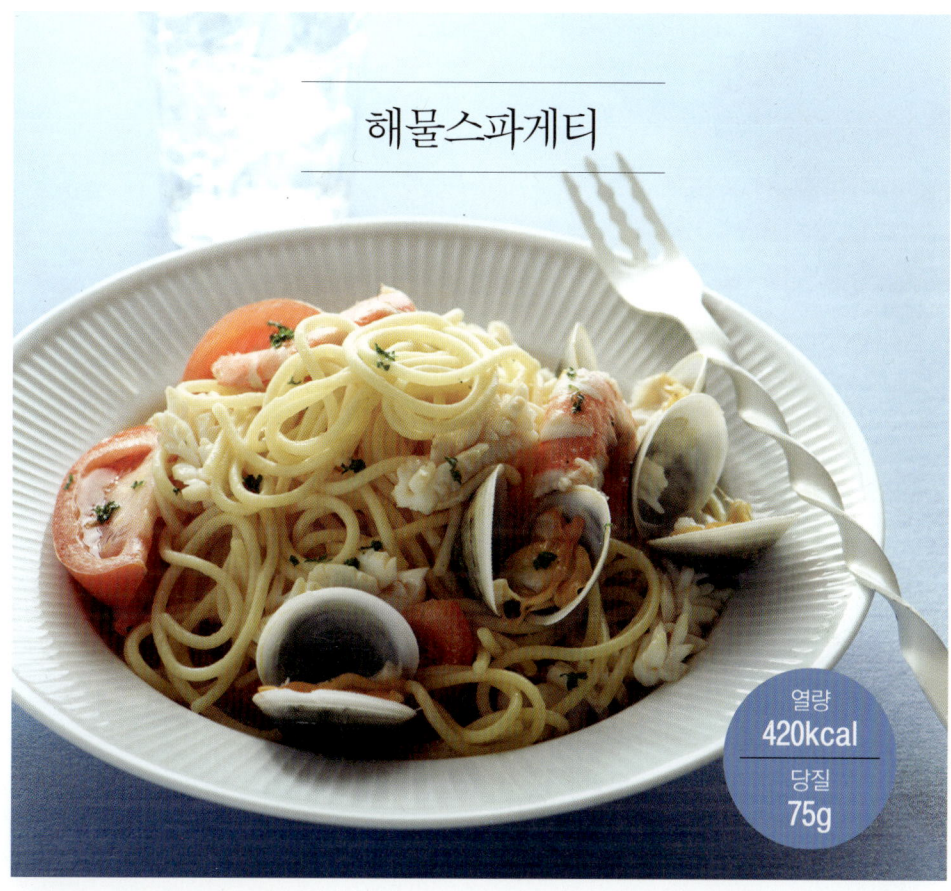

열량 **420kcal**
당질 **75g**

교환단위 곡류군 3교환(스파게티면 270g), 어육류군 1교환(해물 70g), 지방군 1교환(올리브오일 5g), 과일군 0.5교환(토마토 180g)

재료
- 물오징어 ······················ 30g
- 모시조개 ······················ 20g
- 새우 ···························· 20g
- 마늘 ······························ 2g
- 스파게티면 ··················· 90g
- 올리브오일 ················ 1작은술
- 마른고추 ······················· 1개
- 화이트와인 ················· 1큰술
- 토마토 ························ 180g
- 파슬리 ··························· 1g
- 소금/ 후추 ················ 각 약간

만드는 법
1. 물오징어는 깨끗이 씻어 안쪽에 칼집을 내고 한입 크기로 썬다.
2. 모시조개는 해감을 한 후 씻어둔다.
3. 새우는 꼬리만 남기고 껍질을 벗겨서 수염을 뗀 후 살짝 씻어둔다.
4. 마늘은 저며 썰어둔다.
5. 스파게티면은 물을 넉넉히 준비하여 삶아낸다.
6. 프라이팬에 올리브오일을 두르고 마늘을 볶다가 고추를 넣고 볶아낸다.
7. 마늘이 갈색이 나면 모시조개를 넣고 볶으면서 화이트와인을 넣고 뚜껑을 닫고 끓이다가 조개가 입이 벌어지면 국물이 자작하게 끓여준다.
8. 자작해진 국물에 토마토, 오징어, 새우를 넣고 삶아둔 면을 넣은 다음 소금과 후추로 간을 하고 파슬리를 뿌려준다.

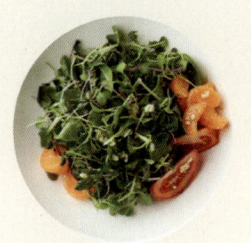

열량 49kcal
당질 7g
교환단위 채소군 1교환(어린잎채소 70g), 지방군 0.3교환(올리브오일 1/3작은술), 과일군 0.3교환(토마토와 감귤 각 2조각)

토마토감귤샐러드

재료
토마토 ·················· 2조각	올리브오일 ············ 1/3작은술
감귤 ···················· 2조각	인공감미료 ···················· 0.1g
각종 어린잎채소 ········ 70g	다진 마늘 ············ 1/2작은술
드레싱	소금/ 후추 ················ 각 약간
발사믹식초 ·············· 1작은술	

만드는 법
1 토마토와 감귤은 슬라이스하여 차갑게 둔다.
2 접시에 토마토와 감귤을 번갈아 담고, 옆에 어린잎채소를 담는다.
3 만들어둔 드레싱을 어린잎채소에 뿌린다.

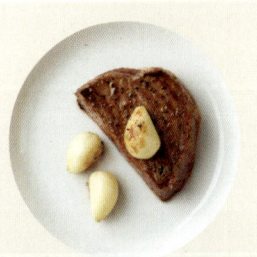

열량 95kcal
당질 3g
교환단위 어육류군 1교환(안심 40g), 채소군 1교환(통마늘 3개)

통마늘안심구이

재료
안심 ···················· 40g	후추 ···················· 약간
통마늘 ·················· 3개	

만드는 법
1 안심은 스테이크용으로 준비하고 후추로 살짝 밑간을 한다.
2 프라이팬을 뜨겁게 달궈 안심의 앞과 뒤가 갈색이 나도록 굽는다.
3 미리 예열한 오븐에 기호에 따라 익힌다.
4 통마늘은 안심을 오븐에 구울 때 옆에 놓고 익힌다.

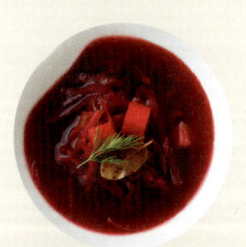

열량 24kcal
당질 1.5g
교환단위 채소군 0.5교환(비트, 양배추 등 35g), 지방군 0.3교환(식용유 1/3작은술)

야채수프

재료
닭고기육수 ······ 0.3L	소금 ············ 약간	딜 ·················· 2g
비트 ············ 30g	레몬즙 ··· 레몬 2조각	토마토 ········· 20g
양배추 ········· 30g	월계수잎 ········ 2장	
감자 ············ 10g	식용유 ··· 1/3작은술	

만드는 법
1 닭은 손질하여 육수를 만든다(1시간 정도 끓임).
2 껍질을 벗긴 비트와 양배추는 채썬다.
3 프라이팬에 식용유를 두른 후 손질한 비트를 충분히 익힌다.
4 닭육수를 끓이다가 채소와 월계수잎, 딜을 넣고 끓인다.
5 채소가 익으면 비트를 넣고 다시 끓인 후 레몬즙을 넣는다.

당뇨, 기적의 밥상

피클

재료

오이 ······················ 35g
소금 ···············1/3작은술
피클소스
피클링스파이스 ········ 약간
물 ························ 1큰술
월계수잎 ···················1장
식초 ······················ 1큰술

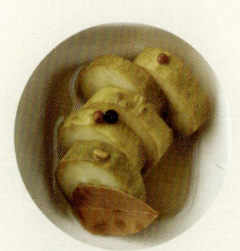

열량 10kcal
당질 1.5g
교환단위 채소군 0.5교환 (오이 35g)

만드는 법

1 오이를 찬물에 한번 살짝 씻은 후 굵은 소금을 쥐고 잘 문질러 씻어준다.
2 오이를 먹기 좋은 크기로 썰어서 병에 담는다.
3 냄비에 물, 식초, 소금, 피클링스파이스, 월계수잎을 넣고 끓여준다.
4 끓는 피클소스를 오이를 담은 병에 붓는다.
5 마개를 잘 닫아 두었다가 다음날 냉장고에 넣어두고 시원하게 먹는다.

오후 간식

저지방 우유와 참외

열량 130kcal 당질 22g
교환단위 저지방 우유군 1교환(저지방 우유 200mL), 과일군 1교환(참외 150g)

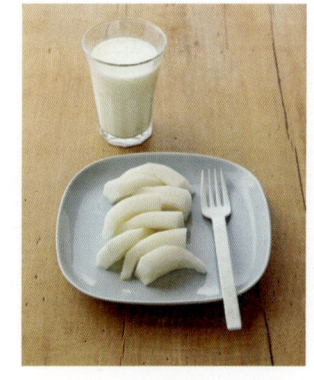

재료

저지방 우유 ········· 1컵(200mL)   참외 ····················· 150g

1일차

아침 점심 **저녁**

두부버섯스테이크와 단호박견과류찜

총열량 **571kcal**
당질 **78g**
단백질 **27g**
지방 **17g**

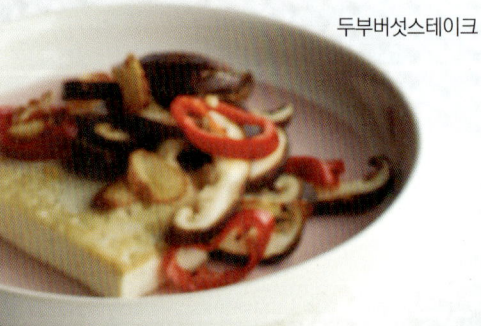
두부버섯스테이크

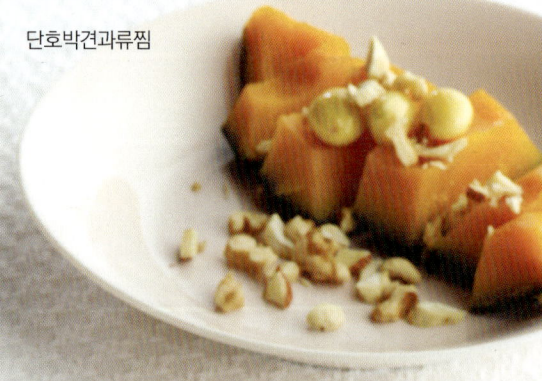
단호박견과류찜

차조밥

갈치카레구이

시금치나물

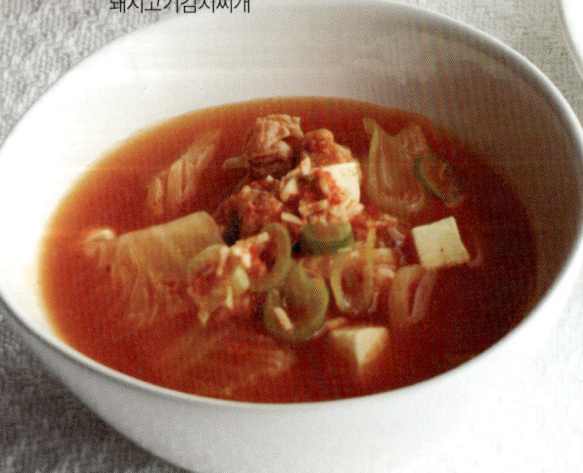
돼지고기김치찌개

두부버섯스테이크

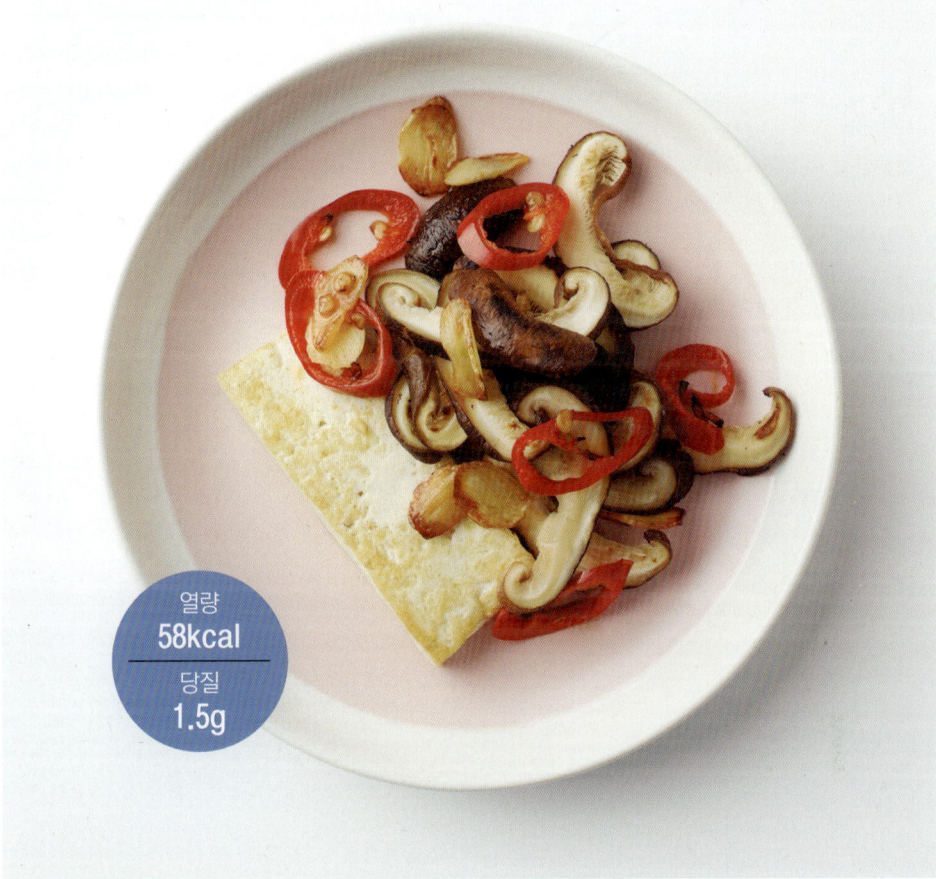

열량 58kcal
당질 1.5g

교환단위 어육류군 0.4교환(두부 30g), 채소군 0.5교환(표고버섯 25g), 지방군 0.4교환(식용유 2g)

재료
두부	30g
표고버섯	25g
통마늘	1개
붉은 고추	1/3개
식용유	2g

만드는 법

1 두부는 1cm 두께로 썰어 프라이팬에 노릇하게 지져낸다.

2 표고버섯, 통마늘, 붉은 고추는 어슷썰어서 프라이팬에 구워낸다.

3 접시에 두부를 담고 구워낸 야채를 얹어낸다.

TIP 두부는 콜레스테롤 함량은 0이면서 섬유소 함량이 높고 불포화지방산/포화지방산의 비율이 높아 당뇨병 합병증 예방에 도움이 된다. 특히 갱년기 여성의 경우 갱년기 증상 완화에도 도움이 된다.

PART 5 당뇨병을 다스리는 기적의 밥상

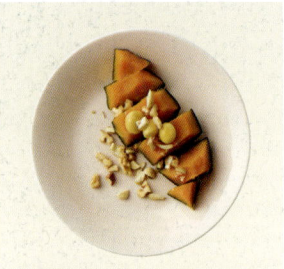

열량 43kcal
당질 3g
교환단위 채소군 1교환(단호박 70g), 지방군 0.5교환(잣, 호두 4g)

단호박견과류찜

재료
단호박 ······················ 70g   은행 ···················· 2~3개
잣, 호두 ···················· 4g

만드는 법
1 단호박은 반으로 잘라서 속의 씨를 긁어낸 후 찜통에 쪄낸다.
2 찜통에 쪄낸 단호박을 먹기 좋은 크기로 잘라준다.
3 은행과 잣, 호두는 프라이팬에 살짝 볶아낸다.
4 단호박 속에 잣, 호두를 올려낸다.

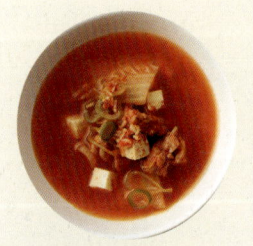

열량 58kcal
당질 3g
교환단위 어육류군 0.5교환(돼지고기 20g, 두부 10g), 채소군 1교환(포기김치 50g)

돼지고기김치찌개

재료
돼지고기 ··················· 20g   고추 ······················ 1개
김치 ······················ 25g   파 ························ 5g
두부 ······················ 10g

만드는 법
1 돼지고기는 한입 크기로 썰어서 밑양념을 해둔다.
2 김치는 2~3cm 크기로 썰고 고추, 파는 어슷썬다.
3 두꺼운 냄비(팬)에 밑양념을 한 돼지고기를 볶고 김치를 넣고 볶다가 물을 넣어 끓인다.
4 김치가 거의 익으면 두부, 고추, 파를 넣고 한소끔 더 끓여낸다.
● **밑양념 만들기**
고추장 1작은술, 마늘 1g을 섞어준다.

갈치카레구이와 시금치나물

재료(갈치카레구이)
갈치 ·· 60g
카레가루 ································· 5g
식용유 ····································· 2g

재료(시금치나물)
시금치 ····································· 35g
파 ··· 3g
마늘 ··· 2g
간장 ··· 약간
참깨 ··· 1/3작은술
참기름 ····································· 1g

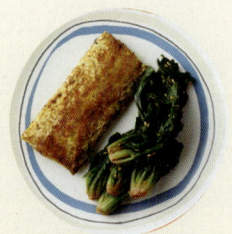

갈치카레구이
열량 93kcal 당질 0g
교환단위 어육류군 1교환(갈치 50g), 지방군 0.4교환(식용유 2g)

시금치나물
열량 19kcal 당질 1.5g
교환단위 채소군 0.5교환(시금치 35g), 지방군 0.2교환(참기름 1g)

만드는 법(갈치카레구이)
1 갈치는 깨끗하게 손질한 후 카레가루를 뿌린다.
2 프라이팬에 식용유를 두르고 달군 후 카레가루를 묻힌 갈치를 지져낸다.

TIP 갈치는 1교환량이 50g이지만 뼈가 포함되어 있으므로 뼈 무게를 고려하여 60g 토막으로 준비한다.

만드는 법(시금치나물)
1 시금치는 깨끗이 씻어서 소금물에 살짝 데쳐낸 후 차가운 물에 식혀낸다.
2 시금치를 꼭 짠 후 파, 마늘, 간장을 넣고 가볍게 무친다.
3 참깨와 참기름을 넣고 다시 한 번 살짝 무친다.

차조밥

열량 300kcal 당질 69g
교환단위 곡류군 3교환(차조밥 210g)

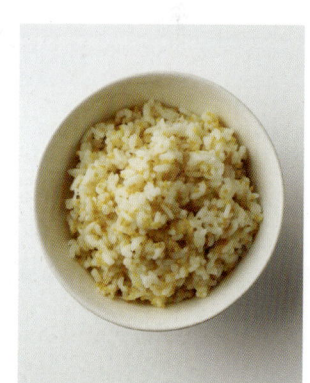

재료
차조밥 ·· 210g

TIP 전곡이나 잡곡과 쌀의 비율은 3:7~5:5를 권장하나, 기호에 따라 다양한 잡곡밥을 제시된 섭취량만큼 대체하여 섭취해도 좋다.

2일차 1,800kcal 기본 식단표

끼니	아침	점심	저녁
하루 섭취 식단	베이글치즈샌드위치와 그린샐러드	안심편채말이와 된장찌개	닭다리바비큐구이와 연어샐러드

식품군		교환수		
곡류군	8	2 **베이글 70g** 베이글 35g×2교환=70g	3 **보리밥 1공기** 보리밥 70g×3교환=210g	3 **현미밥 1공기** 현미밥 70g×3교환=210g
어육류군	5	1 **베이글치즈샌드위치** 치즈 30g×0.6교환=20g(1장) 햄 40g×0.3교환=10g(1장) 크림치즈 30g×0.1교환=3g	2 **안심편채말이** 쇠고기 안심 40g×0.7교환=30g **된장찌개** 두부 80g×0.3교환=20g **조기구이** 조기 50g×1교환=50g (60g으로 준비)	2 **닭다리바비큐구이** 닭다리 40g×1교환=40g **연어샐러드** 연어 50g×0.5교환=25g **북어국** 황태채 15g×0.3교환=8g 두부 80g×0.1교환=10g 계란 50g×0.1교환=5g

채소군	7	2	2	3
		베이글치즈샌드위치 양상추, 치커리 70g×0.5교환=35g	된장찌개 양파, 대파, 애호박 등 70g×0.5교환=35g	연어샐러드 양상추 등 60g×0.5교환=30g
			안심편채말이 대파, 깻잎, 홍고추 70g×0.3교환=20g	김구이 김 2g×0.5교환=1g
		그린샐러드 양상추, 치커리 70g×1교환=70g	브로콜리초회 브로콜리 70g×0.5교환=35g	우엉볶음 우엉 40g×1교환=40g
			참나물무침 참나물 70g×0.5교환=35g	
		무고추피클 무 70g×0.3교환=20g 고추 70g×0.2교환=2개	알타리김치 알타리김치 50g×0.5교환=25g	포기김치 포기김치 50g×0.5교환=25g
지방군	4	1	1.5	1.5
		양파드레싱 올리브오일 5g×1교환=1작은술	안심편채말이, 참나물무침 등 참기름 5g×0.4교환=2g 조기구이 식용유 5g×0.6교환=3g	닭다리바비큐구이 바비큐소스, 식용유 4g×0.5교환=2g 북어국, 우엉볶음, 김구이 식용유, 참기름 5g×1교환=5g
우유군	2	2		
		아침 저지방 우유 1컵 저지방 우유 200mL×1교환=200mL	오후 간식 저지방 우유 1컵 저지방 우유 200mL×1교환=200mL	
과일군	2	2		
		오전 간식 단감 50g 단감 50g×1교환=50g	오후 간식 바나나 50g 바나나 50g×1교환=50g	

2일차

베이글치즈샌드위치와 그린샐러드

아침 점심 저녁

총열량 **440kcal**
- 당질 **62g**
- 단백질 **22g**
- 지방 **12g**

저지방 우유

그린샐러드

무고추피클

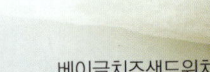
베이글치즈샌드위치

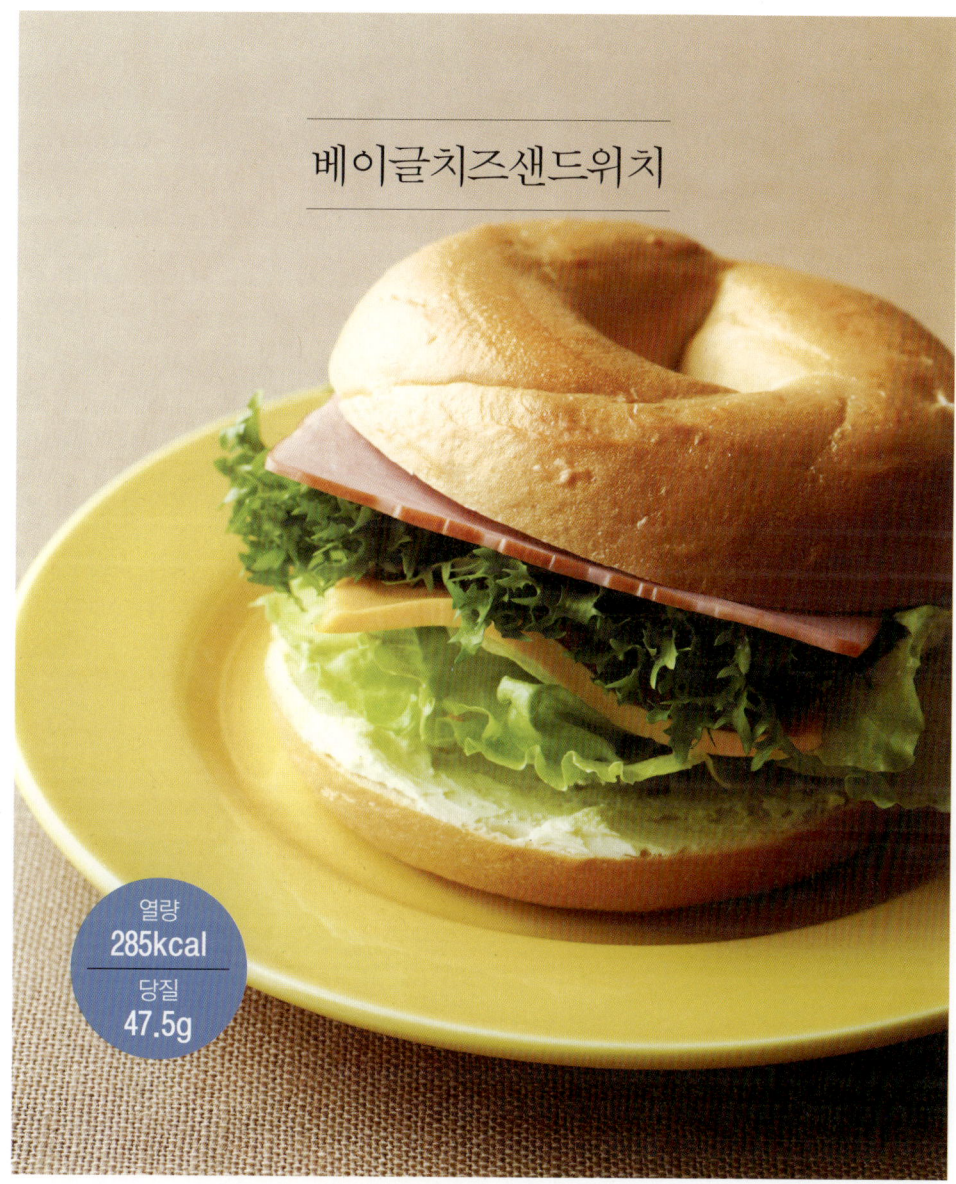

베이글치즈샌드위치

열량 285kcal
당질 47.5g

교환단위 곡류군 2교환(베이글 1개), 어육류군 1.2교환(치즈 1장, 햄 1장, 크림치즈) 채소군 0.5교환(양상추, 치커리 35g)

재료
양상추/ 치커리 ········ 35g
베이글 ················· 1개
크림치즈 ············· 3g
치즈 ···················· 1장
햄 ······················ 1장

만드는 법
1. 양상추와 치커리는 깨끗하게 씻어서 물기를 빼 둔다.
2. 베이글은 옆으로 2등분으로 썰어 준비한다.
3. 크림치즈를 펴 바른다.
4. 양상추, 치즈, 햄, 치커리를 순서대로 사이에 넣는다.

TIP 기호에 따라 베이글을 토스터에 살짝 구워도 좋다.

PART 5 당뇨병을 다스리는 기적의 밥상

그린샐러드

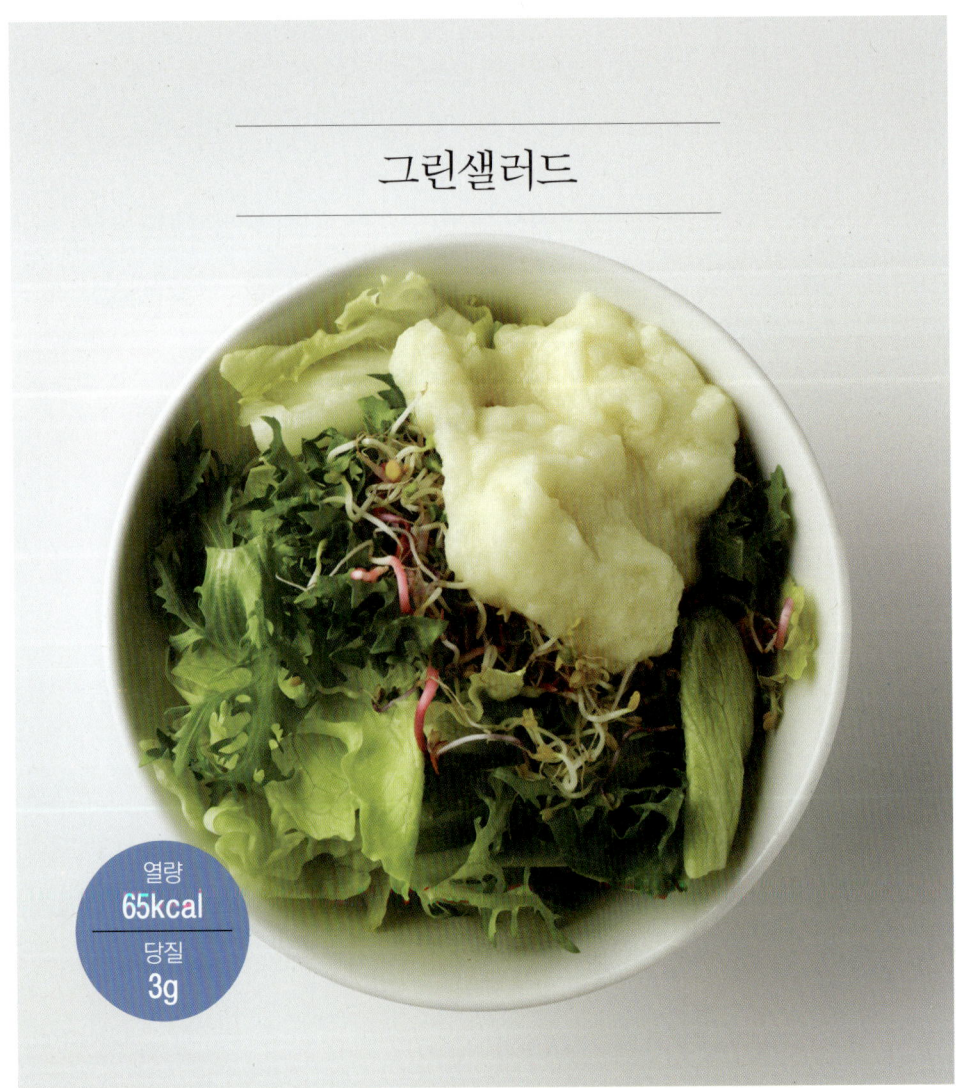

열량 65kcal
당질 3g

교환단위 채소군 1교환(채소 70g), 지방군 1교환(올리브오일 1작은술)

재료
양상추, 치커리, 오이, 새싹 등 … 70g
양파드레싱
양파 …………………………… 1/3개
식초 …………………………… 1작은술
올리브오일 …………………… 1작은술
인공감미료 …………………… 0.1g

만드는 법
1 양상추, 치커리, 오이, 새싹 등 각종 야채를 깨끗이 씻어 물기를 뺀다.
2 양상추는 먹기 좋은 크기로 뜯어두고, 오이는 어슷썬다.
3 믹서에 양파드레싱 재료를 넣고 갈아낸다.
4 채소를 담고 드레싱을 얹는다.

무고추피클

재료

무 ······ 20g	식초 ······ 1큰술
고추 ······ 2개	소금 ······ 1/3작은술
피클소스	피클링스파이스 ······ 약간
물 ······ 1큰술	월계수잎 ······ 1장

만드는 법

1 무와 고추는 깨끗이 씻어낸 후 물기를 없애준다.
2 무와 고추를 먹기 좋은 크기로 썰어서 병에 넣는다.
3 냄비에 물, 식초, 소금, 피클링스파이스, 월계수잎을 넣고 끓여 피클소스를 만든다.
4 끓는 피클소스를 무와 고추를 담은 병에 붓는다.
5 마개를 잘 닫아 두었다가 다음날 냉장고에 넣어두고 시원하게 먹는다.

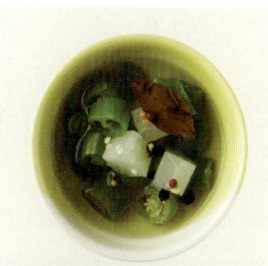

열량 **10kcal**
당질 **1.5g**
교환단위 채소군 0.5교환
(무 20g, 고추 2개)

저지방 우유

재료

저지방 우유 ······ 1컵(200mL)

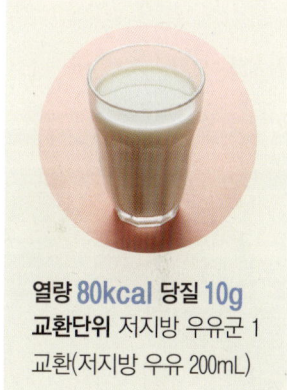

열량 **80kcal** 당질 **10g**
교환단위 저지방 우유군 1교환(저지방 우유 200mL)

오전 간식

단감

열량 **50kcal**
당질 **12g**
교환단위 과일군 1교환(단감 50g)

재료

단감 ······ 50g

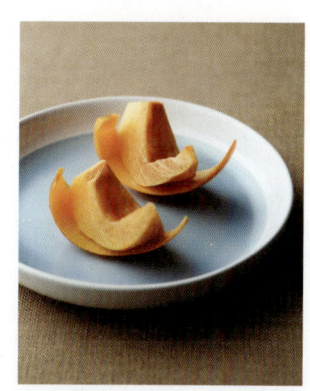

2일차

안심편채말이와 된장찌개

아침 **점심** 저녁

총열량 **517kcal**
당질 **76g**
단백질 **26g**
지방 **12g**

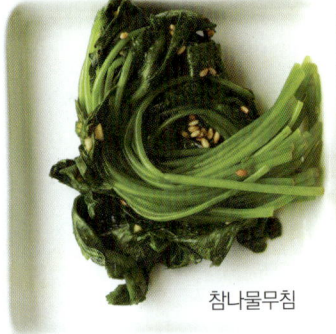
참나물무침

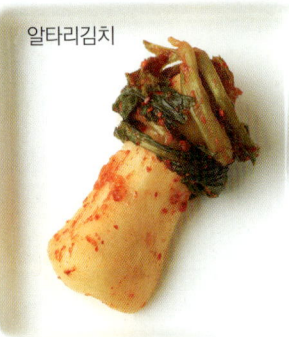
알타리김치

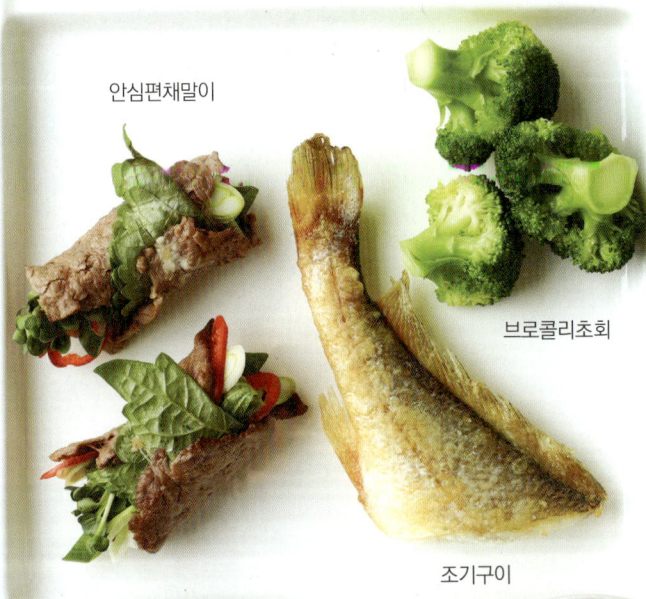
안심편채말이
브로콜리초회
조기구이

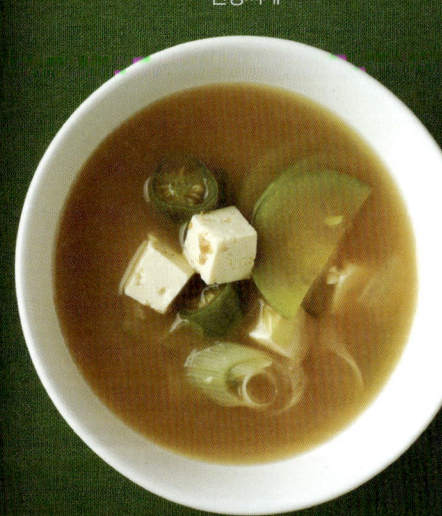
된장찌개

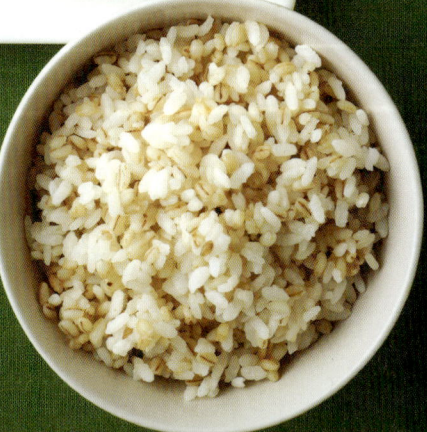
보리밥

안심편채말이

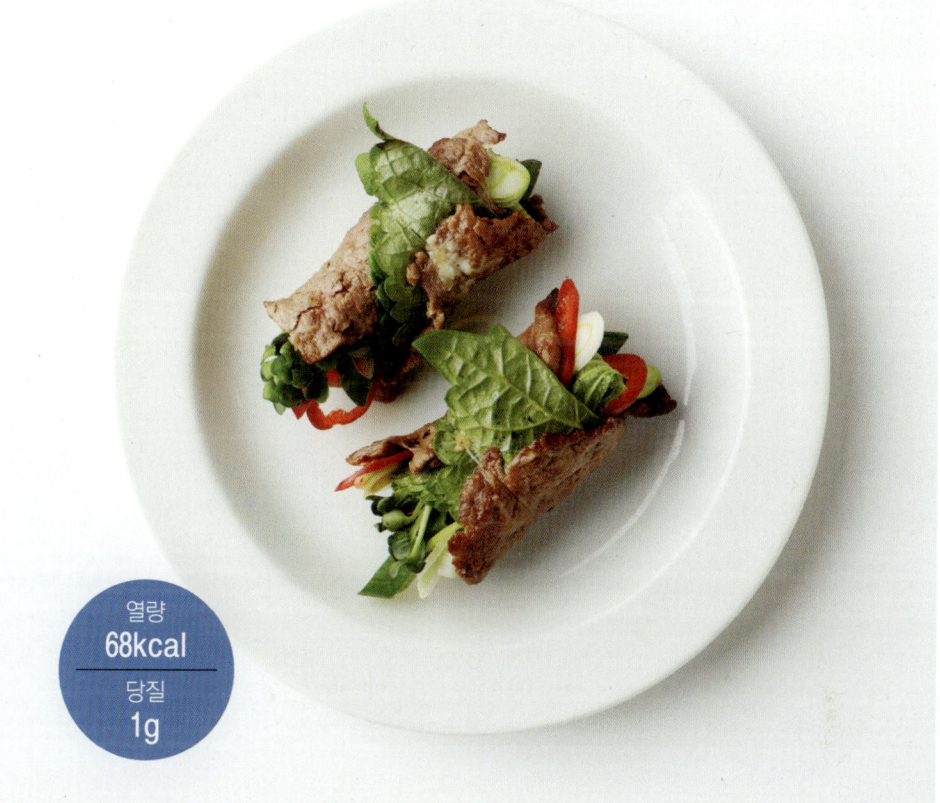

열량 68kcal
당질 1g

교환단위 어육류군 0.7교환(소고기 안심 30g), 채소군 0.3교환(대파 10g, 깻잎 5g, 홍고추 5g), 지방군 0.2교환(참기름 1g)

재료
- 소고기 안심 ············ 30g
- 소금/ 후추 ········ 각 약간
- 마늘 ················· 1g
- 참기름 ··············· 1g
- 대파 ················ 10g
- 홍고추 ················ 5g
- 깻잎 ·················· 5g
- 찹쌀가루 ·············· 1g
- 무순 ················· 2g

겨자소스
- 겨자/ 식초/ 마늘/ 간장 ········ 각 1g
- 인공감미료 ········· 약간

만드는 법
1. 소고기는 안심으로 얇게 슬라이스 된 상태로 준비하여 소금, 후추, 마늘, 참기름에 재워둔다.
2. 대파, 홍고추는 깨끗하게 씻어서 어슷썰고, 깻잎은 깨끗하게 씻어둔다.
3. 소고기에 찹쌀가루를 소량만 묻힌 후 달군 프라이팬에 구워낸다.
4. 소고기에 깻잎을 깔고 대파, 홍고추, 무순 등을 올려놓고 돌돌 말아준다.
5. 겨자소스와 함께 먹는다.

TIP 달지 않은 맛에 익숙해지려면 겨자소스의 인공감미료를 넣지 않아도 좋다.

된장찌개

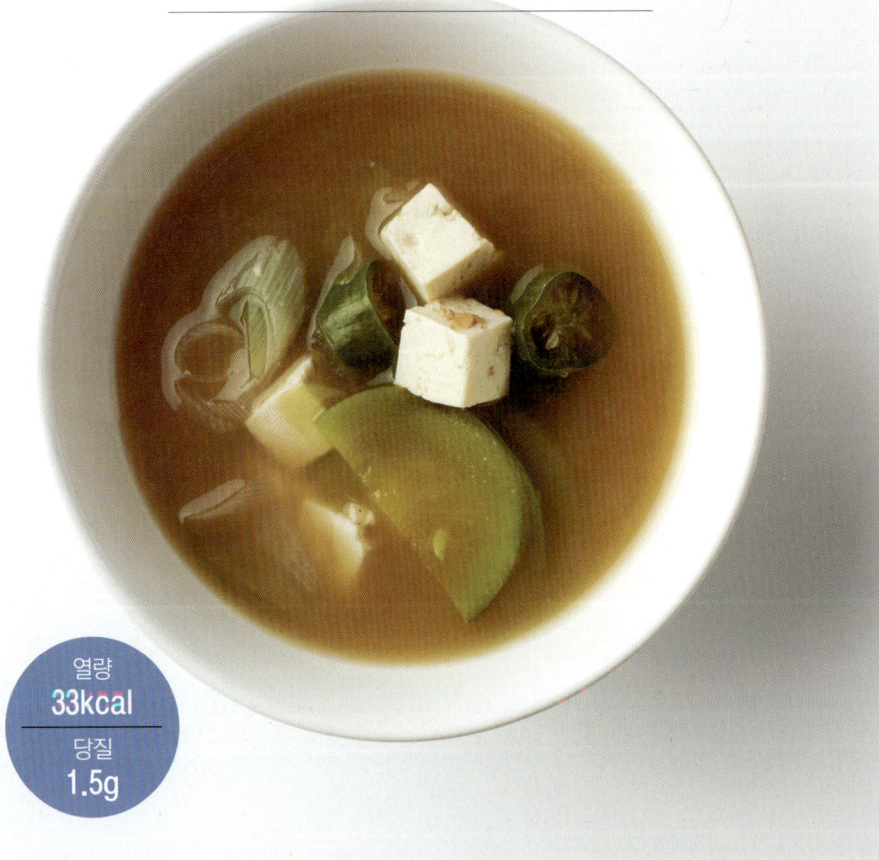

열량 33kcal
당질 1.5g

교환단위 어육류 0.3교환(두부 20g), 채소 0.5교환(풋고추 5g, 양파 10g, 애호박 15g, 대파 5g)

재료

멸치 ············ 10g	양파 ············ 10g
마늘 ············ 5g	애호박 ·········· 15g
풋고추 ·········· 5g	두부 ············ 20g
된장 ············ 10g	대파 ············ 5g

만드는 법

1. 멸치는 배를 갈라 잘 손질해둔다.
2. 냄비에 물을 분량의 1/2 정도 담아 손질해둔 멸치와 마늘을 넣고 끓인다.
3. 국물이 우러나면 풋고추와 된장을 넣고 한소끔 끓여낸다.
4. 양파, 애호박을 넣고 끓이다가 두부, 대파를 넣고 끓여낸다.

조기구이

재료

조기 ················· 60g   식용유 ················· 3g

만드는 법

1 조기는 깨끗하게 손질하여 물기를 빼둔다.
2 프라이팬에 식용유를 두르고 달군 후 조기를 지져낸다.

> TIP 조기는 한 면이 익으면 한번만 뒤집어서 다른 한 면을 익힌 후 바로 먹는다.
>
> TIP 조기는 뼈가 포함되어 있으므로 1교환량은 50g이지만, 뼈 무게를 고려하여 60g으로 준비한다.

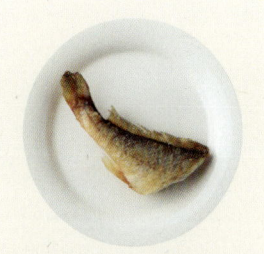

열량 77kcal 당질 0g
교환단위 어육류군 1교환
(조기 50g: 60g으로 준비),
지방군 0.6 교환(식용유 3g)

브로콜리초회

재료

브로콜리 ················· 35g

만드는 법

1 브로콜리는 한입 크기로 잘라 뜨거운 물에 소금과 함께 넣어 3~4분 데친 후 찬물에 헹궈 식힌다.
2 초고추장을 함께 낸다.

● 초고추장 만들기
고추장 3g, 마늘 2g, 식초 2g, 인공감미료 0.1g, 참깨 약간을 섞어준다.

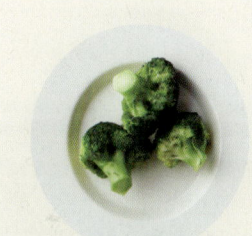

열량 10kcal
당질 1.5g
교환단위 채소군 0.5교환
(브로콜리 35g)

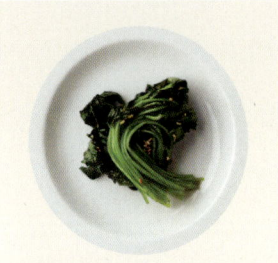

열량 19kcal
당질 1.5g
교환단위 채소군 0.5교환 (참나물 35g), 지방군 0.2 교환(참기름 1g)

참나물무침

재료
참나물	35g	간장	약간
파	3g	참깨	약간
마늘	1g	참기름	1g

만드는 법
1 참나물은 다듬어서 깨끗이 씻고 살짝 데쳐낸 후 차가운 물에 식혀낸다.
2 참나물을 꼭 짠 후 파, 마늘, 간장을 넣고 무친다.
3 참깨와 참기름을 넣고 다시 한 번 살짝 무친다.

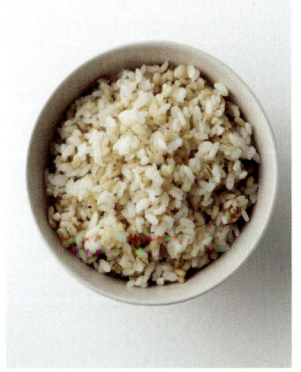

보리밥

열량 300kcal
당질 69g
교환단위 곡류군 3교환(보리밥 210g)

재료
보리밥 ·············· 1공기(210g)

TIP 전곡이나 잡곡과 쌀의 비율은 3:7~5:5를 권장하나, 기호에 따라 다양한 잡곡밥을 제시된 섭취량만큼 대체하여 섭취해도 좋다.

알타리김치

열량 10kcal
당질 1.5g
교환단위 채소군 0.5교환(알타리김치 25g)

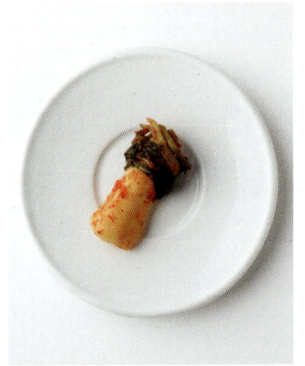

재료
알타리김치 ·· 25g

> **TIP** 알타리김치는 포기김치, 깍두기, 갓김치 등 다양한 김치류로 기호에 따라 제시된 분량을 대체하여 섭취해도 좋다.

오후 간식

저지방 우유와 바나나

열량 130kcal
당질 22g
교환단위 저지방 우유군 1교환(저지방 우유 200mL), 과일군 1교환(바나나 50g)

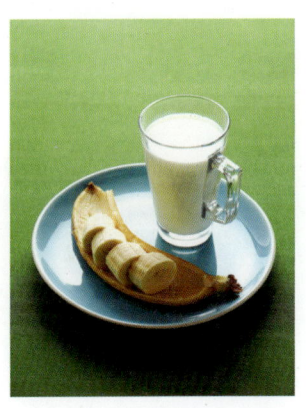

재료
저지방 우유 ·········· 1컵(200mL)   바나나 ························· 50g

2일차

닭다리바비큐구이와 연어샐러드

아침 점심 **저녁**

총열량 **583kcal**
당질 **78g**
단백질 **28g**
지방 **18g**

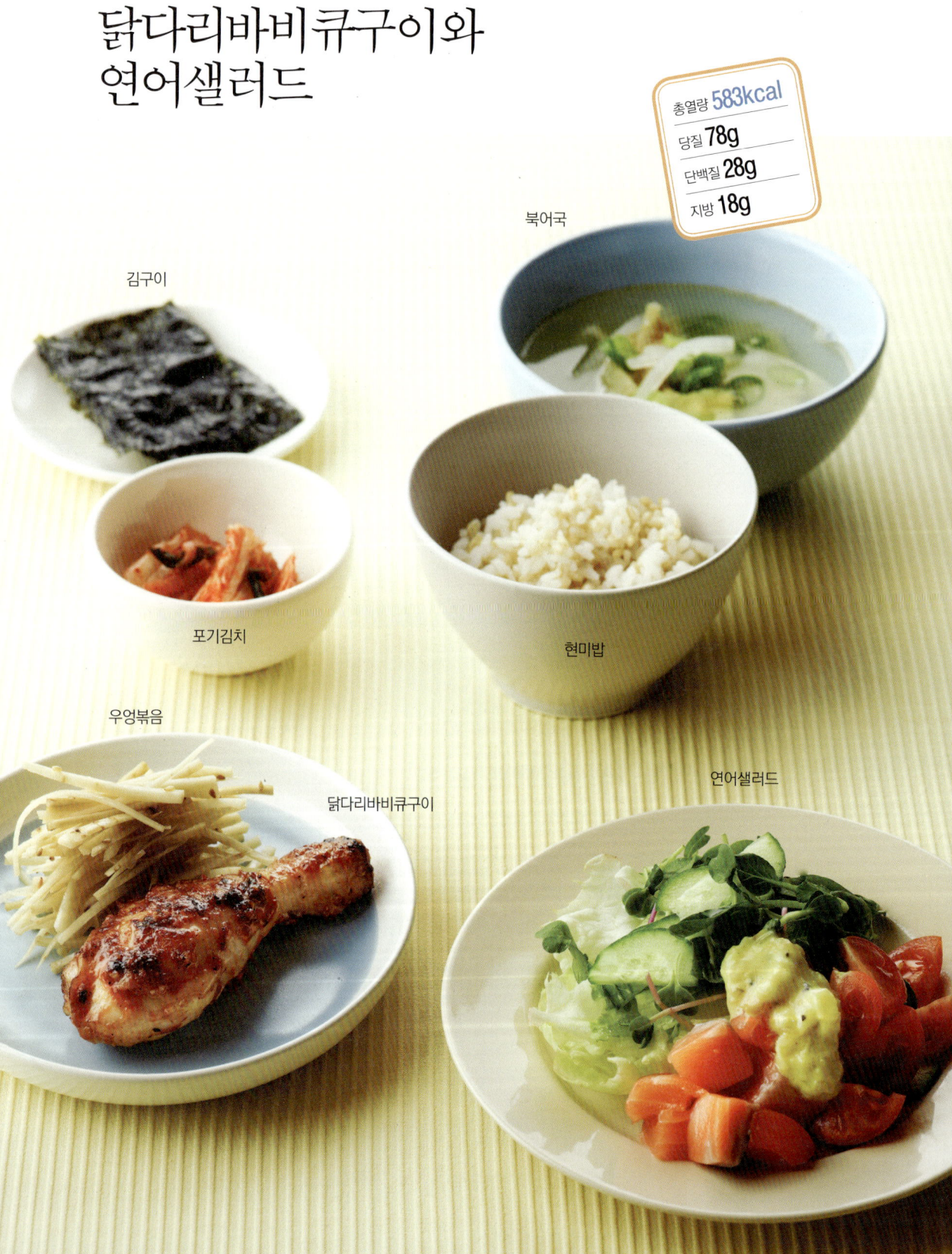

김구이
북어국
포기김치
현미밥
우엉볶음
닭다리바비큐구이
연어샐러드

닭다리바비큐구이

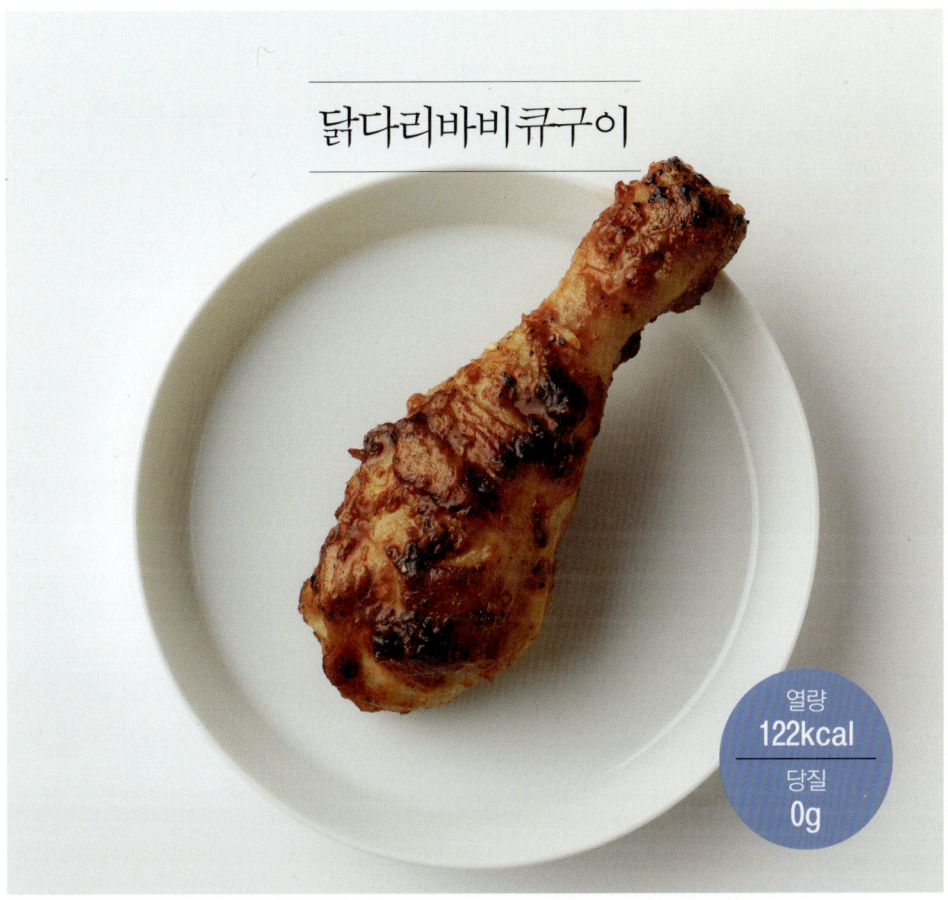

열량 **122kcal**
당질 **0g**

교환단위 어육류군 1교환(닭고기 40g: 닭다리 1개로 준비), 지방군 0.5교환(바비큐소스, 식용유 2g)

재료
닭다리 ·············· 1개	바비큐소스 ······· 1작은술
청주 ············· 1작은술	간장 ··········· 1/3작은술
소금/ 후추 ······ 각 약간	마늘 ···················· 2g
바비큐소스	핫소스 ················· 2g
물 ··············· 1큰술	식용유 ················· 1g
케첩 ············ 1작은술	

만드는 법

1 닭다리는 잘 손질한 후 앞뒤로 2~3번 칼집을 낸다.
2 칼집을 낸 후 청주, 소금, 후추를 뿌려 10분 정도 재워둔다.
3 소스는 식용유를 프라이팬에 두르고 마늘을 볶다가 각 재료를 넣고 끓여낸다.
4 재워둔 닭다리에 소스의 2/3 정도를 뿌리고 재워둔다.
5 230℃로 예열된 오븐에 20분 정도 굽는다.
6 중간에 남은 소스를 발라가면서 구워낸다.

TIP 닭다리는 뼈가 포함되어 있으므로 1교환량이 40g이지만, 닭다리 1개를 준비한다.

TIP 닭다리는 껍질에 열량이 많이 포함되어 있어서 고지방군에 해당되므로 조리 시에는 껍질을 포함하여 맛있게 조리하고, 섭취 시에는 껍질을 벗기고 섭취하면 섭취 열량이 적어지므로 당 조절에 도움이 된다.

PART 5 당뇨병을 다스리는 기적의 밥상

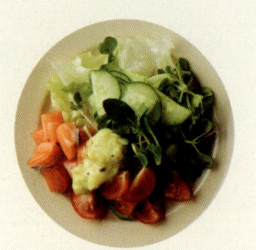

열량 **40kcal**
당질 **2.1g**
교환단위 어육류군 0.5교환(연어 25g), 채소군 0.5교환(어린잎채소 10g, 양상추 10g, 오이 10g)

연어샐러드

재료
연어	25g	키위	5g
방울토마토	20g	요플레	1/2작은술
어린잎채소	10g	레몬즙	1/2작은술
양상추	10g	겨자소스	1g
오이	10g	양파	5g
드레싱		오이피클	3g

만드는 법
1 드레싱 재료를 믹서로 곱게 갈아 냉장고에서 차게 한다.
2 방울토마토, 어린잎채소, 양상추, 오이를 잘 손질하여 잘라 접시에 담는다.
3 연어는 먹기 좋은 크기로 썰어서 야채 위에 올린다.
4 드레싱을 얹어 먹는다.

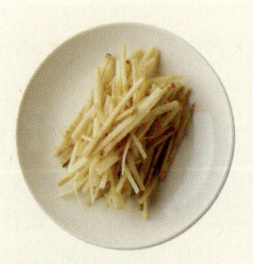

열량 **38kcal**
당질 **3g**
교환단위 채소군 1교환(우엉 40g), 지방군 0.4교환(식용유 1g, 참기름 1g)

우엉볶음

재료
우엉	40g	참기름	1g
식용유	1g	참깨	약간
간장	1g		

만드는 법
1 우엉은 썰어서 찬물에 담근 뒤 끓는 물에 식초를 넣고 1~2분 정도 데친다.
2 프라이팬에 식용유를 두르고 볶다가 간장으로 살짝 간을 한 후 참기름과 참깨를 넣어 마무리한다.

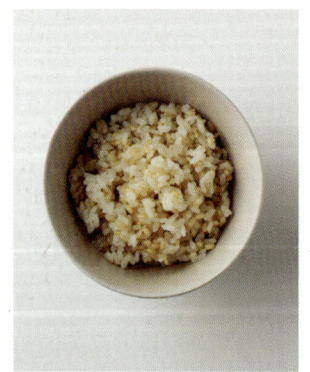

현미밥

열량 **300kcal** 당질 **69g**
교환단위 곡류군 3교환(현미밥 210g)

재료
현미밥 ·· 1공기(210g)

TIP 전곡이나 잡곡과 쌀의 비율은 3:7~5:5를 권장하나, 기호에 따라 다양한 잡곡밥을 제시된 섭취량만큼 대체하여 섭취해도 좋다.

북어국

재료

황태채 ········· 4g	마늘 ········· 2g
무 ········· 10g	계란 ········· 5g
두부 ········· 10g	소금/ 후추 ········· 각 약간
파 ········· 3g	참기름 ········· 1g
청양고추 ········· 0.5개	

만드는 법

1 무는 채썰어서 황태채와 함께 참기름에 볶는다.
2 볶은 후에 물을 넣고 중불에서 끓여준다.
3 두부, 파, 청양고추, 마늘을 넣은 후 소금을 넣어준다.
4 한소끔 끓으면 계란을 풀어서 붓고 후추로 마무리한다.

TIP 소금은 먹기 직전에 싱거워서 먹기 어려운 경우에만 넣어서 섭취하는 것이 당뇨병 합병증 예방에 도움이 된다.

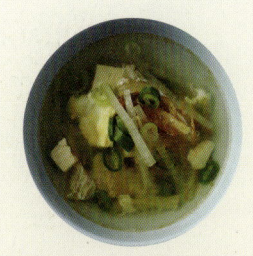

열량 45kcal 당질 1g
교환단위 어육류군 0.5교환(황태채 4g, 두부 10g, 계란 5g), 채소군 0.3교환(무 10g, 파 3g, 청양고추 0.5개, 마늘 2g), 지방군 0.2교환(참기름 1g)

김구이

재료

김 ········· 1g	소금 ········· 약간
들기름 ········· 2g	

만드는 법

1 김에 들기름을 바르고 소금을 뿌린다.
2 프라이팬에 굽는다.

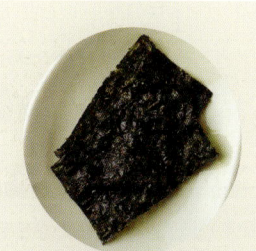

열량 28kcal 당질 1.5g
교환단위 채소군 0.5교환(김 1g), 지방군 0.4교환(들기름 2g)

포기김치

열량 10kcal
당질 1.5g
교환단위 채소군 0.5교환(포기김치 25g)

재료

포기김치 ········· 25g

TIP 포기김치는 알타리김치, 깍두기, 갓김치 등 다양한 김치류로 기호에 따라 제시된 분량을 대체하여 섭취해도 좋다.

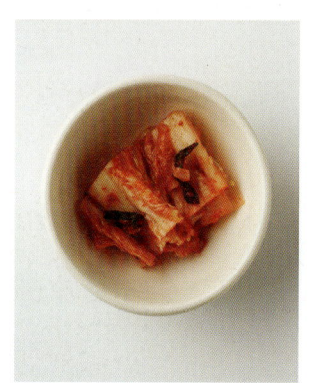

3일차 1,800kcal 기본 식단표

끼니		아침	점심	저녁
하루 섭취 식단		순두부들깨탕과 건강야채구이	팔보채와 시금치냉이국	곤드레나물밥과 가지선
식품군		교환수		
곡류군	8	2	3	3
		혼합잡곡밥 2/3공기 혼합잡곡밥 70g×2교환=140g	팥밥 1공기 팥밥 70g×3교환=210g	곤드레나물밥 1공기 곤드레나물밥 70g×3교환=210g
어육류군	5	1	2	2
		순두부들깨탕 순두부 200g×0.4교환=80g 바지락 80g×0.1교환=8g	팔보채 닭고기 40g×0.3교환=15g 새우 등 70g×0.7교환=50g	관자아스파라거스구이 관자 70g×1교환=70g
		부추계란말이 계란 50g×0.5교환=25g	꽁치허브구이 꽁치 50g×1교환=50g (60g으로 준비)	삼치묵은지조림 삼치 50g×1교환=50g (60g으로 준비)
채소군	7	2	2	3
		건강야채구이 가지, 호박, 통마늘 등 70g×0.5교환=35g	팔보채 청경채, 죽순, 양송이버섯 등 70g×0.5교환=35g	관자아스파라거스구이 아스파라거스 70g×0.3교환=20g

식품군	교환단위			
채소군	7	**연근조림** 연근 40g×1교환=40g **열무김치** 열무김치 50g×0.5교환=25g	**시금치냉이국** 시금치, 냉이 80g×0.5교환=40g **양배추다시마쌈** 양배추, 다시마 70g×0.5교환=35g **도라지생채** 도라지 40g×0.5교환=20g **포기김치** 포기김치 50g×0.5교환=25g	**소고기무국** 무 70g×0.5교환=35g **삼치묵은지조림** 묵은지 50g×0.5교환=25g **가지선** 가지 등 70g×0.5교환=35g **숙주겨자무침** 숙주 등 70g×0.5교환=35g **깍두기** 깍두기 50g×0.5교환=25g
		1	1.5	1.5
지방군	4	**순두부들깨탕** 들깨 1큰술×0.5교환=1/2큰술 **부추계란말이, 연근조림 등** 식용유 6g×0.7교환=4g	**팔보채** 식용유, 참기름 5g×0.6교환=3g	**삼치묵은지조림, 관자아스파라거스구이, 가지선 등** 식용유 5g×0.6교환=3g **곤드레나물밥** 참기름 5g×0.4교환=2g
		2		
우유군	2	**오전 간식** 저지방 우유 1컵 저지방 우유 200mL×1교환=200mL	**오후 간식** 저지방 우유 1컵 저지방 우유 200mL×1교환=200mL	
		2		
과일군	2	**오전 간식** 오렌지 100g 오렌지 100g×1교환=100g	**오후 간식** 배 110g 배 110g×1교환=110g	

3일차

순두부들깨탕과 건강야채구이

| 아침 | 점심 | 저녁 |

총열량 372kcal
당질 **52g**
단백질 **16g**
지방 **11g**

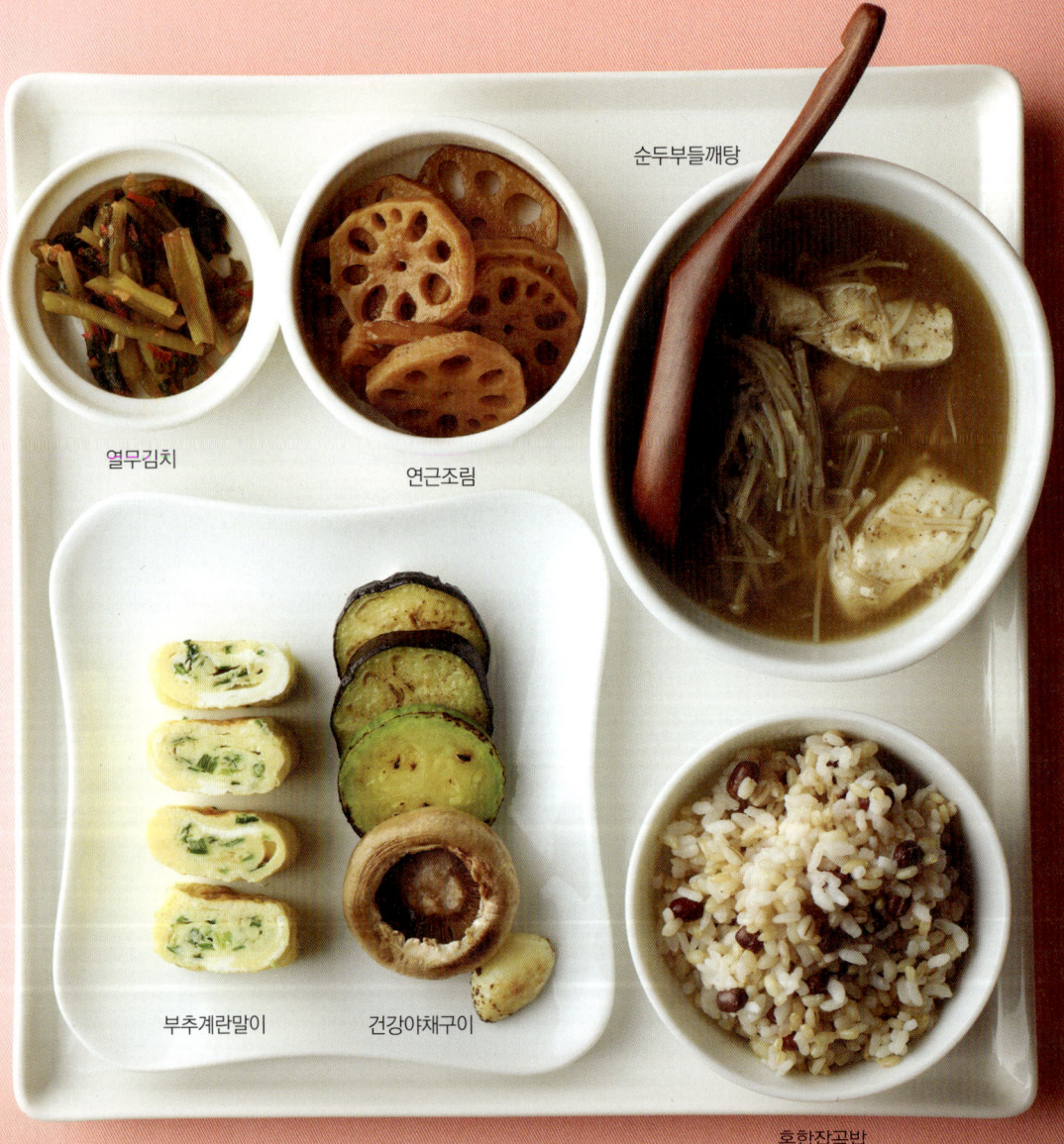

순두부들깨탕
열무김치
연근조림
부추계란말이
건강야채구이
혼합잡곡밥

순두부들깨탕

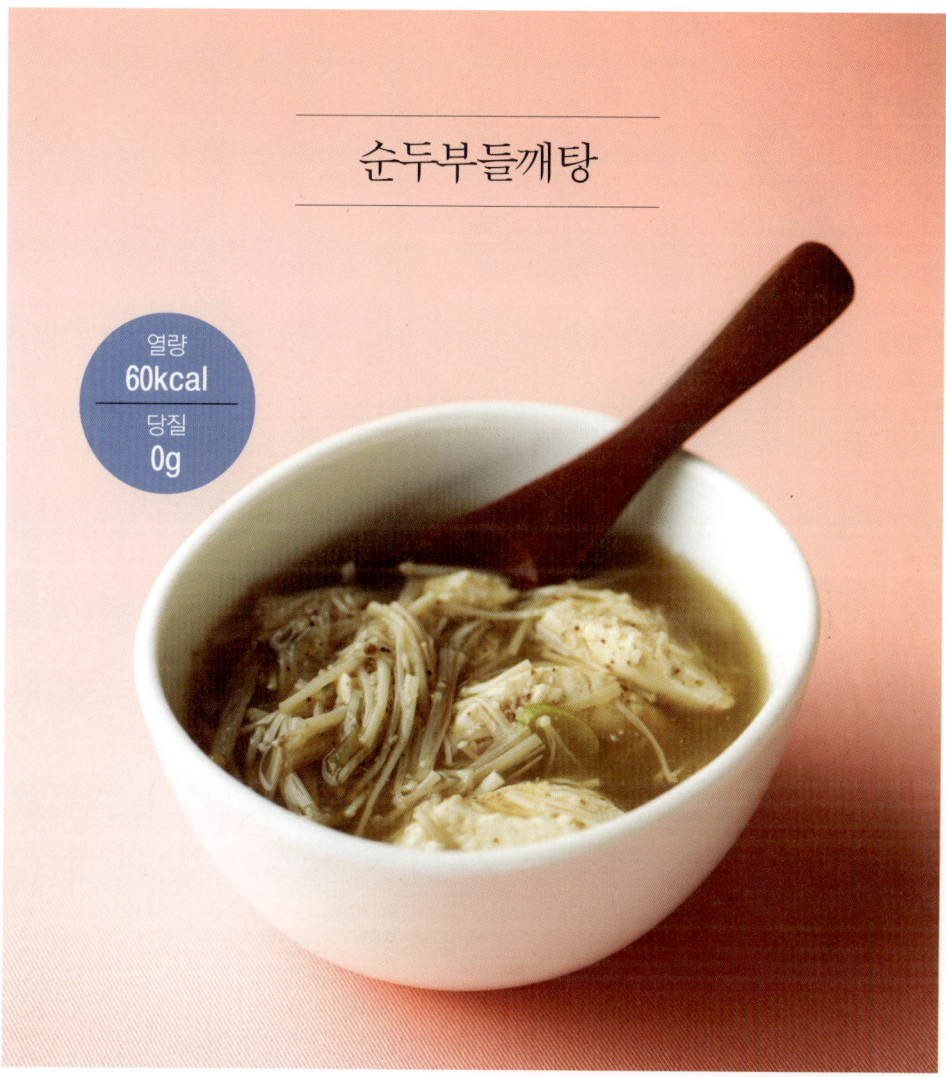

열량 **60kcal**
당질 **0g**

교환단위 어육류군 0.5교환 (순두부 80g, 바지락 8g), 지방군 0.5교환(들깨 1/2큰술)

재료

순두부	80g
들깨	1/2큰술
바지락	1/4봉
마늘	2g
다시마	1장
대파	10g

만드는 법

1 뚝배기에 1/5 정도의 물을 넣고 다시마, 바지락, 마늘을 넣고 끓인다.
2 바지락이 모두 입을 벌리고 국물이 우러나면 다시마는 건져낸다.
3 들깨를 잘 풀어 넣고 순두부를 넣는다.
4 순두부가 끓으면 대파를 썰어 넣는다.

TIP 간은 먹기 직전에 소금으로 간을 하거나 양념장과 곁들여 먹는다.

PART 5 당뇨병을 다스리는 기적의 밥상

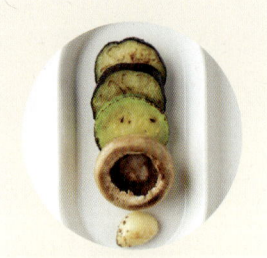

열량 **10kcal**
당질 **1.5g**
교환단위 채소군 0.5교환
(가지, 호박, 통마늘, 양송이버섯 등 35g)

건강야채구이

재료

| 가지 | 10g | 통마늘 | 5g |
| 호박 | 10g | 양송이버섯 | 10g |

만드는 법

1. 가지, 호박은 약간 두껍게 슬라이스한다.
2. 프라이팬을 약간 달군 후 가지, 호박, 통마늘, 양송이버섯을 굽는다.

TIP 오븐을 사용할 경우에는 200℃에서 2분 정도가 좋다.

TIP 먹기 직전에 소금, 후추를 살짝 뿌려도 좋지만, 그냥 먹어도 채소 원래의 맛을 즐길 수 있어서 좋다.

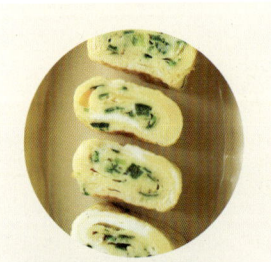

열량 **63kcal** 당질 **0g**
교환단위 어육류군 0.5교환(계란 1/2개), 지방군 0.5교환(식용유 3g)

부추계란말이

재료

| 계란 | 1/2개 | 파프리카 | 2g |
| 부추 | 2g | 식용유 | 3g |

만드는 법

1. 부추, 파프리카는 잘게 썰어서 계란과 함께 섞어준다.
2. 프라이팬에 식용유를 두르고 중불에 달궈서 섞어둔 계란을 부어준다.
3. 계란이 50~60% 정도 익었을 때 가장자리부터 말아준다.

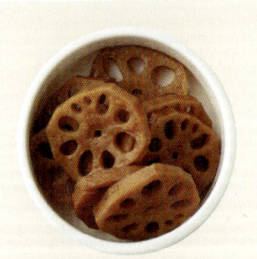

열량 **29kcal**
당질 **3g**
교환단위 채소군 1교환(연근 40g), 지방군 0.2교환(식용유 1g)

연근조림

재료

연근	40g	식용유	1g
간장	1g	그린스위트	0.1g
물	1작은술		

만드는 법

1. 끓는 물에 식초를 살짝 넣고 연근을 데친 후 찬물에 헹군다.
2. 두꺼운 냄비나 프라이팬에 간장, 물, 식용유를 넣고 끓이다가 연근을 넣고 국물이 거의 없어질 때까지 약한 불에 졸인다.
3. 마지막에 그린스위트를 넣고 담아낸다.

TIP 달지 않은 맛에 익숙해지려면 그린스위트를 넣지 않아도 좋다.

혼합잡곡밥

열량 200kcal
당질 46g
교환단위 곡류군 2교환(현미밥 140g)

재료

혼합잡곡밥 ·· 140g

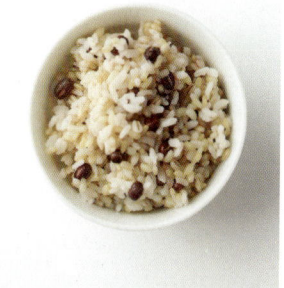

TIP 전곡이나 잡곡과 쌀의 비율은 3:7~5:5를 권장하나, 기호에 따라 다양한 잡곡밥을 제시된 섭취량만큼 대체하여 섭취해도 좋다.

열무김치

열량 10kcal
당질 1.5g
교환단위 채소군 0.5교환(열무김치 25g)

재료

열무김치 ··· 25g

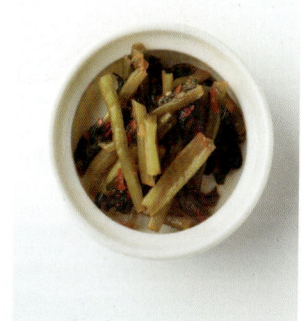

TIP 열무김치는 깍두기, 알타리김치, 나박김치, 갓김치 등 다양한 김치류로 기호에 따라 제시된 분량을 대체하여 섭취해도 좋다.

오전 간식

저지방 우유와 오렌지

열량 130kcal
당질 22g
교환단위 저지방 우유군 1교환(저지방 우유 200mL), 과일군 1교환(오렌지 100g)

재료

저지방 우유 ·········· 1컵(200mL)   오렌지 ·············· 100g

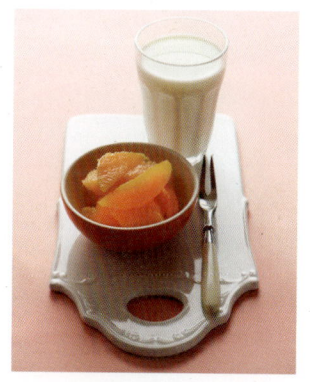

PART 5 당뇨병을 다스리는 기적의 밥상

3일차
팔보채와 시금치냉이국

아침 | **점심** | 저녁

총열량 **527kcal**
당질 **79g**
단백질 **29g**
지방 **11g**

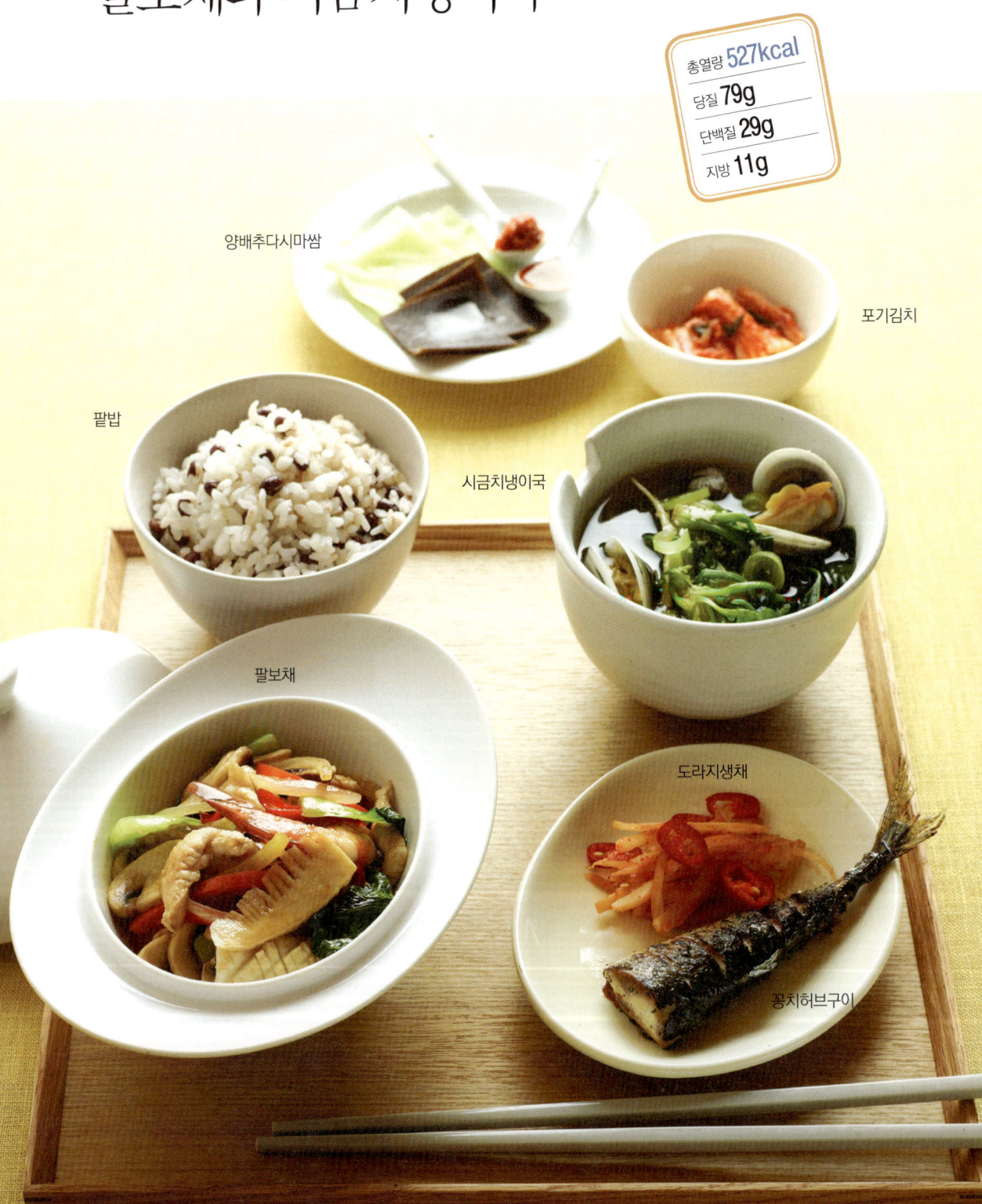

양배추다시마쌈
포기김치
팥밥
시금치냉이국
팔보채
도라지생채
꽁치허브구이

팔보채

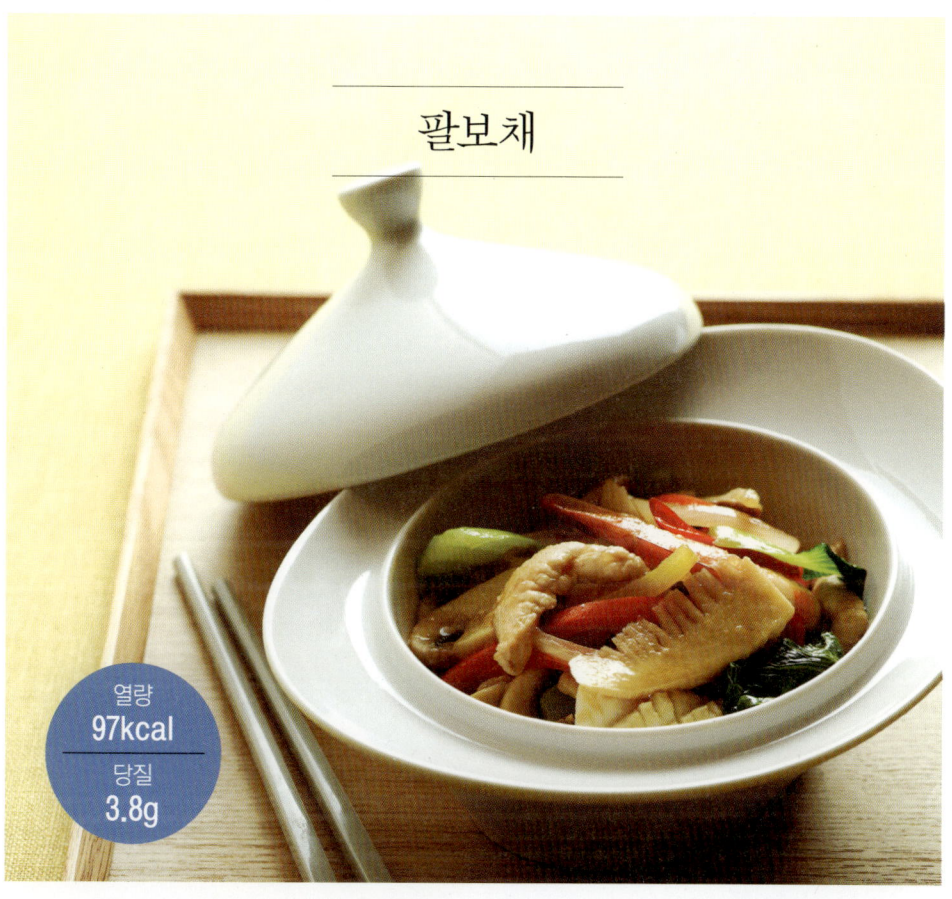

열량 97kcal
당질 3.8g

교환단위 곡류군 0.1교환(녹말가루 1작은술), 어육류군 1교환(새우 30g, 오징어 20g, 닭고기 15g), 채소군 0.5교환(청경채 10g, 양송이버섯 1개, 양파 5g, 파프리카 5g, 죽순 5g 등), 지방군 0.6교환(식용유 2g, 참기름 1g)

재료

새우 30g	마늘 3g
오징어 20g	닭고기 15g
청경채 10g	식용유 2g
양송이버섯 1개	굴소스 1작은술
양파/ 파프리카/ 죽순	참기름 1g
각 5g	**멸치육수**
홍고추 1/2개	멸치 10g
녹말가루 1작은술	다시마 1장
물 1작은술	

만드는 법

1 멸치는 잘 다듬어서 다시마와 함께 차가운 물에 넣고 끓여서 멸치육수를 만들고 건져낸다.
2 새우와 오징어는 잘 다듬어서 살짝 데친다.
3 청경채, 양송이버섯, 양파, 파프리카, 죽순, 홍고추는 어슷썬다.
4 녹말가루와 물을 분량을 넣어 녹말가루물을 만든다.
5 프라이팬에 식용유를 두르고 홍고추를 볶다가 마늘, 닭고기를 넣고 볶는다.
6 닭고기가 익으면 야채, 새우, 오징어를 넣고 멸치육수, 굴소스를 넣고 볶는다.
7 야채가 볶아지면 녹말가루, 물을 넣고 한소끔 익힌 후 참기름을 둘러낸다.

TIP 고기 및 해물요리에 야채를 많이 넣어서 먹으면 열량밀도가 낮아 음식섭취량은 줄이지 않으면서 열량섭취를 낮출 수 있어 당뇨병 조절에 도움이 된다.

시금치냉이국

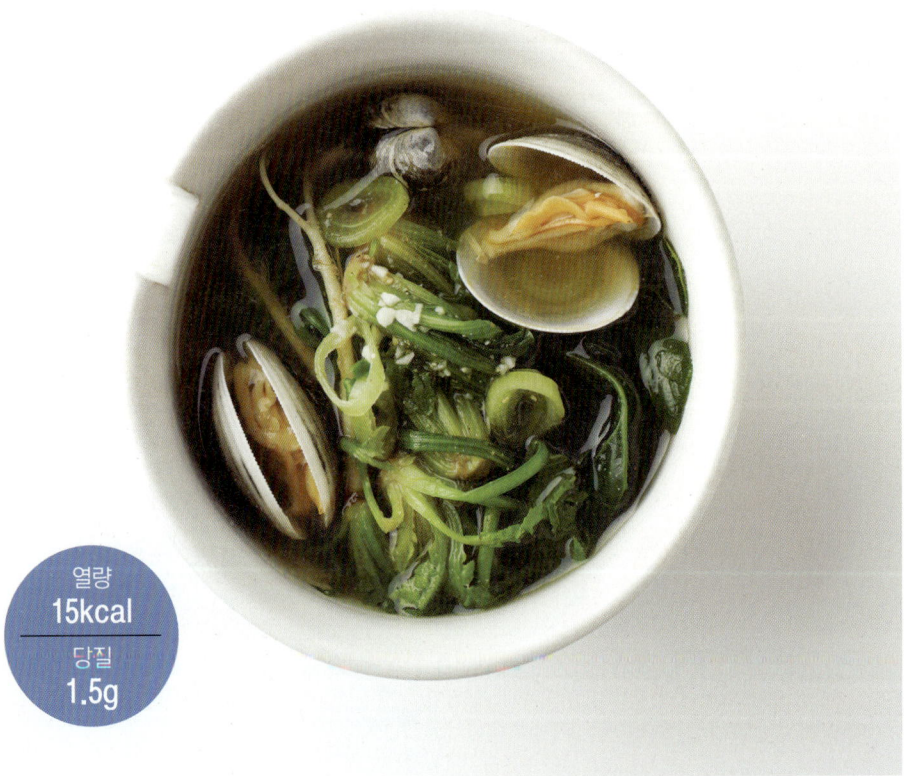

열량
15kcal

당질
1.5g

교환단위 어육류군 0.1교환 (모시조개 7g), 채소군 0.5 교환(시금치 30g, 냉이 10g 등)

재료
냉이	10g
모시조개	7g
마늘	2g
된장	1작은술
시금치	30g
파	5g

만드는 법
1. 냉이는 뿌리 부분을 깨끗이 손질하고, 잎 부분은 잘 다듬어 씻는다.
2. 모시조개는 해감을 한 후 잘 씻어준다.
3. 냄비에 찬물을 붓고 마늘, 모시조개를 넣고 끓인다.
4. 조개가 입을 모두 벌리면 된장을 넣고 한소끔 더 끓인다.
5. 시금치, 냉이를 넣고 끓이다가 파를 넣고 한소끔 더 끓인다.

TIP 시금치 냉이 등의 녹황색 채소는 비타민C 및 카로티노이드 등의 피토케미컬 섭취로 당뇨병 합병증 예방에 도움이 되므로 건더기를 충분히 섭취하도록 한다.

양배추다시마쌈

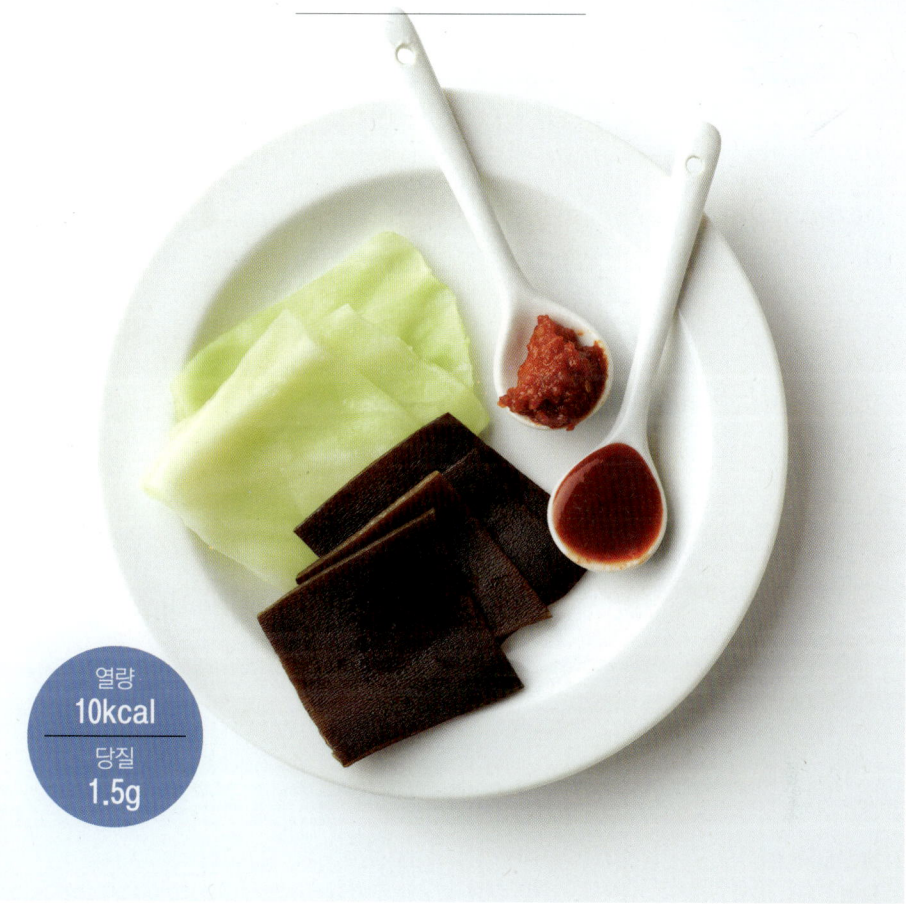

열량 **10kcal**
당질 **1.5g**

교환단위 채소군 0.5교환(양배추 25g, 다시마 1장)

재료
양배추	25g
다시마	1장
쌈장	
된장	2g
고추장	1g
마늘	1g
참기름	1g
참깨	약간
초고추장	
고추장	3g
식초	1작은술
마늘	1g
인공감미료	0.1g

만드는 법
1 양배추는 아삭할 정도로 살짝 삶아서 물기를 뺀다.
2 다시마는 찬물에 헹군 후 찬물에 30분 정도 담갔다가 건져둔다.
3 기호에 따라 쌈장이나 초고추장을 곁들인다.

PART 5 당뇨병을 다스리는 기적의 밥상

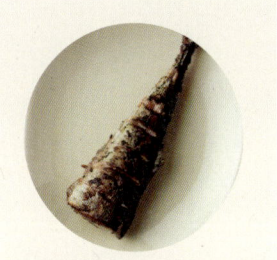

열량 75kcal
당질 0g
교환단위 어육류군 1교환(꽁치 50g: 60g으로 준비)

꽁치허브구이

재료
꽁치 ·················· 60g   허브 ·················· 10g

만드는 법
1 꽁치는 내장을 빼고 잘 씻은 후 어슷하게 칼집을 넣는다.
2 허브잎을 칼집에 채워도 좋고, 꽁치 위에 뿌려도 좋다.
3 180℃로 예열한 오븐에 15~20분간 구워낸다.

> **TIP** 꽁치는 뼈가 포함되어 있으므로 1교환량이 50g이지만, 뼈 무게를 고려하여 60g으로 준비한다.

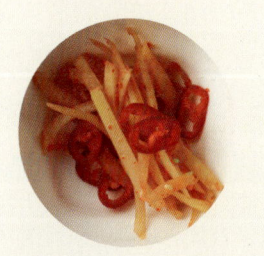

열량 20kcal
당질 1.5g
교환단위 채소군 0.5교환(도라지 20g)

도라지생채

재료
도라지 ············ 20g   식초 ············ 1작은술
굵은 소금 ········ 20g   마늘 ············ 1g
고춧가루 ········ 0.3g   홍고추 ·········· 1/4개
간장 ············· 0.3g   참깨 ············ 약간

만드는 법
1 도라지는 먹기 좋은 크기로 잘 갈라낸 후 굵은 소금으로 주물러준다.
2 소금에 절여지면 찬물로 헹군 후 찬물에 10분 정도 담가둔다.
3 찬물에 담가둔 도라지는 건져서 물기를 꼭 짜낸다.
4 고춧가루, 간장, 식초, 마늘을 분량대로 넣고 잘 섞어준다.
5 양념에 도라지를 넣고 버무려준 다음 홍고추와 참깨를 넣고 한 번 더 버무린다.

팥밥

열량 **300kcal**
당질 **69g**
교환단위 곡류군 3교환(팥밥 210g)

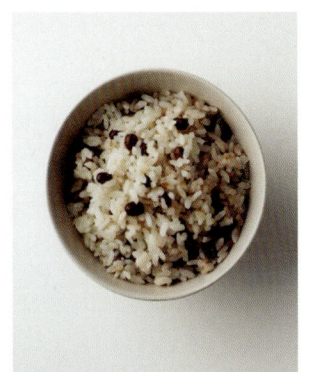

재료

팥밥 ·· 210g

TIP 전곡이나 잡곡과 쌀의 비율은 3:7~5:5를 권장하나, 기호에 따라 다양한 잡곡밥을 제시된 섭취량만큼 대체하여 섭취해도 좋다.

포기김치

열량 **10kcal**
당질 **1.5g**
교환단위 채소군 0.5교환(포기김치 25g)

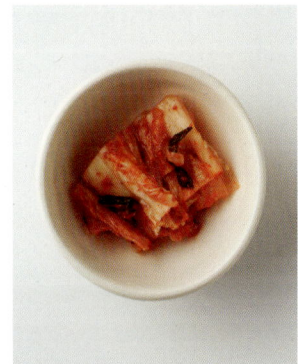

재료

포기김치 ·· 25g

TIP 포기김치는 알타리김치, 깍두기, 갓김치 등 다양한 김치류로 기호에 따라 제시된 분량을 대체하여 섭취해도 좋다.

오후 간식

저지방 우유와 배

열량 **130kcal**
당질 **22g**
교환단위 저지방 우유군 1교환(저지방 우유 200mL), 과일군 1교환(배 110g)

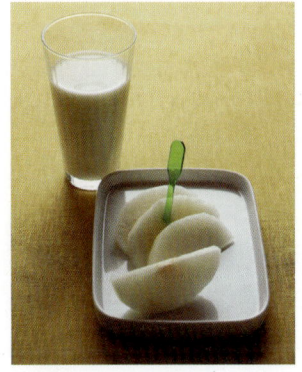

재료

저지방 우유 ············ 1컵(200mL)   배 ···························· 110g

PART 5 당뇨병을 다스리는 기적의 밥상

3일차

아침 점심 **저녁**

곤드레나물밥과 가지선

총열량 **543kcal**
당질 **82g**
단백질 **32g**
지방 **11.4g**

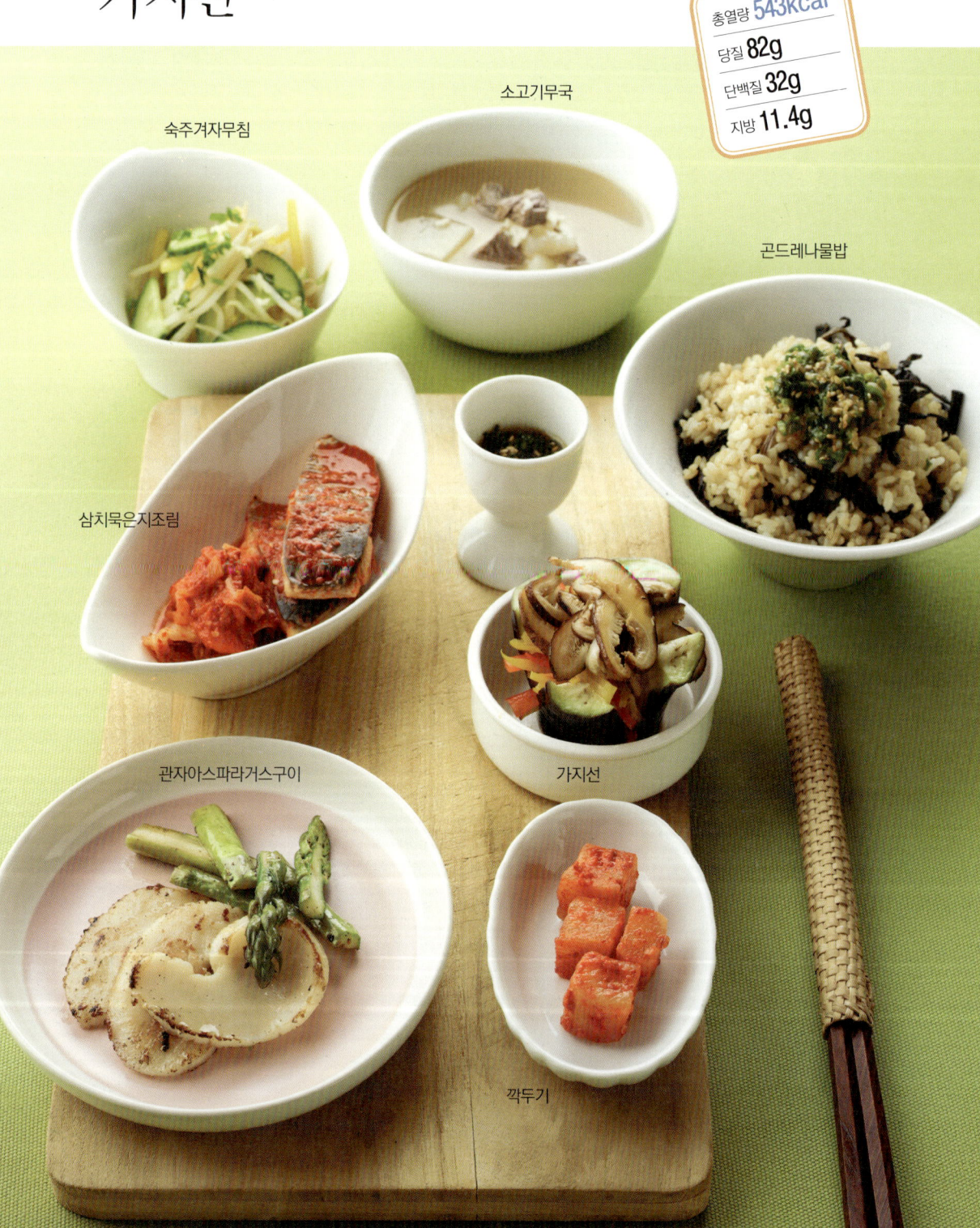

숙주겨자무침
소고기무국
곤드레나물밥
삼치묵은지조림
가지선
관자아스파라거스구이
깍두기

곤드레나물밥

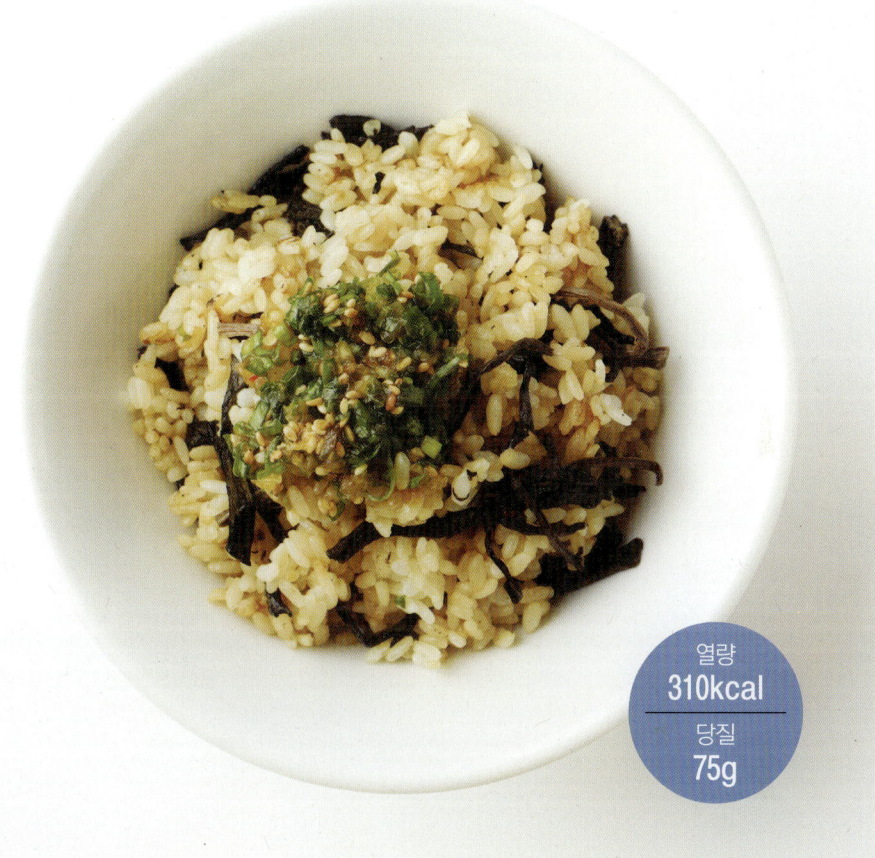

열량
310kcal

당질
75g

교환단위 곡류군 3교환(쌀 90g), 채소군 0.5교환(곤드레나물 10g), 지방군 0.4교환(참기름 2g)

재료
말린 곤드레나물 ······ 10g	물 ············· 1작은술
쌀 ····················· 90g	양파 ················· 5g
참기름 ················ 1g	파 ···················· 5g
양념장	참깨 ················· 1g
간장 ··················· 1g	참기름 ············· 1g

만드는 법
1 말린 곤드레나물은 물에 반나절 정도 불려준다.
2 불린 곤드레나물을 10분 정도 데쳐준 후 불을 끄고 그대로 뜨거운 상태로 식혀준다.
3 곤드레나물이 식으면 찬물로 여러 번 씻어준 후 물기를 뺀 다음 참기름을 넣고 무친다.
4 쌀과 물을 넣은 후 쌀의 분량에 맞는 물량을 잡아 밥을 한다.

TIP 기호에 따라 양념장을 곁들여 먹는다.

가지선

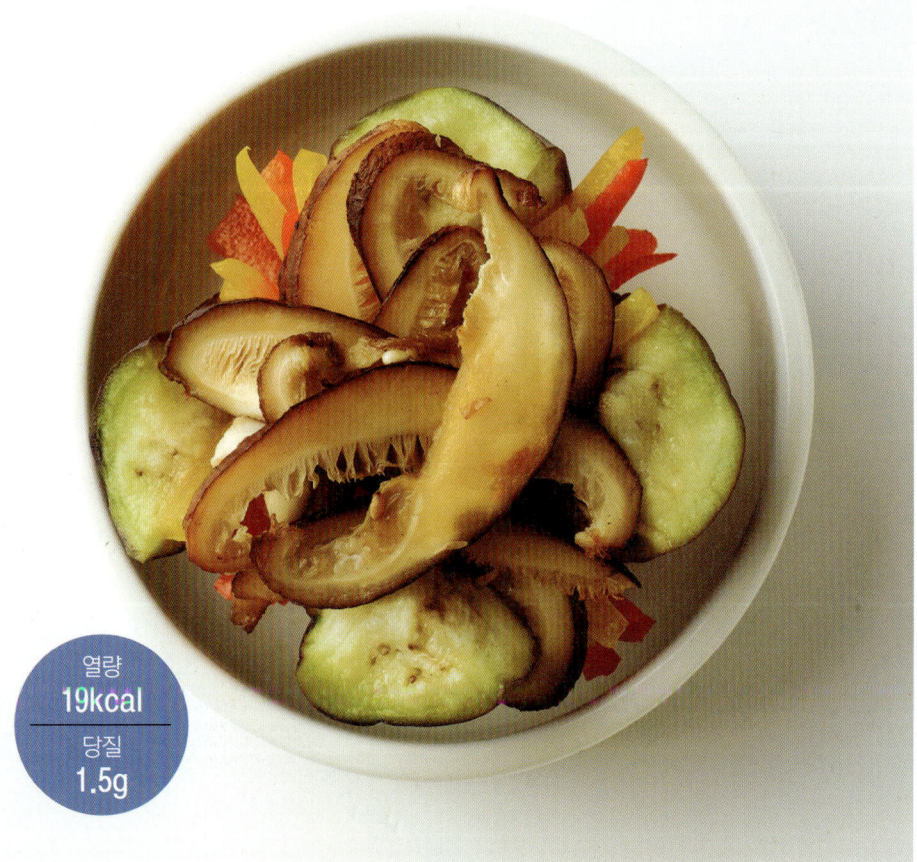

열량 **19kcal**
당질 **1.5g**

교환단위 채소군 0.5교환(가지 20g, 파프리카 10g, 표고버섯 5g), 지방군 0.2교환(식용유 1g)

재료
가지 ·················· 20g
파프리카(빨강, 노랑) · 10g
표고버섯 ············· 5g
식용유 ················ 1g

양념장
간장 ·················· 2g
물 ················ 1작은술
파 ····················· 5g
참깨 ·················· 1g
참기름 ················ 1g

만드는 법
1 가지는 가늘고 연한 것으로 골라 어슷썬다.
2 가지는 소금물에 살짝 데쳐낸다.
3 파프리카와 표고버섯은 두툼하게 채썬 후 식용유에 살짝 볶아낸다.
4 가지에 파프리카와 표고버섯을 넣어 낸다.

TIP 기호에 따라 양념장을 찍어 먹는다.

관자아스파라거스구이

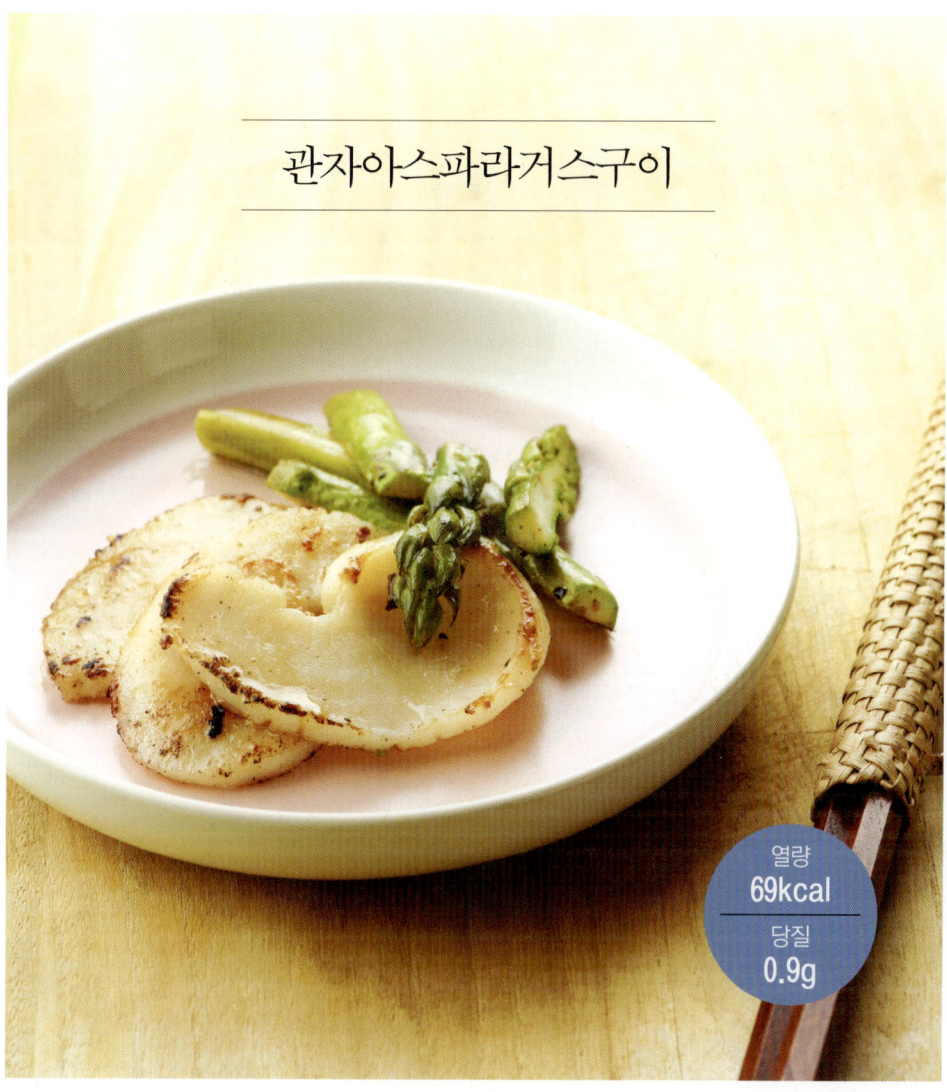

열량 69kcal
당질 0.9g

교환단위 어육류군 1교환(관자 70g), 채소군 0.3교환(아스파라거스 20g), 지방군 0.2교환(식용유 1g)

재료
- 관자 ······················· 70g
- 아스파라거스 ············ 20g
- 식용유 ······················ 1g
- 소금/ 후추 ··········· 각 약간

만드는 법
1. 관자의 껍질과 내장을 제거한 후 두툼하게 슬라이스한다.
2. 아스파라거스는 밑동을 잘라낸 후 반으로 잘라준다.
3. 관자는 후추를 살짝 뿌린 후 프라이팬에 앞뒤로 아주 살짝 구워낸다.
4. 아스파라거스는 식용유를 두르고 볶아낸다.
5. 관자와 아스파라거스를 함께 담아낸다.

PART 5 당뇨병을 다스리는 기적의 밥상

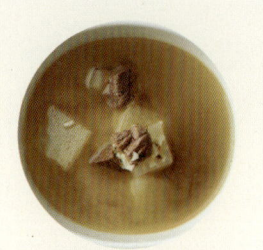

열량 32kcal
당질 1.5g
교환단위 어육류군 0.2교환(소고기 10g), 채소군 0.5교환(무 35g), 지방군 0.2교환(참기름 1g)

소고기무국

재료
소고기 ········· 10g	참기름 ········· 1g
무 ············ 35g	파 ············· 5g
마늘 ············ 2g	소금/후추 ····· 각 약간

만드는 법
1. 소고기는 적당한 크기로 잘라 핏물을 제거한다.
2. 무는 적당한 크기로 슬라이스한다.
3. 마늘은 기호에 따라 다진 마늘 또는 슬라이스 마늘을 이용해도 좋다.
4. 냄비에 소고기와 참기름, 마늘을 넣고 볶아준다.
5. 소고기 표면이 살짝 익으면 무도 넣고 볶은 후 물을 넣는다.
6. 물을 끓이면서 올라오는 거품을 걷어낸다.
7. 마지막으로 파, 후추를 넣고 한소끔 끓여낸다.

TIP 소금은 먹기 직전에 간을 보면서 넣도록 한다.

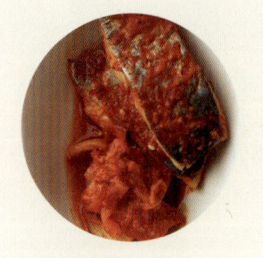

열량 93kcal
당질 1.5g
교환단위 어육류군 1교환(삼치 50g: 60g으로 준비), 채소군 0.5교환(묵은지 25g), 지방군 0.2교환(식용유 1g)

삼치묵은지조림

재료
삼치 ··········· 60g	간장 ············ 1g
묵은지 ········· 25g	고춧가루 ······· 0.3g
양념장	마늘 ············ 3g
와인 ·········· 1큰술	식용유 ··········· 1g
파 ············ 10g	

만드는 법
1. 삼치는 내장을 빼고 잘 씻은 후 어슷하게 잘라 칼집을 넣는다.
2. 묵은지와 삼치를 켜로 얹은 후 양념장을 얹어둔다.
3. 물을 1컵 정도 둘러준 후 15~20분 정도 졸여낸다.

TIP 삼치는 뼈가 포함되어 있으므로 1교환량이 50g이지만, 뼈 무게를 고려하여 60g을 준비한다.

TIP 생선은 조릴 때 식용유나 와인을 조금 넣으면 비린내를 없앨 수 있다.

숙주겨자무침

재료

숙주	25g	파	2g
오이	5g	마늘	2g
파프리카(노랑)	5g	식초/소금	각 약간

만드는 법
1. 숙주는 소금을 조금 넣고 살짝 데친다.
2. 오이는 어슷썰어 식초, 소금에 절여둔다.
3. 파프리카는 깨끗이 씻어서 채를 썰어둔다
4. 숙주에 오이, 파프리카, 파, 마늘을 넣고 겨자소스를 넣어 무친다.

● **겨자소스 만들기**
겨자 1g, 식초 1g, 소금 0.3g, 물 1g을 섞어준다.

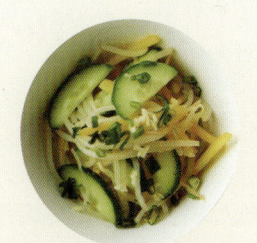

열량 10kcal
당질 1.5g
교환단위 채소군 0.5교환
(숙주 25g, 오이 5g, 노랑 파프리카 5g)

깍두기

열량 10kcal
당질 1.5g
교환단위 채소군 0.5교환단위(깍두기 25g)

재료

깍두기	25g

TIP 깍두기는 알타리김치, 포기김치, 갓김치 등 다양한 김치류로 기호에 따라 제시된 분량을 대체하여 섭취해도 좋다.

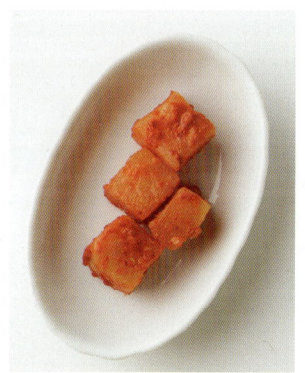

4일차 1,800kcal 기본 식단표

끼니	아침	점심	저녁
하루 섭취 식단	연두부샐러드와 버섯구이	삼계탕과 모듬야채스틱	단호박해물찜과 꽈리고추찜

식품군		교환수		
곡류군	8	2 **강낭콩밥 2/3공기** 강낭콩밥 70g×2교환=140g	3 **삼계탕** 찹쌀 30g×1교환=30g 영양찰밥 30g×2교환=140g	3 **현미보리밥 1공기** 현미보리밥 70g×3교환=210g
어육류군	5	1 **북어해장국** 북어채 15g×0.4교환=6g 계란 1개×0.1교환=5g **연두부샐러드** 연두부 150g×0.5교환=80g	2 **삼계탕 1/2마리** 삼계탕용 닭 40g×2교환=80g	2 **단호박해물찜** 해물 70g×1교환=70g **돼지고기수육** 돼지고기 40g×1교환=40g

		2	2	3
채소군	7	**연두부샐러드** 깻잎, 양파 50g×0.5교환=25g **버섯구이** 표고, 양송이버섯 50g×0.5교환=25g **김구이** 김 2g×0.5교환=1g **오이지무침** 오이지 70g×0.5교환=35g	**모듬야채스틱** 오이, 풋고추 등 70g×0.5교환=35g **마늘장선** 마늘장선 70g×1교환=70g **깍두기** 깍두기 50g×0.5교환=25g	**단호박해물찜** 단호박 70g×1교환=70g **꽈리고추찜** 꽈리고추 70g×0.5교환=35g **배추쌈** 배추, 풋고추 70g×0.5교환=35g **보쌈김치** 보쌈김치 50g×1교환=50g
		1	1.5	1.5
지방군	4	**연두부샐러드** 올리브오일 1작은술×0.5교환=1/2작은술 **북어해장국, 오이지무침** 참기름 5g×0.4교환=2g **김구이** 들기름 5g×0.4교환=2g **땅콩** 땅콩 8g×1교환=8g	**모듬야채스틱** 참기름 5g×0.2교환=1g	**단호박해물찜, 꽈리고추찜, 배추쌈 쌈장** 참기름 5g×0.6교환=3g
		2		
우유군	2	**오전 간식** 저지방 우유 1컵 저지방 우유 200mL×1교환=200mL	**오후 간식** 저지방 우유 1컵 저지방 우유 200mL×1교환=200mL	
		2		
과일군	2	**오전 간식** 사과 80g 사과 80g×1교환=80g	**오후 간식** 귤 120g 귤 120g×1교환=120g	

4일차

아침 점심 저녁

연두부샐러드와 버섯구이

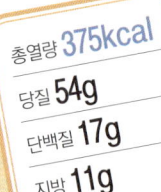
총열량 **375kcal**
당질 **54g**
단백질 **17g**
지방 **11g**

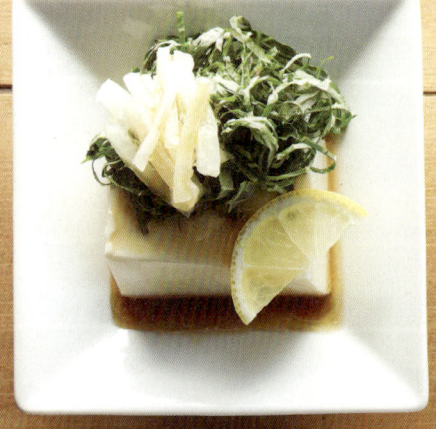
연두부샐러드

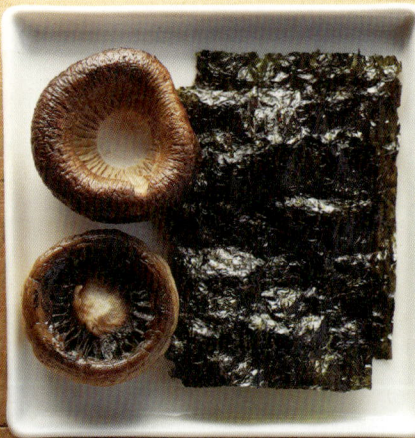
버섯구이   김구이

오이지무침

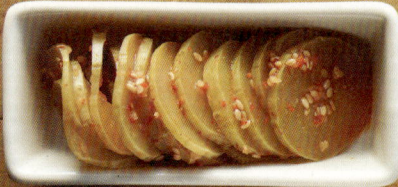

북어해장국

강낭콩밥

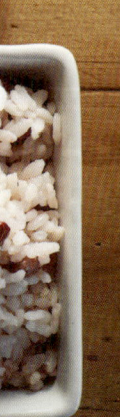

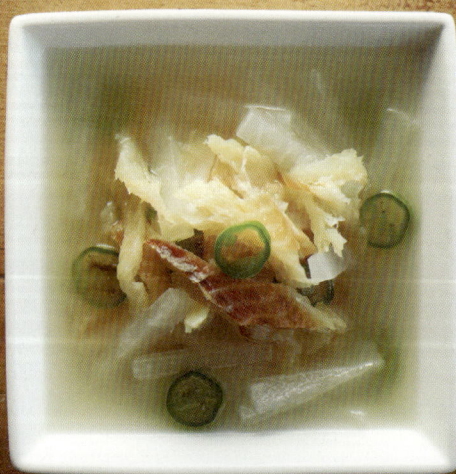

연두부샐러드

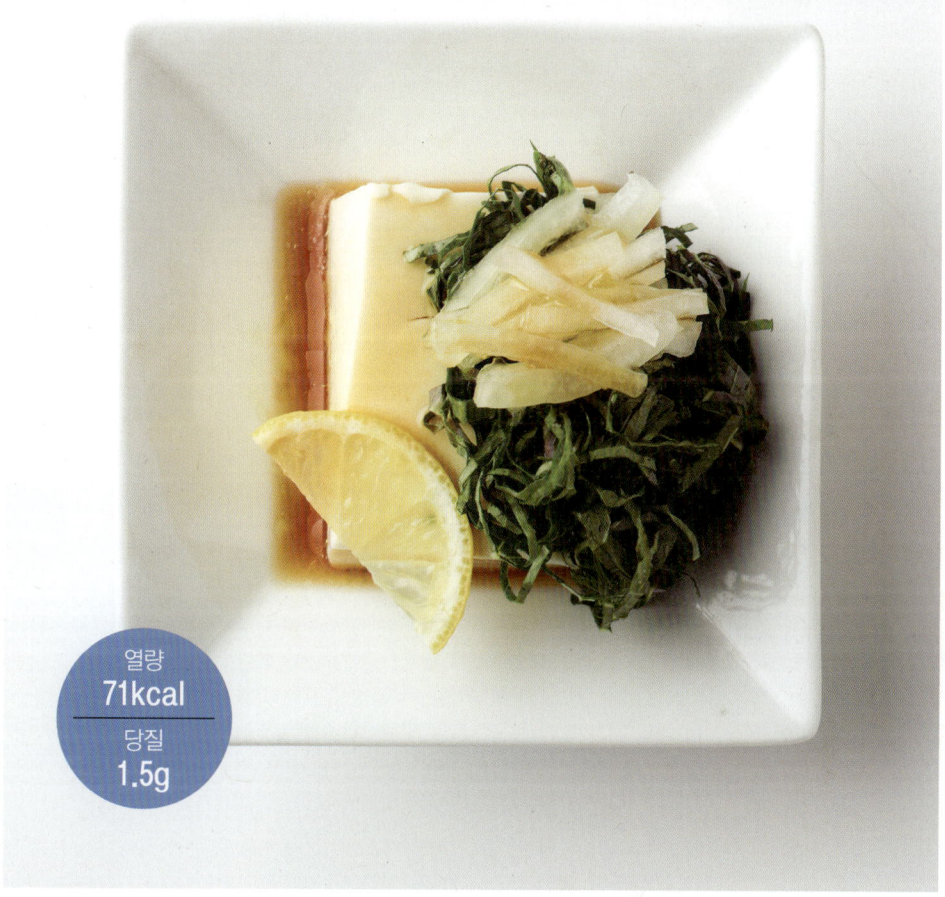

열량 71kcal
당질 1.5g

교환단위 어육류군 0.5교환(연두부 80g), 채소군 0.5교환(깻잎 10g, 양파 15g), 지방군 0.5교환(올리브오일 1/2작은술)

재료
연두부 ··········· 80g	물 ············ 1작은술
깻잎 ············· 10g	식초 ··········· 1작은술
양파 ············· 15g	올리브오일 ···· 1/2작은술
간장드레싱	그린스위트 ········ 0.1g
간장 ·············· 1g	레몬 ············ 1조각

만드는 법
1. 깻잎, 양파는 깨끗이 씻어 채썬 후 차가운 물에 담가둔다.
2. 간장드레싱 재료를 섞은 후 레몬을 담가둔다.
3. 연두부를 접시에 담고 채소를 연두부 위에 얹은 후 드레싱을 얹는다.

PART 5 당뇨병을 다스리는 기적의 밥상

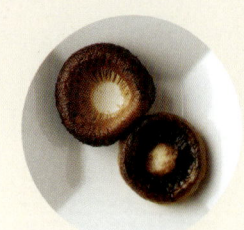

열량 10kcal 당질 1.5g
교환단위 채소군 0.5교환(표고버섯 15g, 양송이버섯 10g)

버섯구이

재료
표고버섯 ·············· 15g   양송이버섯 ·············· 10g

만드는 법
1 표고버섯과 양송이버섯은 꼭지를 딴 후 살짝 씻어서 물기를 빼둔다.
2 프라이팬을 약간 달군 후 표고버섯과 양송이버섯을 굽는다.

TIP 오븐을 사용할 경우에는 200℃에 2분 정도가 좋다.

TIP 먹기 직전에 소금, 후추를 살짝 뿌려도 좋지만, 그냥 먹어도 버섯 원래의 맛을 즐길 수 있어서 좋다.

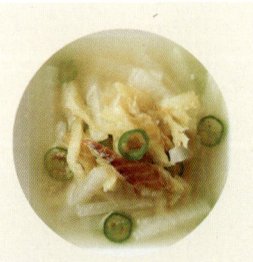

열량 47kcal
당질 1.5g
교환단위 어육류군 0.5교환(북어채 6g, 계란 5g), 채소군 0.5교환(무 30g, 파 5g, 풋고추 1/2개), 지방군 0.2교환(참기름 1g)

북어해장국

재료
북어채 ·············· 6g   파 ·············· 5g
무 ·············· 30g   풋고추 ·············· 1/2개
마늘 ·············· 2g   계란 ·············· 5g
참기름 ·············· 1g   소금 ·············· 약간

만드는 법
1 북어채는 물에 살짝 씻어준 후 물기를 뺀다.
2 무는 적당한 크기로 나박하게 썰거나 채썬다.
3 마늘은 기호에 따라 다진 마늘 또는 슬라이스 마늘을 이용해도 좋다.
4 냄비에 북어채와 참기름, 마늘을 넣고 볶아준다.
5 끓어오르면 파와 풋고추, 계란을 넣고 한소끔 끓여낸다.

TIP 소금은 먹기 직전에 너무 싱거워서 못먹는 경우 약간만 넣어서 싱겁게 먹는 것이 당뇨병 합병증 예방에 도움이 된다.

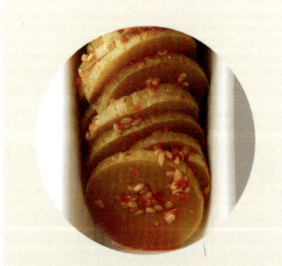

열량 19kcal 당질 1.5g
교환단위 채소군 0.5교환(오이지 35g), 지방군 0.2교환(참기름 1g)

오이지무침

재료
오이지 ·············· 35g   고춧가루 ·············· 0.2g
파 ·············· 3g   참기름 ·············· 1g
마늘 ·············· 2g   참깨 ·············· 약간

만드는 법
1 오이지는 둥글게 슬라이스하여 물로 씻은 후 꼭 짠다.
2 파, 마늘, 고춧가루를 넣고 무친 후 참기름과 참깨를 넣어 마무리한다.

김구이

재료
김 ·················· 1g   소금 ·················· 약간
들기름 ·················· 2g

만드는 법
1 김에 들기름을 바르고 소금을 뿌린다.
2 프라이팬에 굽는다.

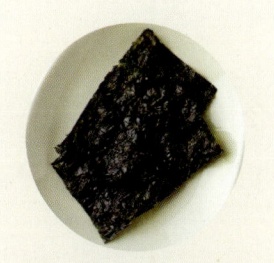

열량 28kcal 당질 1.5g
교환단위 채소군 0.5교환(김 1g), 지방군 0.4교환(들기름 2g)

강낭콩밥

열량 200kcal
당질 46g
교환단위 곡류군 2교환(강낭콩밥 140g)

재료
강낭콩밥 ·················· 140g

TIP 전곡이나 잡곡과 쌀의 비율은 3:7~5:5를 권장하나, 기호에 따라 다양한 잡곡밥을 제시된 섭취량만큼 대체하여 섭취해도 좋다.

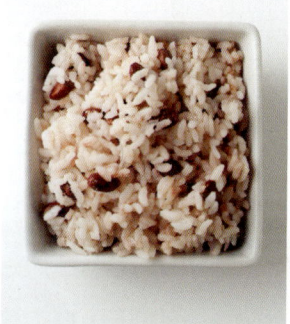

오전 간식

저지방 우유와 사과

열량 130kcal
당질 22g
교환단위 저지방 우유군 1교환(저지방 우유 200mL), 과일군 1교환(사과 80g)

재료
저지방 우유 ·········· 1컵(200mL)   사과 ·················· 80g

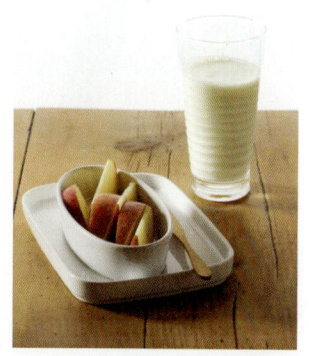

4일차

삼계탕과 모듬야채스틱

| 아침 | **점심** | 저녁 |

총열량 **440kcal**
당질 **80g**
단백질 **26g**
지방 **5g**

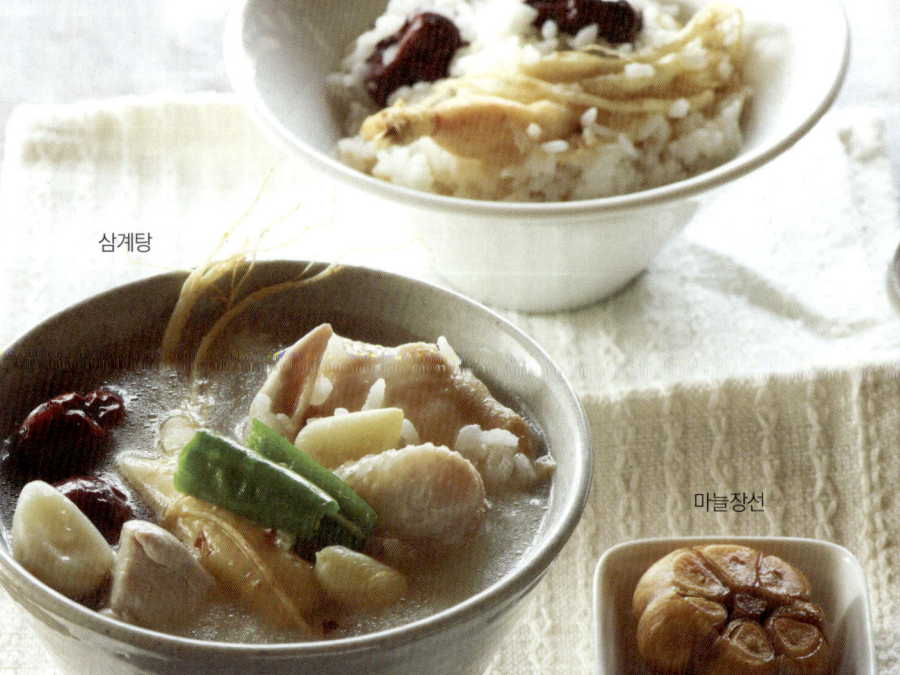

영양찰밥

삼계탕

깍두기

마늘장선

모듬야채스틱

삼계탕

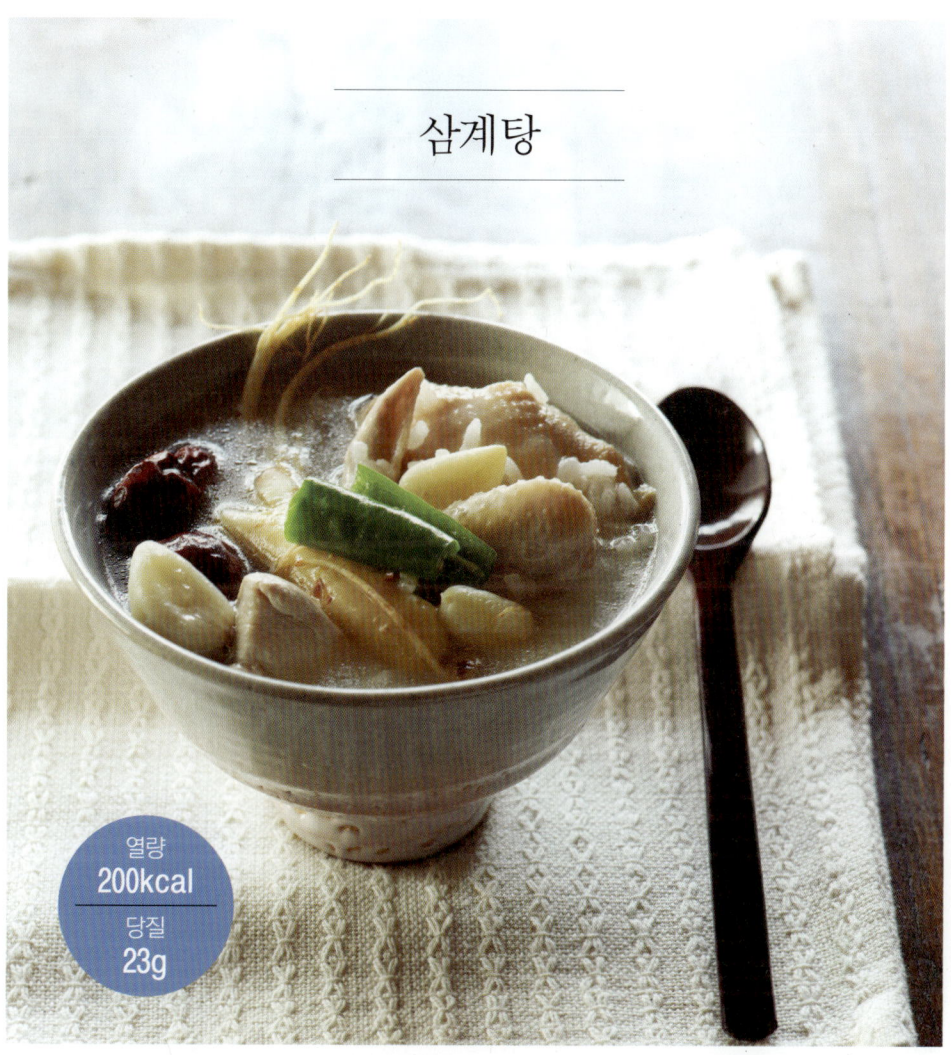

열량 200kcal
당질 23g

교환단위 곡류군 1교환(찹쌀 30g), 어육류군 2교환(닭고기 80g)

재료

삼계탕용 닭	80g
찹쌀	30g
인삼	2쪽
통마늘	3개
대추	2개
풋고추	1/2개
소금/후추	각 약간

만드는 법

1 닭은 내장 부분을 잘 씻어준 후 물기를 뺀다.
2 내장 부분에 찹쌀, 인삼, 통마늘, 대추 등을 넣고 닭뒷다리 안쪽에 칼집을 넣어 다리를 꼬아준다.
3 압력솥을 이용하여 푹 고아준다.
4 먹을 때 풋고추를 넣는다.

TIP 소금과 후추는 먹기 직전에 간을 보면서 넣도록 한다.
TIP 소금을 조금 넣어 싱겁게 먹는 것이 당뇨병 합병증 예방에 도움이 된다.

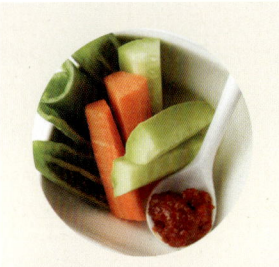

열량 10kcal
당질 1.5g
교환단위 채소군 0.5교환(오이 15g, 당근 10g, 풋고추 10g), 지방군 0.2교환(참기름 1g)

모듬야채스틱

재료
오이 ········· 15g
당근 ········· 10g
풋고추 ········ 10g
쌈장
된장 ········· 2g
고추장 ········ 1g
마늘 ········· 1g
참기름 ········ 1g
참깨 ········· 약간

만드는 법
1 오이와 당근은 스틱 모양으로 썬다.
2 풋고추는 잘 씻어서 통째로 낸다.
3 기호에 따라 쌈장을 곁들인다.

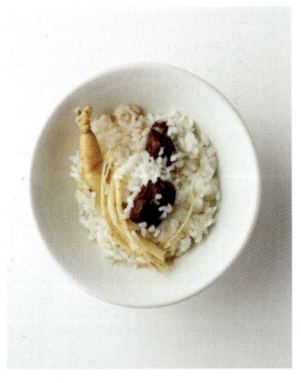

영양찰밥

열량 200kcal
당질 46g
교환단위 곡류군 2교환(영양찰밥 140g)

재료
영양찰밥 ········· 140g

TIP 전곡이나 잡곡과 쌀의 비율은 3:7~5:5를 권장하나, 기호에 따라 다양한 잡곡밥을 제시된 섭취량만큼 대체하여 섭취해도 좋다.

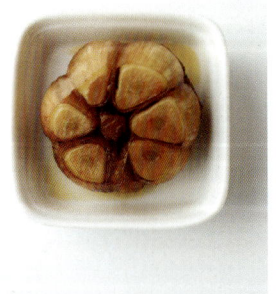

마늘장선

열량 20kcal
당질 3g
교환단위 채소군 1교환(마늘장선 70g)

재료
마늘장선 ········· 70g

깍두기

열량 **10kcal**
당질 **1.5g**
교환단위 채소군 0.5교환(깍두기 25g)

재료
깍두기 ·· 25g

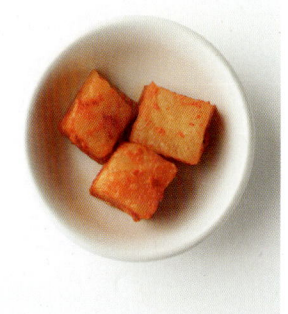

> **TIP** 깍두기는 알타리김치, 포기김치, 갓김치 등 다양한 김치류로 기호에 따라 제시된 분량을 대체하여 섭취해도 좋다.

땅콩

열량 **45kcal**
당질 **5g**
교환단위 지방군 1교환(땅콩 8g)

재료
땅콩 ·· 8g

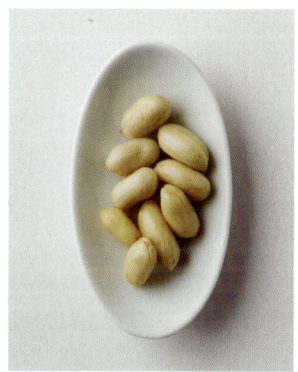

> **TIP** 조리 시 기름이 적은 경우 열량 섭취가 적으므로 견과류를 먹을 수 있다.

오후 간식

저지방 우유와 귤

열량 **130kcal**
당질 **22g**
교환단위 저지방 우유군 1교환(저지방 우유 200mL), 과일군 1교환(귤 120g)

재료
저지방 우유 ·········· 1컵(200mL)   귤 ······················· 120g

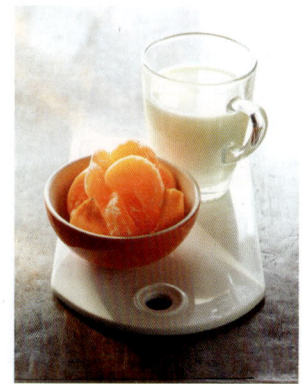

4일차

| 아침 | 점심 | **저녁** |

단호박해물찜과
꽈리고추찜

총열량 **557kcal**
당질 **82g**
단백질 **29g**
지방 **13g**

- 보쌈김치
- 돼지고기수육
- 현미보리밥
- 배추쌈
- 꽈리고추찜
- 단호박해물찜

단호박해물찜

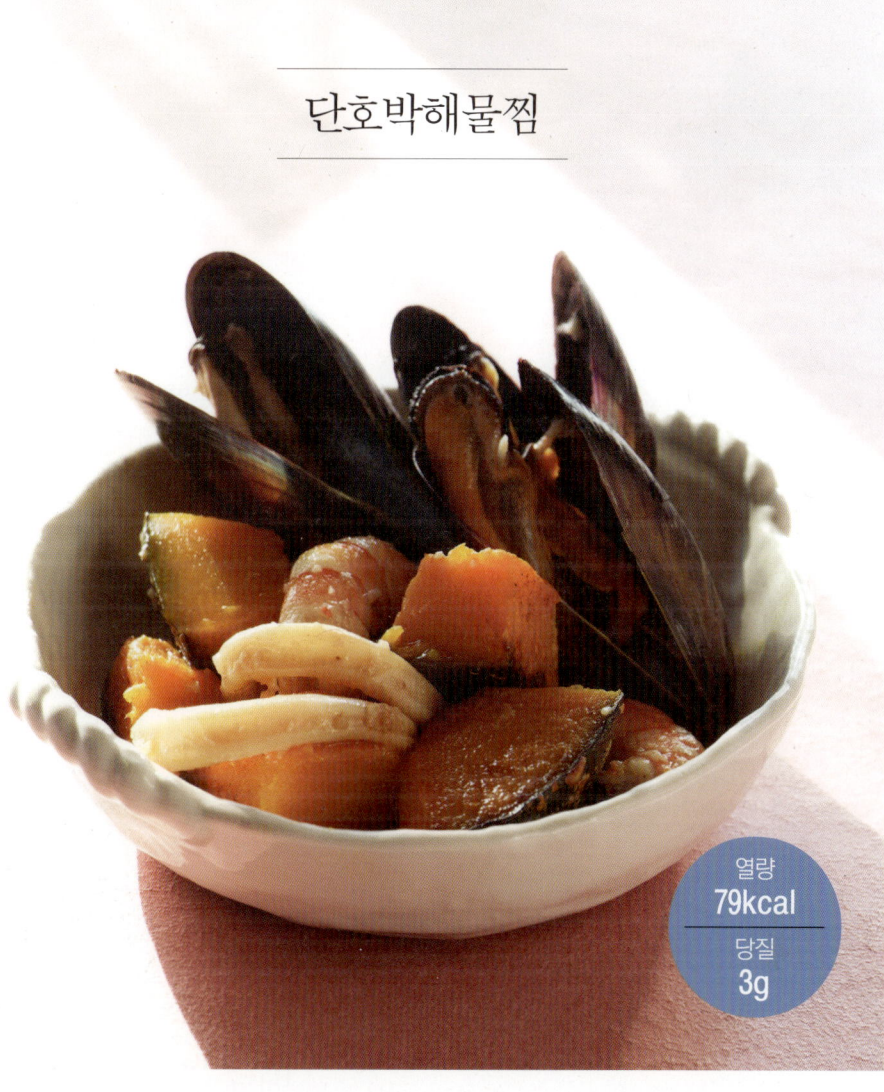

열량 **79kcal**
당질 **3g**

교환단위 어육류군 1교환(새우 20g, 오징어 30g, 조갯살 10g, 홍합 10g), 채소군 1교환(단호박 70g), 지방군 0.2교환(참기름 1g)

재료
- 단호박 ················ 70g
- 새우 ···················· 20g
- 오징어 ················ 30g
- 홍합 ···················· 10g
- 조갯살 ················ 10g
- 마늘 ······················ 3g
- 양파 ···················· 10g
- 굴소스 ············ 1작은술
- 참기름 ·················· 1g

만드는 법
1. 단호박은 반으로 잘라서 속안의 씨를 긁어낸 후 찜통에 쪄낸다.
2. 쪄낸 단호박을 먹기 좋은 크기로 잘라준다.
3. 새우, 오징어, 홍합, 조갯살은 잘 손질하여 프라이팬에 마늘, 양파와 함께 살짝 볶다가 굴소스를 넣고 참기름으로 마무리한다.
4. 단호박 속에 해물을 넣어 오븐에 구워낸다.

TIP 오븐은 200℃로 예열하여 5분 정도 구워낸다.

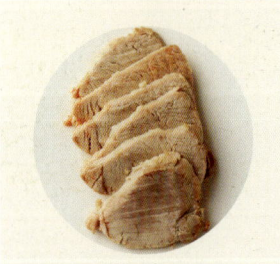

열량 39kcal
당질 6g
교환단위 곡류군 0.2교환 (밀가루 5g), 채소군 0.5교환 (꽈리고추 35g), 지방군 0.2교환(참기름 1g)

꽈리고추찜

재료
꽈리고추 ······ 35g	물 ······ 1작은술
밀가루 ······ 5g	파 ······ 5g
양념장	참깨 ······ 1g
간장 ······ 1작은술	참기름 ······ 1g

만드는 법
1. 꽈리고추는 꼭지를 따고 잘 씻은 후 물기를 뺀다.
2. 물기를 뺀 꽈리고추에 밀가루를 뿌린 후 잘 섞어준다.
3. 찜통에 살짝 김이 올라올 정도로 쪄준다.

TIP 기호에 따라 양념장을 곁들여 낸다.

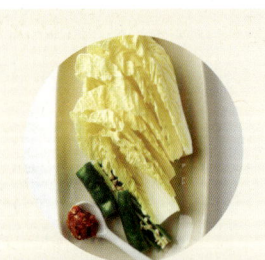

열량 100kcal
당질 0g
교환단위 어육류군 1교환 (돼지고기 40g)

돼지고기수육

재료
돼지고기 ······ 40g	통마늘 ······ 2개
된장 ······ 20g	파 ······ 10g
풋고추 ······ 2개	소금 ······ 약간
생강 ······ 1덩어리	

만드는 법
1. 찬물에 돼지고기를 넣고 된장, 풋고추, 생강, 통마늘, 파를 넣은 다음 돼지고기가 어느 정도 익을 때까지 끓인다.
2. 돼지고기가 어느 정도 익으면 소금을 넣어서 쫄깃한 맛이 나도록 한소끔 더 끓여준다.

열량 19kcal
당질 3g
교환단위 채소군 0.5교환 (배추 30g, 풋고추 5g), 지방군 0.2교환(참기름 1g)

배추쌈

재료
배추 ······ 60g	고추장 ······ 1g
풋고추 ······ 10g	마늘 ······ 1g
쌈장	참기름 ······ 1g
된장 ······ 2g	참깨 ······ 약간

만드는 법
1. 배추는 알배기배추를 골라 노란 배춧속을 깨끗이 씻는다.
2. 풋고추는 잘 씻어서 통째로 낸다.
3. 기호에 따라 쌈장을 곁들인다.

현미보리밥

열량 300kcal
당질 67g
교환단위 곡류군 3교환(현미보리밥 210g)

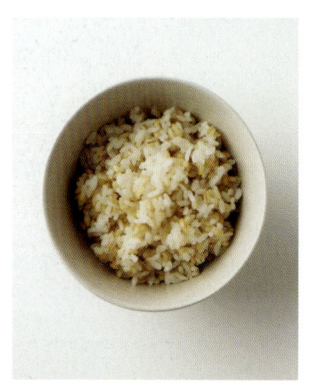

재료

현미보리밥 ·· 210g

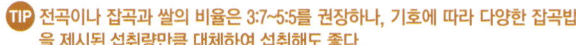

TIP 전곡이나 잡곡과 쌀의 비율은 3:7~5:5를 권장하나, 기호에 따라 다양한 잡곡밥을 제시된 섭취량만큼 대체하여 섭취해도 좋다.

보쌈김치

열량 20kcal
당질 3g
교환단위 채소군 1교환(보쌈김치 50g)

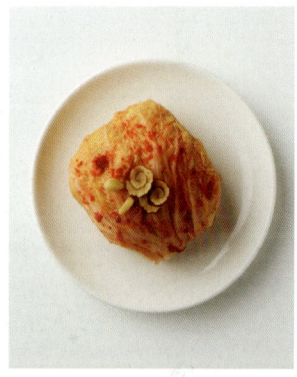

재료

보쌈김치 ·· 50g

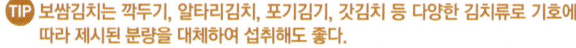

TIP 보쌈김치는 깍두기, 알타리김치, 포기김치, 갓김치 등 다양한 김치류로 기호에 따라 제시된 분량을 대체하여 섭취해도 좋다.

5일차 1,800kcal 기본 식단표

끼니	아침	점심	저녁
하루 섭취 식단	황태찜과 더덕양념구이	돼지고기파프리카구이와 콩나물잡채	꽃게해물탕과 버섯샐러드

식품군		교환수		
곡류군	8	2	3	3
		수수밥 2/3공기 수수밥 70g×2교환=140g	현미보리밥 1공기 현미보리밥 70g×3교환=210g	팥밥 1공기 팥밥 70g×3교환=210g
어육류군	5	1	2	2
		황태찜 황태 50g×1교환=50g (60g으로 준비)	돼지고기파프리카구이 돼지고기 40g×1교환=40g 옥돔구이 옥돔 50g×1교환=50g (60g으로 준비)	꽃게해물탕 꽃게, 해물 80g×2교환=160g

당뇨 기적의 밥상

채소군	7	2	2	3
		더덕양념구이 더덕 40g×0.5교환=20g	**취나물** 취나물 70g×0.5교환=35g	**버섯샐러드** 새송이버섯 50g×0.5교환=25g 어린잎채소, 양상추 등 70g×0.5교환=35g
		참나물 참나물 70g×1교환=70g	**콩나물잡채** 콩나물 65g×1교환=65g	**치커리오이생채** 치커리, 오이 등 70g×1교환=70g
		나박김치 나박김치 50g×0.5교환=25g	**포기김치** 포기김치 50g×0.5교환=25g	**열무김치** 열무김치 50g×1교환=50g
지방군	4	1	1.5	1.5
		황태찜, 더덕양념구이, 참나물 참기름, 식용유 5g×1교환=5g	**취나물, 콩나물잡채 등** 참기름, 식용유 5g×1.5교환=7.5g	**버섯샐러드, 치커리오이생채** 올리브오일, 참기름 5g×1.2교환=6g
우유군	2	2		
		오전 간식 저지방 우유 1컵 저지방 우유 200mL×1교환=200mL	**오후 간식** 저지방 우유 1컵 저지방 우유 200mL×1교환=200mL	
과일군	2	2		
		오전 간식 포도 80g 포도 80g×1교환=80g	**오후 간식** 망고 70g 망고 70g×1교환=70g	

5일차

아침 | 점심 | 저녁

황태찜과 더덕양념구이

총열량 **335kcal**
당질 **52g**
단백질 **16g**
지방 **7g**

수수밥

나박김치

참나물

황태찜

더덕양념구이

황태찜

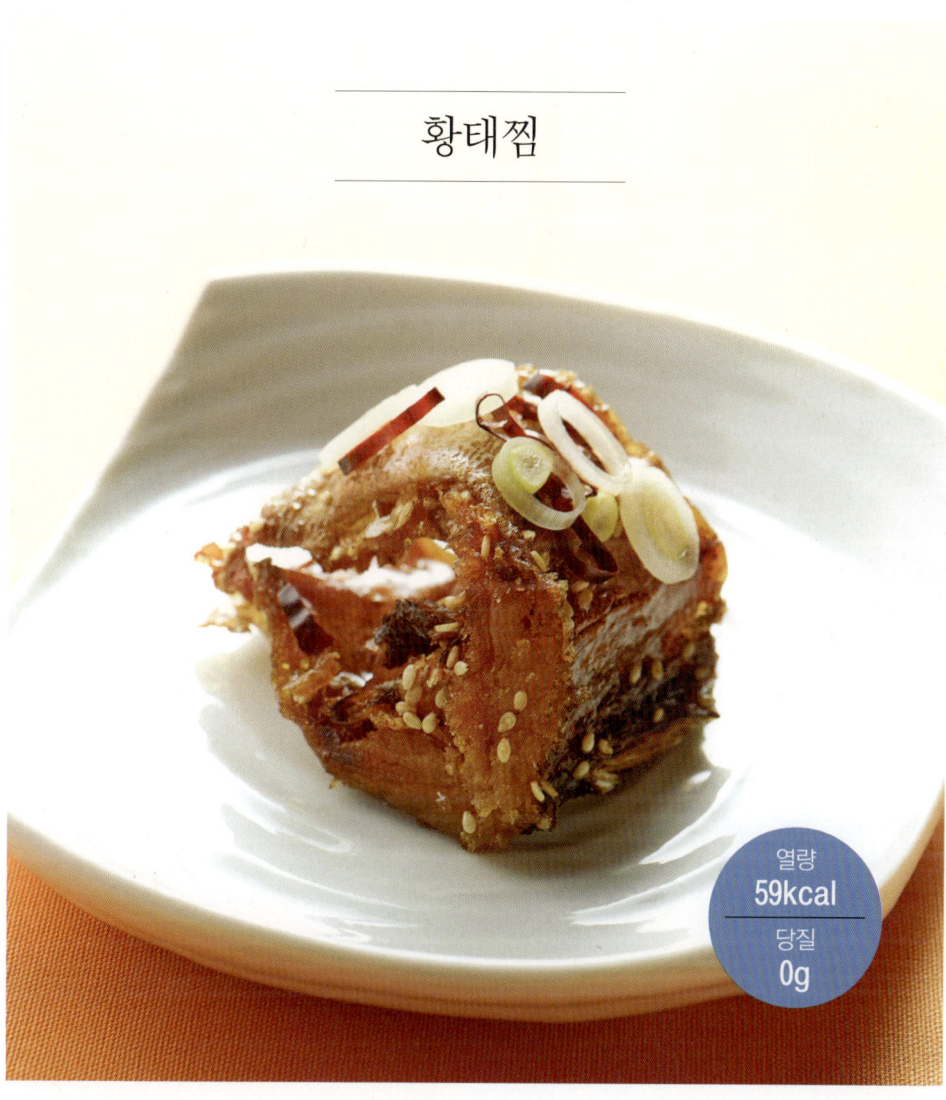

열량 **59kcal**
당질 **0g**

교환단위 어육류군 1교환(황태 50g: 60g으로 준비), 지방군 0.2교환(참기름 1g)

재료
황태 ······ 60g	물 ······ 1작은술
파 ······ 2g	물엿 ······ 1g
건고추 ······ 1/3개	참깨 ······ 1g
양념장	참기름 ······ 1g
간장 ······ 1g	

만드는 법
1 황태는 물로 살짝 씻어서 물기를 짠다.
2 간장, 물, 물엿, 참깨, 참기름을 섞어 양념장을 만든다.
3 황태에 양념장을 골고루 바른 후 10분 정도 재워둔다.
4 냄비에 재워둔 황태와 여유분의 물을 두른 후 파와 얇게 썬 건고추를 얹어 찜을 한다.

TIP 황태는 뼈가 포함되어 있으므로 1교환량이 50g이지만, 뼈 무게를 고려하여 60g으로 준비한다.

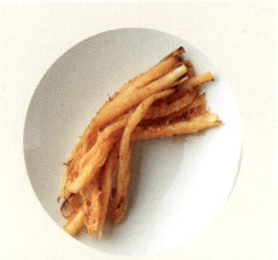

열량 37kcal
당질 1.5g
교환단위 채소군 0.5교환(더덕 20g), 지방군 0.6교환(참기름 1g, 식용유 2g)

더덕양념구이

재료
더덕 ·················· 20g
식용유 ················ 2g
양념장
고추장 ················ 3g
마늘 ·················· 2g
파 ···················· 2g
참깨/ 참기름 ········ 각 1g

만드는 법
1 더덕은 칼 밑부분으로 잘 두드려준다.
2 고추장, 마늘, 파, 참깨, 참기름을 잘 섞어 양념장을 만든다.
3 더덕에 양념장을 골고루 발라 20~30분 정도 재워둔다.
4 프라이팬에 식용유를 두르고 양념한 더덕을 지져낸다.

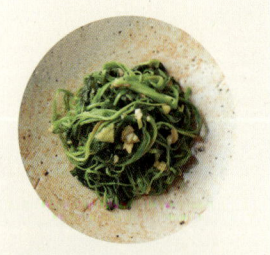

열량 29kcal
당질 3g
교환단위 채소군 1교환(참나물 70g), 지방군 0.2교환(참기름 1g)

참나물

재료
참나물 ················ 70g
파 ···················· 3g
마늘 ·················· 3g
간장 ·················· 약간
참깨 ············· 1/3작은술
참기름 ················ 1g

만드는 법
1 참나물은 잘 다듬어서 깨끗이 씻고 살짝 데쳐낸 후 차가운 물에 식혀낸다.
2 참나물을 꼭 짠 후 파, 마늘, 간장을 넣고 무친다.
3 참깨와 참기름을 넣고 다시 한 번 살짝 무친다.

TIP 녹황색 채소 등 여러 가지 채소의 나물 섭취는 다양한 피토케미컬 및 섬유소의 보강으로 당뇨병 조절 및 합병증 예방에 도움이 된다.

수수밥

열량 **200kcal**
당질 **46g**
교환단위 곡류군 2교환(수수밥 140g)

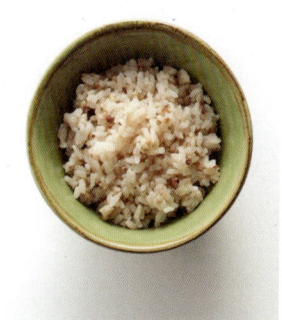

재료

수수밥 ·· 140g

TIP 전곡이나 잡곡과 쌀의 비율은 3:7~5:5를 권장하나, 기호에 따라 다양한 잡곡밥을 제시된 섭취량만큼 대체하여 섭취해도 좋다.

나박김치

열량 **10kcal**
당질 **1.5g**
교환단위 채소군 0.5교환(나박김치 25g)

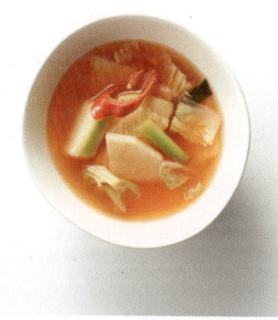

재료

나박김치 ·· 25g

TIP 나박김치는 열무물김치, 돗나물김치 등 다양한 물김치류로 기호에 따라 제시된 분량을 대체하여 섭취해도 된다.

TIP 물김치류는 국물보다는 야채건더기 위주로 섭취하는 것이 당뇨병 조절에 도움이 된다.

오전 간식

저지방 우유와 포도

열량 **130kcal**
당질 **22g**
교환단위 저지방 우유군 1교환(저지방 우유 200mL), 과일군 1교환(포도 80g)

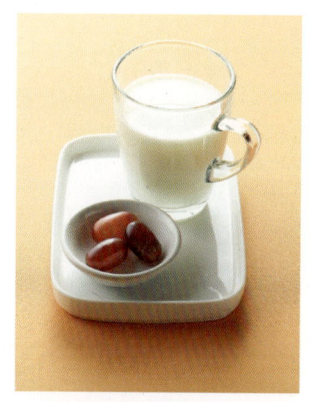

재료

저지방 우유 ·········· 1컵(200mL)   포도 ·················· 80g

5일차

아침 **점심** 저녁

돼지고기파프리카구이와 콩나물잡채

총열량 **538kcal**
당질 **77g**
단백질 **27g**
지방 **14g**

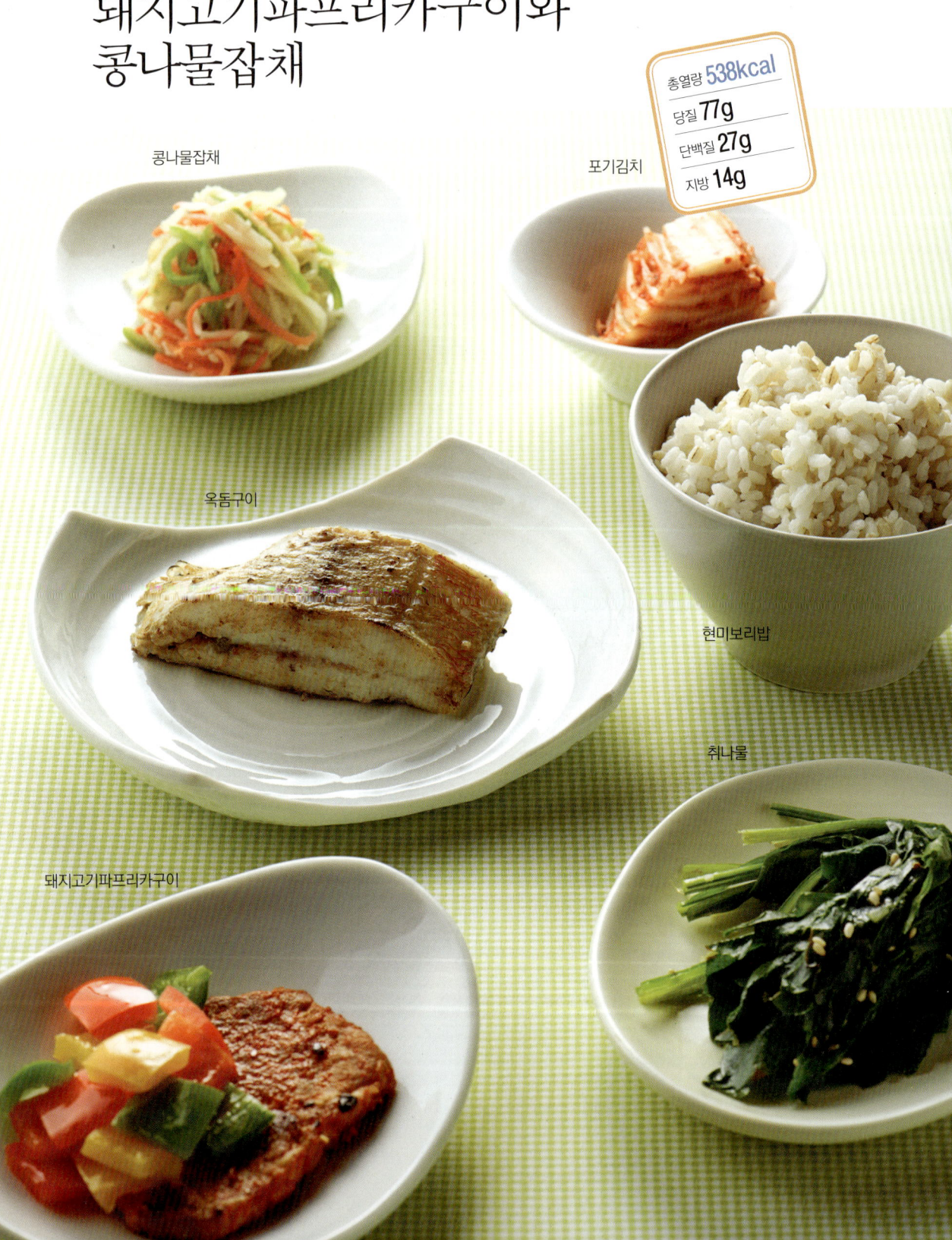

콩나물잡채
포기김치
옥돔구이
현미보리밥
취나물
돼지고기파프리카구이

돼지고기파프리카구이

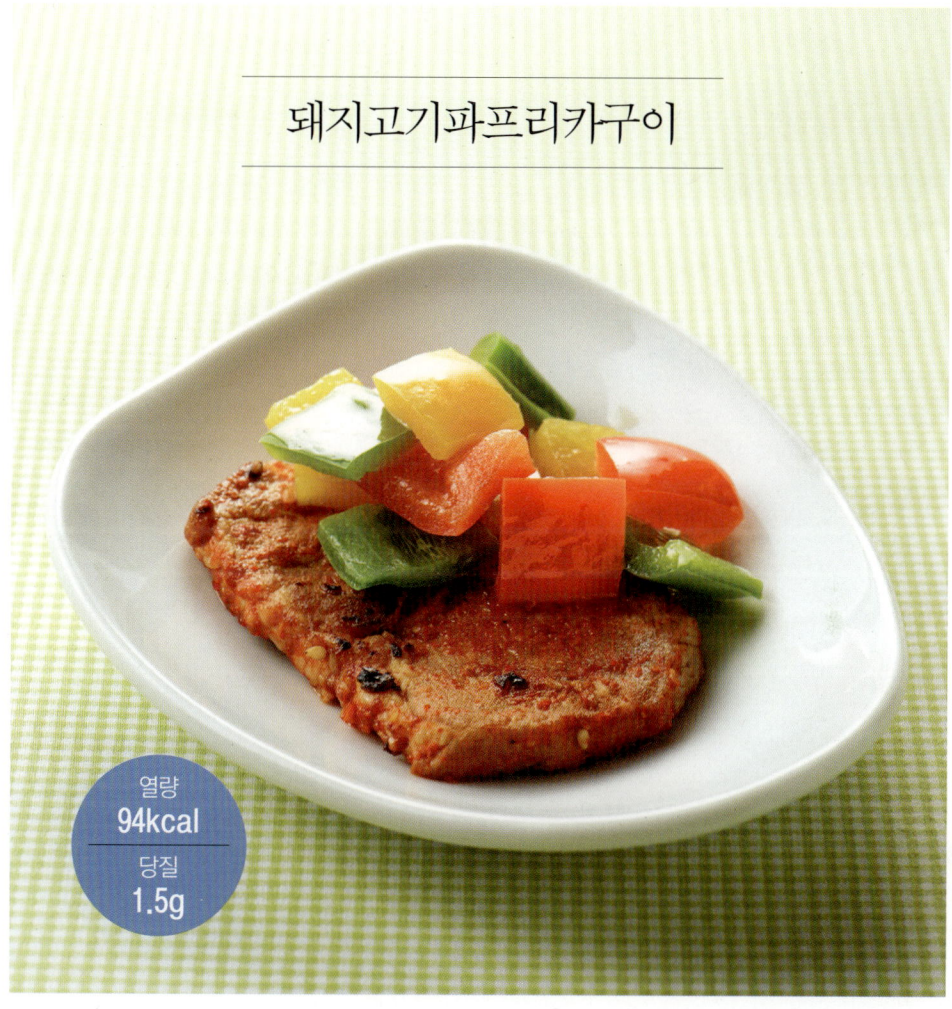

열량 94kcal
당질 1.5g

교환단위 어육류군 1교환(돼지고기 40g), 채소군 0.5교환(파프리카(빨강, 노랑, 초록) 각 10g), 지방군 0.2교환(참기름 1g)

재료
돼지고기(목살) ········· 40g
참깨 ················· 약간
참기름 ················ 1g
파프리카(빨강, 노랑, 초록) ············· 각 10g

양념장
고추장 ················ 2g
고춧가루 ············· 약간
장 ··················· 1g
물 ················ 1작은술
마늘 ·················· 2g

만드는 법
1 돼지고기는 고추장, 고춧가루, 간장, 물, 마늘로 만든 양념장으로 버무린 후 참깨와 참기름으로 마무리 양념을 하여 5~10분 정도 재워둔다.
2 파프리카는 먹기 좋은 크기로 사각썰기한다.
3 프라이팬에 식용유를 두르고 키친타월로 살짝 닦아낸 후 돼지고기를 볶는다.
4 프라이팬에 파프리카를 살짝 볶듯이 구워낸다.
5 접시에 볶은 돼지고기와 파프리카를 구분하여 담아낸다.

TIP 고기류를 프라이팬에 볶을 때 식용유를 최대한 적게 사용하려면 프라이팬에 식용유를 두른 다음 키친타월로 살짝 닦아내면 열량을 줄일 수 있다.

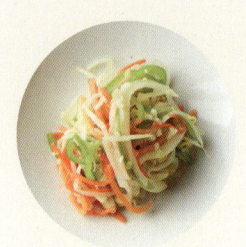

열량 56kcal 당질 3g
교환단위 채소군 1교환(콩나물 35g, 당근 10g, 양파 10g, 피망 10g), 지방군 0.8교환(참기름 1g, 식용유 3g)

콩나물잡채

재료
콩나물	35g	파	3g
당근	10g	식용유	3g
양파	10g	간장	약간
피망	10g	참깨	1/3작은술
마늘	3g	참기름	1g

만드는 법
1 콩나물은 5분 정도 삶아서 찬물에 헹군다.
2 당근, 양파, 피망은 채썰어서 마늘, 파, 식용유를 넣고 볶아낸다.
3 콩나물과 볶은 야채를 함께 넣고 간장, 참깨와 참기름을 넣고 마무리한다.

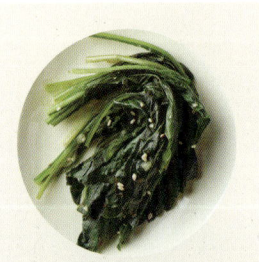

열량 19kcal 당질 1.5g
교환단위 채소군 0.5교환(취나물 35g), 지방군 0.2교환(참기름 1g)

취나물

재료
취나물	35g	간장	약간
마늘	3g	참깨	1/3작은술
파	3g	참기름	1g

만드는 법
1 취나물은 잘 다듬어서 데쳐낸다.
2 데쳐낸 취나물에 마늘, 파, 간장을 넣고 버무린다.
3 참깨와 참기름을 넣고 마무리한다.

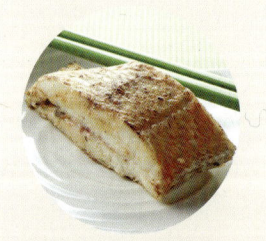

열량 59kcal 당질 0g
교환단위 어육류군 1교환(옥돔 50g: 60g으로 준비), 지방군 0.2교환(참기름 1g)

옥돔구이

재료
옥돔	60g	참기름	1g

만드는 법
1 옥돔은 냉동으로 미리 손질된 제품을 구입하면 손쉽게 준비할 수 있다.
2 오븐에 구워낸 후 참기름을 발라낸다.

TIP 옥돔은 뼈가 포함되어 있으므로 1교환량은 50g이지만, 뼈 무게를 고려하여 60g으로 준비한다.

현미보리밥

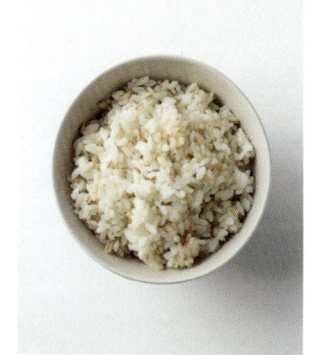

열량 **300kcal**
당질 **69g**
교환단위 곡류군 3교환(현미보리밥 210g)

재료
현미밥 ···································· 210g

TIP 전곡이나 잡곡과 쌀의 비율은 3:7~5:5를 권장하나, 기호에 따라 다양한 잡곡밥을 제시된 섭취량만큼 대체하여 섭취해도 좋다.

포기김치

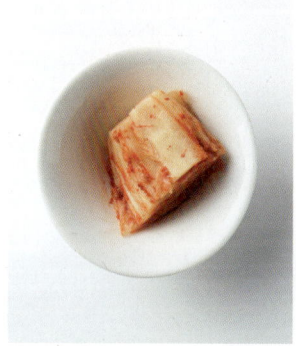

열량 **10kcal**
당질 **1.5g**
교환단위 채소군 0.5교환(포기김치 25g)

재료
포기김치 ···································· 25g

TIP 포기김치는 깍두기, 알타리김치, 나박김치, 갓김치 등 다양한 김치류로 기호에 따라 제시된 분량을 대체하여 섭취해도 좋다.

오후 간식

저지방 우유와 망고

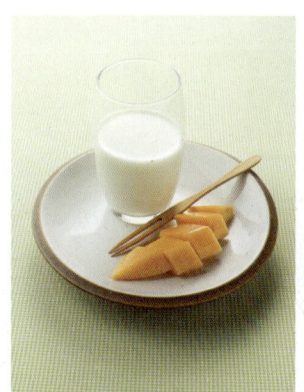

열량 **130kcal**
당질 **22g**
교환단위 저지방 우유군 1교환(저지방 우유 200mL), 과일군 1교환(망고 70g)

재료
저지방 우유 ·········· 1컵(200mL)   망고 ···································· 70g

5일차

꽃게해물탕과 버섯샐러드

아침 점심 **저녁**

총열량 **524kcal**
당질 **80g**
단백질 **29g**
지방 **10g**

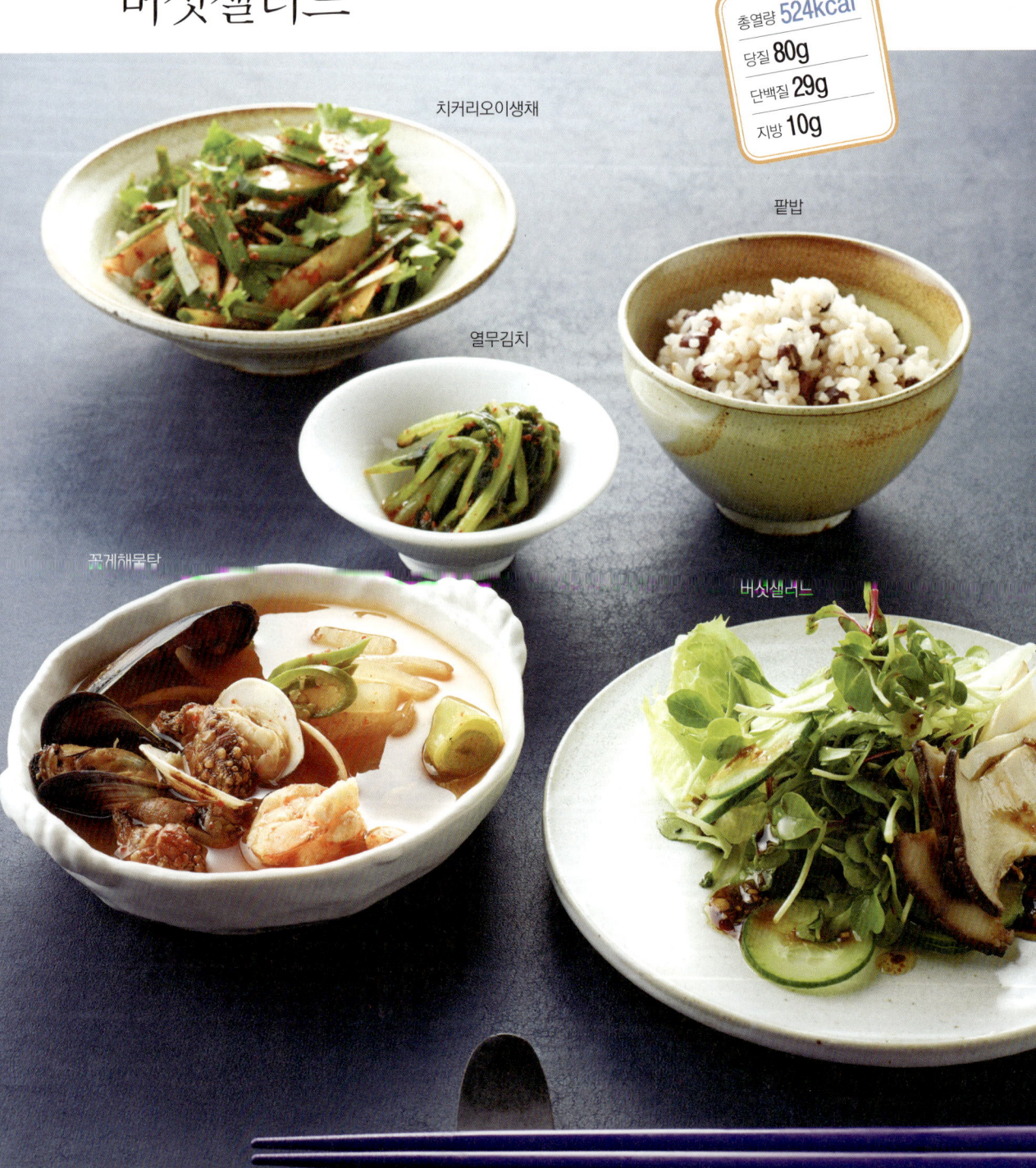

치커리오이생채
팥밥
열무김치
꽃게해물탕
버섯샐러드

꽃게해물탕

열량 **110kcal**
당질 **1.5g**

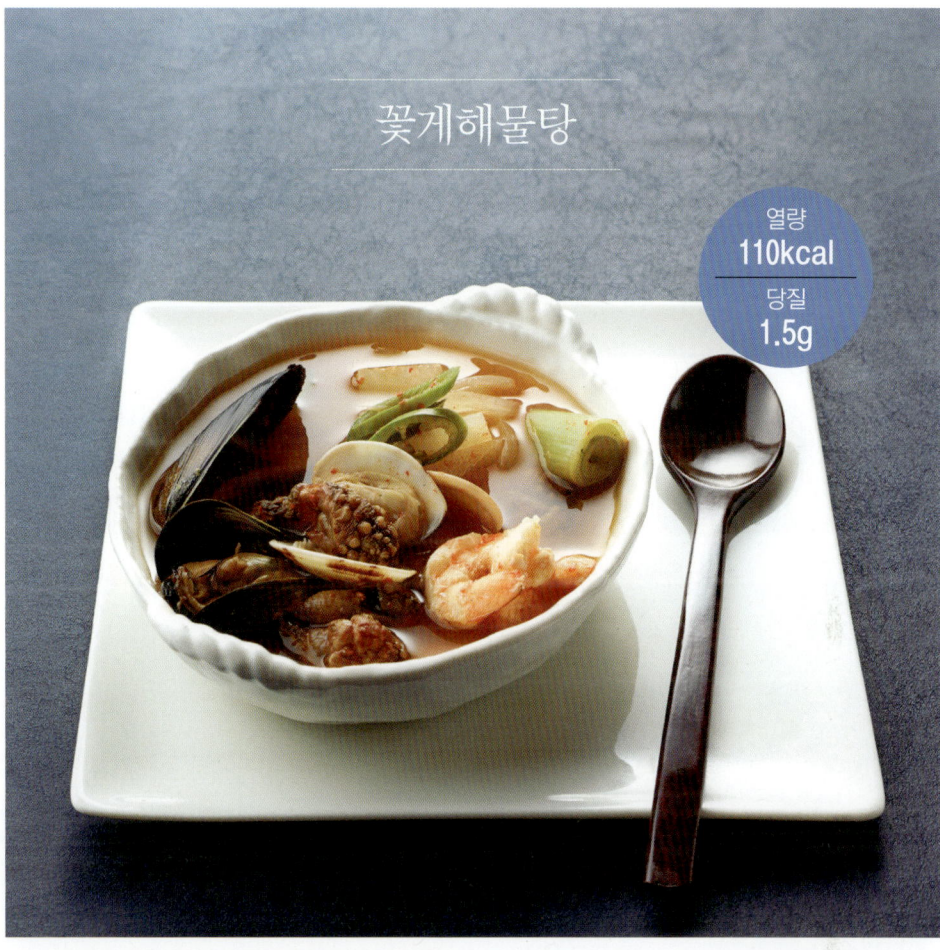

교환단위 어육류군 2교환(꽃게 80g, 미더덕 20g, 홍합 20g, 모시조개 20g, 새우 20g), 채소군 0.5교환(무 10g, 양파 10g, 파 5g, 풋고추 1/2개)

재료

멸치	10g	새우	20g
다시마	1장	양파	10g
무	10g	파	5g
꽃게	80g	풋고추	1/2개
미더덕	20g	마늘	2g
홍합	20g	고춧가루/ 소금	
모시조개	20g		각 약간

만드는 법

1 냄비에 찬물을 넣고 멸치, 다시마를 넣어 멸치 다시를 만든다.
2 무는 적당한 크기로 나박하게 썬다.
3 꽃게는 깨끗이 씻어서 2등분한다.
4 미더덕, 홍합, 모시조개, 새우 등도 깨끗이 손질한다.
5 마늘은 기호에 따라 다진 마늘 또는 슬라이스 마늘을 이용해도 좋다.
6 멸치다시 국물에 꽃게와 모시조개, 무, 마늘, 고춧가루를 넣고 끓인다.
7 끓어오르면 새우, 홍합, 미더덕을 넣어 한소끔 끓여낸다.

TIP 소금은 먹기 직전에 간을 보면서 넣어야 싱겁게 먹을 수 있다.

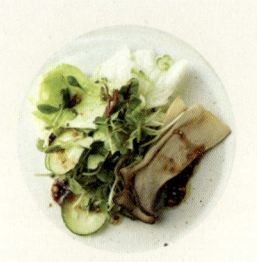

열량 65kcal
당질 3g
교환단위 채소군 1교환(어린잎채소 15g, 양상추 10g, 오이 10g, 새송이버섯 25g), 지방군 1교환(올리브오일 1작은술)

버섯샐러드

재료
어린잎채소 …… 10g	**드레싱**	마늘 …………… 1g
양상추 ………… 10g	발사믹소스 ··1작은술	소금/ 후추 ··각 약간
오이 …………… 10g	올리브오일 ··1작은술	
새송이버섯 …… 25g	그린스위트 …… 0.1g	

만드는 법
1 드레싱 재료를 믹서로 섞어 냉장고에서 차게 한다.
2 어린잎채소, 양상추, 오이를 잘 손질하여 잘라서 접시에 담는다.
3 새송이버섯은 슬라이스하여 프라이팬에 굽는다.
4 접시에 새송이버섯과 생야채를 구분하여 담고 드레싱을 얹어 먹는다.

TIP 새송이버섯을 프라이팬에 구울 때 기름을 두르지 않아야 향을 극대화시키고 열량을 줄일 수 있다.

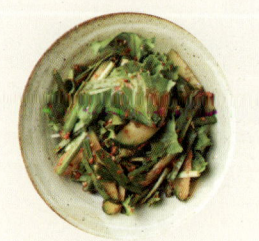

열량 29kcal
당질 3g
교환단위 채소군 1교환(치커리 20g, 오이 30g, 양파 10g, 부추 10g, 풋고추 1/2개), 지방군 0.2교환(참기름 1g)

치커리오이생채

재료
치커리 …………………… 20g	마늘 …………………………… 2g
오이 ……………………… 30g	그린스위트 ………………… 0.1g
양파 ……………………… 10g	고춧가루/ 소금/ 참깨 …… 각 약간
부추 ……………………… 10g	참기름 ………………………… 1g
풋고추 ………………… 1/2개	

만드는 법
1 치커리, 오이, 양파, 부추, 풋고추는 씻은 후 물기를 뺀다.
2 오이는 어슷썰고, 치커리와 부추는 3~4cm 크기로 썬다.
3 양파는 채썰고, 풋고추는 어슷썬다.
4 준비된 야채를 섞고 마늘, 고춧가루, 그린스위트, 소금을 넣고 조물조물 무친다.
5 참깨와 참기름을 넣고 마무리한다.

팥밥

열량 300kcal
당질 69g
교환단위 곡류군 3교환(팥밥 210g)

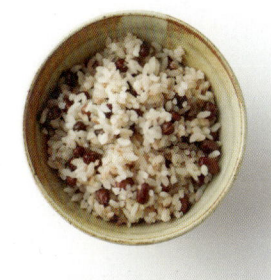

재료

팥밥 ·· 210g

TIP 전곡이나 잡곡과 쌀의 비율은 3:7~5:5를 권장하나, 기호에 따라 다양한 잡곡밥을 제시된 섭취량만큼 대체하여 섭취해도 좋다.

열무김치

열량 20kcal
당질 3g
교환단위 채소군 1교환(열무김치 50g)

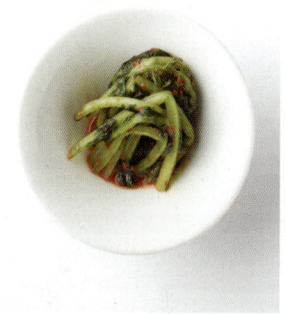

재료

열무김치 ·· 25g

TIP 열무김치는 깍두기, 알타리김치, 나박김치, 갓김치 등 다양한 김치류로 기호에 따라 제시된 분량을 대체하여 섭취해도 좋다.

 **1,800kcal 기본 식단표**

끼니	아침	점심	저녁
하루 섭취 식단	눌은밥과 풋고추된장찌개	잔치국수와 완자전	사태찜과 수삼오이선

식품군		교환수		
곡류군	8	2	3	3
		눌은밥 1그릇 누룽지 30g×2교환=60g	잔치국수 1그릇 소면 90g×3교환=270g	혼합잡곡밥 1공기 혼합잡곡밥 70g×2.5교환=180g
어육류군	5	1	2	2
		풋고추된장찌개 두부 80g×0.3교환=20g	잔치국수 두부 50g×0.5교환=25g	사태찜 사태 40g×1교환=40g
		멸치땅콩조림 멸치 15g×1교환=15g	완자전 돼지고기 40g×1교환=40g 계란 50g×0.5교환=25g	임연수지짐 임연수 50g×1교환=50g (60g으로 준비)

식품군	교환단위			
채소군	7	2.5	2	2.5
		풋고추된장찌개 풋고추 등 70g×1교환=70g **부추겉절이** 부추 50g×0.5교환=25g **깻잎찜** 깻잎 40g×0.5교환=20g **야채꼬치구이** 가지, 호박 등 70g×0.5교환=35g	**잔치국수** 호박 70g×0.5교환=35g 당근 70g×0.5교환=35g 표고버섯 50g×0.5교환=25g **완자전** 양파, 풋고추, 당근 70g×0.5교환=35g	**수삼오이선** 오이 등 70g×0.5교환=35g **유채나물** 유채 70g×1교환=70g **깍두기** 깍두기 50g×1교환=50g
지방군	4	1	1.5	1.5
		멸치땅콩조림, 깻잎찜 등 땅콩 8g×0.5교환=4g 참기름, 식용유 5g×0.4교환=3g	**잔치국수, 완자전, 김치무침** 참기름, 식용유 5g×1.6교환=8g	**임연수지짐, 유채나물 등** 참기름, 식용유 5g×0.8교환=4g
우유군	2	2		
		오전 간식 저지방 우유 1컵 저지방 우유 200mL×1교환=200mL	**오후 간식 저지방 우유 1컵** 저지방 우유 200mL×1교환=200mL	
과일군	2	2		
		오전 간식 딸기 80g 딸기 80g×1교환=80g	**오후 간식 토마토280g+ 저녁 배 20g** 토마토 350g×0.8교환=280g 배 110g×0.2교환=20g	

6일차

눌은밥과 풋고추된장찌개

| 아침 | 점심 | 저녁 |

총열량 **350kcal**
당질 **54g**
단백질 **19.4g**
지방 **9g**

눌은밥

야채꼬치구이

멸치땅콩조림

부추겉절이

풋고추된장찌개

깻잎찜

풋고추된장찌개

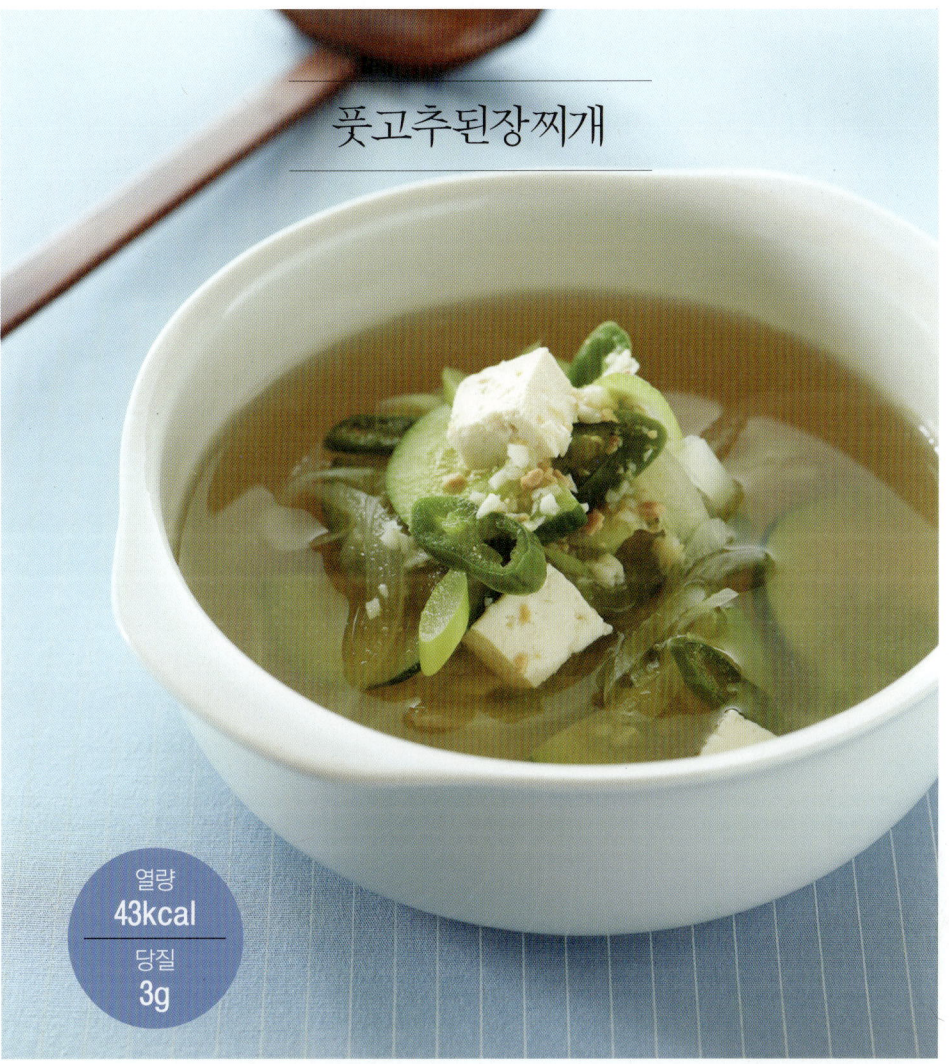

열량 **43kcal**
당질 **3g**

교환단위 어육류군 0.3교환(두부 20g), 채소군 1교환(풋고추 10g, 양파 20g, 애호박 30g, 대파 10g)

재료

멸치 ········· 10g	양파 ········· 20g
마늘 ·········· 5g	애호박 ······· 30g
된장 ·········· 5g	두부 ········· 20g
풋고추 ······· 10g	대파 ········· 10g

만드는 법

1. 멸치는 배를 갈라 잘 손질하여 둔다.
2. 냄비에 물을 분량의 1/2 정도 담아 손질해둔 멸치와 마늘을 넣고 끓인다.
3. 국물이 우러나면 풋고추와 된장을 넣고 한소끔 끓여낸다.
4. 양파, 애호박을 넣고 끓이다가 두부와 대파를 넣고 끓여낸다.

TIP 두부와 된장은 콜레스테롤 함량은 0이면서 섬유소 함량이 높고 불포화지방산/포화지방산의 비율이 높아 당뇨병 합병증 예방에 도움이 된다. 특히 갱년기 여성의 경우 갱년기 증상 완화에도 도움이 된다.

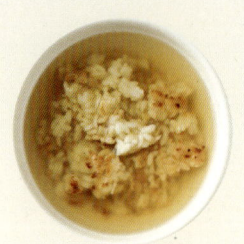

열량 200kcal 당질 46g
교환단위 곡류군 2교환(누룽지 60g)

눌은밥

재료

누룽지 ·································· 60g

만드는 법
1 누룽지를 준비한다.
2 물은 충분히 잡아 끓이다가 누룽지를 넣고 한소끔 끓여낸다.

> **TIP** 밥을 프라이팬에 아주 넓게 펴서 약한 불에 앞뒤로 딱딱하게 익혀 누룽지를 만들어 냉동실에 보관해 두면 편하게 만들 수 있다.

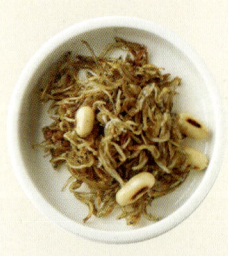

열량 68kcal
당질 0g
교환단위 어육류군 1교환(멸치 15g), 지방군 0.7교환(땅콩 4g, 식용유 1g, 참기름 1g)

멸치땅콩조림

재료

간장 ············· 1g	멸치 ············· 15g
물 ········· 1작은술	그린스위트 ······ 0.1g
식용유 ············ 1g	참기름 ············ 1g
땅콩 ············· 4g	후추/ 참깨 ······ 각 약간

만드는 법
1 프라이팬에 간장 0.5g, 물 1작은술, 식용유 0.5g을 넣고 끓으면 땅콩을 넣고 졸이다가 그린스위트를 넣고 꺼낸다.
2 프라이팬에 멸치를 깔듯이 넣어 살짝 건조시킨 후 후추를 넣고, 간장 0.5g, 식용유 0.5g을 넣어 졸인다.
3 멸치가 졸여지면 땅콩을 넣고 참깨와 참기름으로 마무리한다.

> **TIP** 달지 않은 맛에 익숙해지려면 그린스위트를 넣지 않아도 좋다.

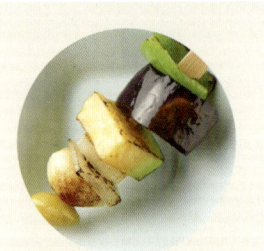

열량 10kcal
당질 1.5g
교환단위 채소군 0.5교환 (피망 5g, 가지 10g, 호박 5g, 통마늘 3g, 은행 2g, 양파 10g)

야채꼬치구이

재료

피망 ············· 5g	양파 ············· 10g
가지 ············ 10g	통마늘 ············ 3g
호박 ············· 5g	은행 ············· 2g

만드는 법
1 피망, 가지, 호박, 양파는 씻어서 육면체처럼 각지게 썬다.
2 피망, 가지, 호박, 양파, 통마늘, 은행을 꼬치에 꿴다.
3 오븐에 살짝 구워낸다.

> **TIP** 오븐은 180℃로 예열하여 2분 정도 구워낸다.

> **TIP** 먹기 직전에 소금, 후추를 살짝 뿌리거나 양념장에 찍어 먹어도 좋지만, 그냥 먹으면 야채 본연의 맛을 즐길 수 있을 뿐만 아니라 당뇨병 합병증 예방에도 좋다.

당뇨, 기적의 밥상

깻잎찜

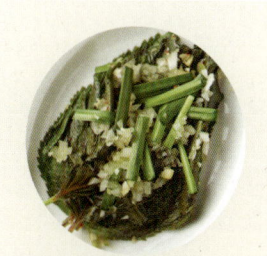

재료

깻잎	20g	간장	1작은술
양파	10g	물	1작은술
부추	2g	참기름	1g
양념장		고춧가루/ 참깨	각 약간
마늘	2g		

열량 **19kcal**
당질 **1.5g**
교환단위 채소군 0.5교환 (깻잎 20g), 지방군 0.2교환(참기름 1g)

만드는 법

1 깻잎은 앞뒤로 잘 씻어서 물기를 뺀다.
2 양파는 다지고 부추는 2~3cm 길이로 썬다.
3 마늘, 간장, 물, 참기름, 고춧가루, 참깨로 양념장을 만든다.
4 냄비에 깻잎을 깔고, 양파와 부추를 얹고 양념장을 얹어 살짝 익혀낸다.

TIP 양념장은 간장의 분량만큼 물을 섞어주면 염분섭취량을 줄일 수 있고, 이러한 습관은 고혈압 합병증 예방에 도움이 된다.

부추겉절이

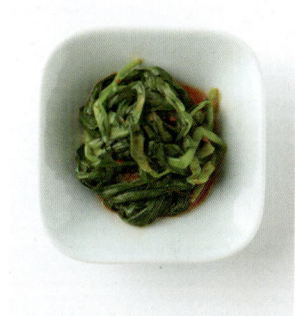

열량 **10kcal**
당질 **1.5g**
교환단위 채소군 0.5교환(포기김치 25g)

재료

부추겉절이 ·················· 25g

TIP 부추겉절이는 깍두기, 알타리김치, 나박김치, 갓김치 등 다양한 김치류로 기호에 따라 제시된 분량을 대체하여 섭취해도 좋다.

오전 간식

저지방 우유와 딸기

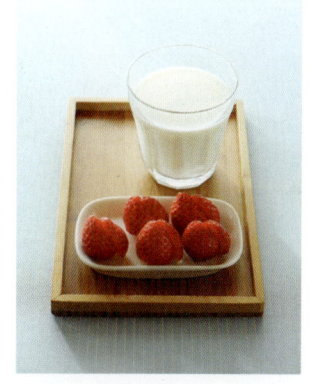

열량 **130kcal** 당질 **22g**
교환단위 저지방 우유군 1교환(저지방 우유 200mL), 과일군 1교환(딸기 80g)

재료

저지방 우유	1컵(200mL)	딸기	80g

6일차
잔치국수와 완자전

총열량 **543kcal**
당질 **77g**
단백질 **27g**
지방 **15g**

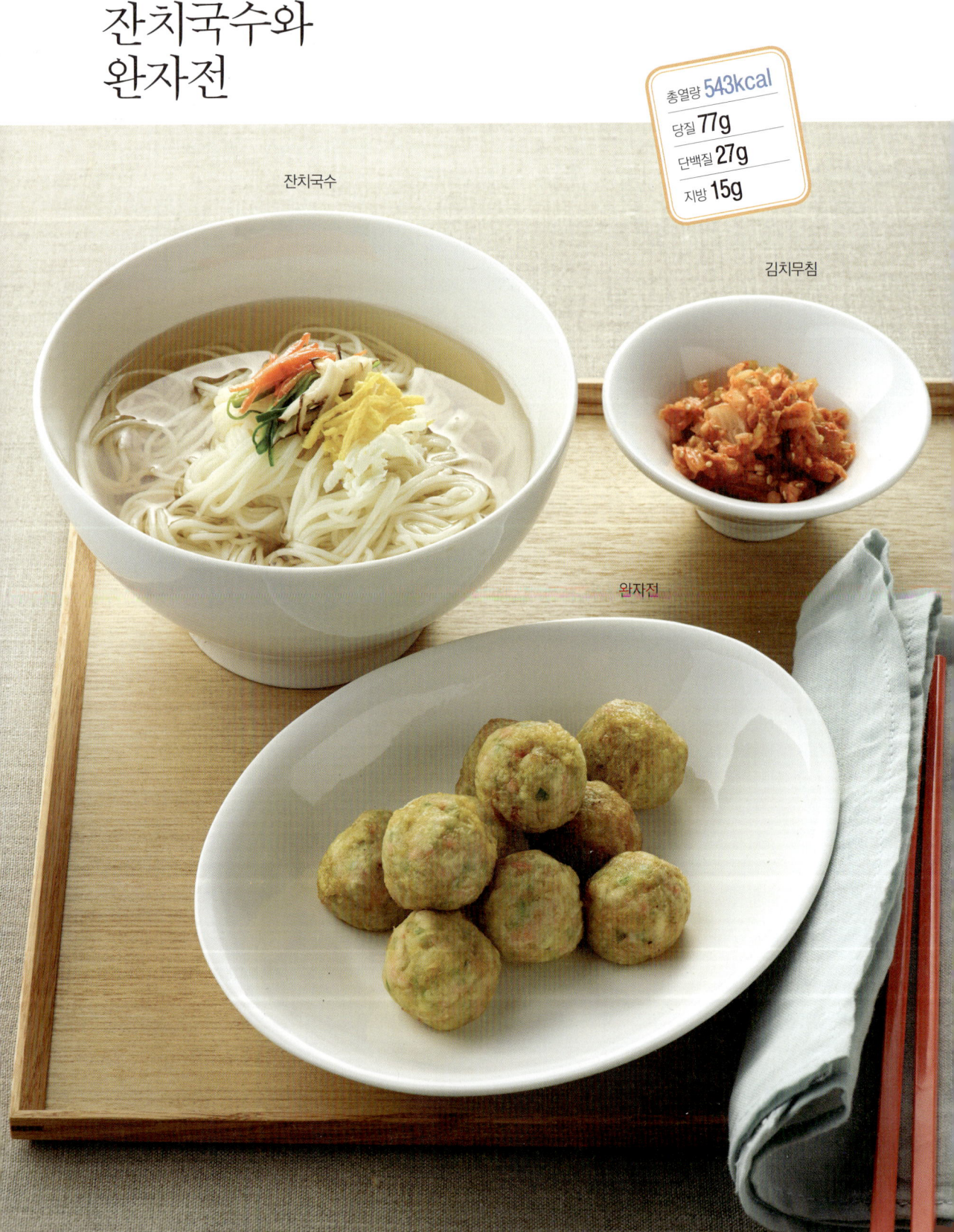

잔치국수

김치무침

완자전

잔치국수

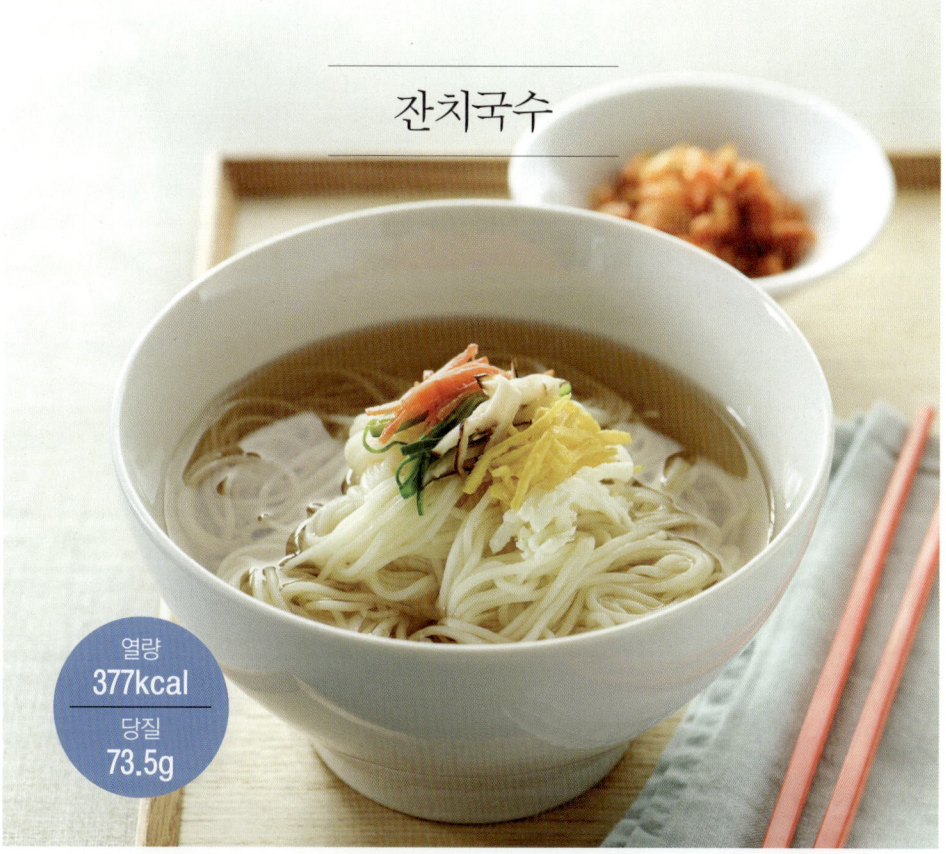

열량 377kcal
당질 73.5g

교환단위 곡류군 3교환(소면 90g), 어육류군 0.5교환(계란 1/2개), 채소군 1.5교환(호박 35g, 당근 35g, 표고버섯 25g), 지방군 0.2교환(참기름 1g)

재료

소면 ······ 90g	표고버섯 ······ 25g
멸치 ······ 10g	계란 ······ 1/2개
다시마 ······ 1장	마늘 ······ 2g
호박 ······ 35g	파 ······ 5g
당근 ······ 35g	참깨/ 소금/ 후추 ·· 각 약간

만드는 법

1 냄비에 찬물을 넣고 멸치, 다시마, 마늘 약간을 넣고 끓여 멸치다시를 만든다.
2 호박, 당근, 표고버섯은 채썰어 소금에 살짝 절여둔다.
3 계란은 흰자와 노른자를 각각 풀어서 지단을 부쳐 채썬다.
4 절인 야채를 꼭 짠 후 프라이팬에 마늘, 파, 후추를 넣고 살짝 볶은 후 참깨, 참기름으로 마무리한다.
5 찬물이 끓으면 소면을 넣고 살살 저으면서 찬물을 추가하면서 쫄깃하게 삶은 다음 바로 찬물에 헹궈 물기를 뺀다.
6 그릇에 삶은 국수를 담고 야채와 지단을 담은 후 멸치다시를 담아낸다.

TIP 양념장은 기호에 따라 곁들여 먹는다.

PART 5 당뇨병을 다스리는 기적의 밥상

완자전

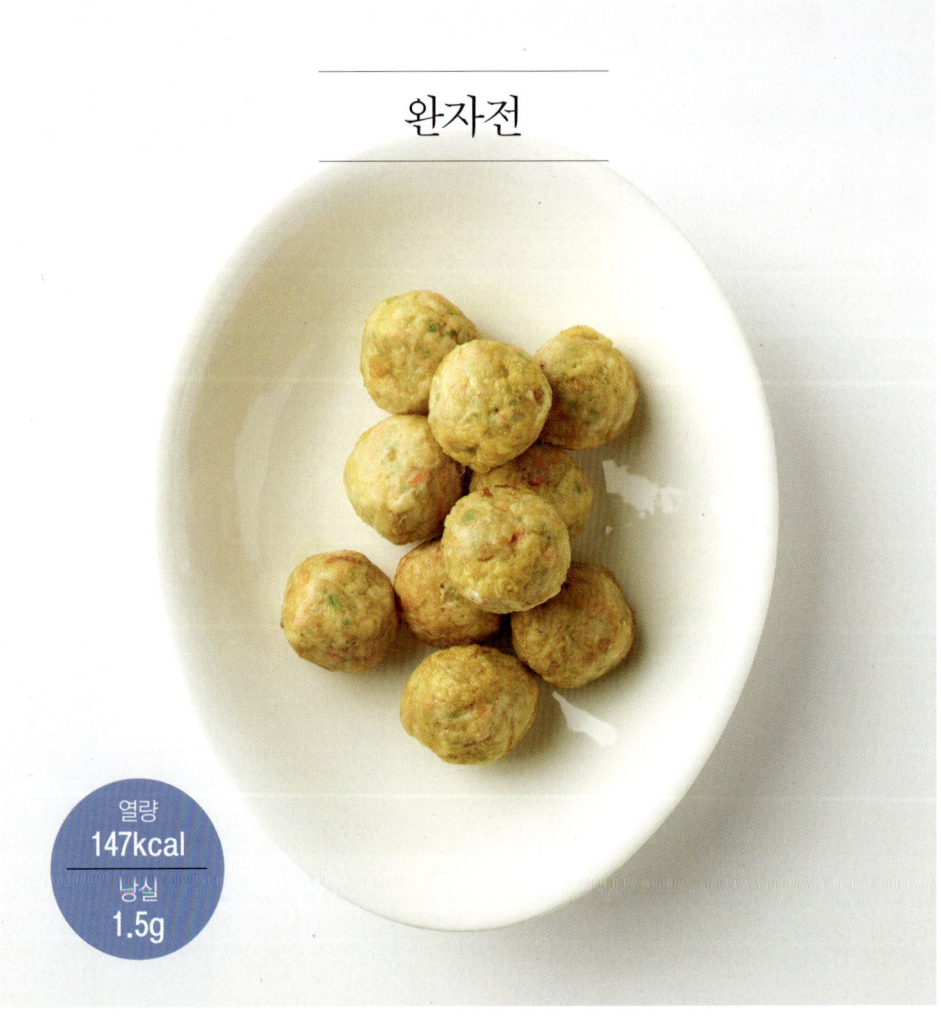

열량 147kcal
낭실 1.5g

교환단위 어육류군 1.5교환(돼지고기 40g, 계란 1/2개), 채소군 0.5교환(양파 1/4개, 풋고추 2개, 당근 15g), 지방군 1.2교환(참기름 1g, 식용유 5g)

재료
돼지고기 ············· 40g	마늘 ················ 2g
양파 ················ 1/4개	파 ·················· 5g
풋고추 ················ 2개	참기름 ··············· 1g
당근 ················ 15g	식용유 ··············· 5g
계란 ················ 1/2개	참깨/ 소금/ 후추 ··· 각 약간

만드는 법
1 돼지고기는 잘게 썬 후 믹서에 갈아낸다.
2 양파, 풋고추, 당근은 적당히 잘라서 믹서에 갈아낸다.
3 돼지고기에 마늘, 파, 소금, 후추, 참깨, 참기름 등을 넣어 양념을 한 후 양파, 풋고추, 당근을 넣어서 섞어준다.
4 준비된 재료를 먹기 좋은 크기로 동그랗게 빚은 후 밀가루를 살짝 입힌다.
5 풀어둔 계란을 입혀서 프라이팬에 식용유를 두르고 지져낸다.

TIP 양념장은 기호에 따라 곁들여 먹는다.

김치무침

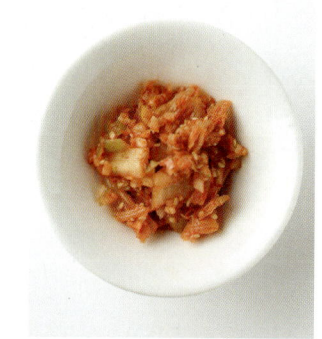

열량 19kcal
당질 1.5g
교환단위 채소군 0.5교환(포기김치 25g), 지방군 0.2교환 (참기름 1g)

재료
포기김치 ·············· 25g   파 ·············· 5g
마늘 ·············· 2g   참깨/ 참기름 ·············· 각 1g

만드는 법
1 포기김치는 잘게 썬다.
2 잘게 썬 김치에 마늘, 파, 참깨, 참기름을 넣어 양념을 한다.

오후 간식

저지방 우유와 토마토

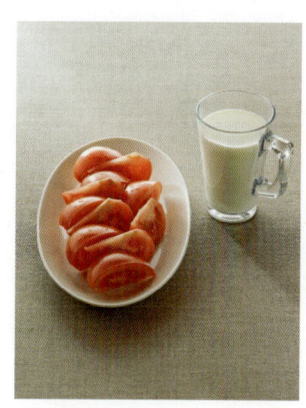

열량 130kcal 당질 22g
교환단위 저지방 우유군 1교환(저지방 우유 200mL), 과일군 0.8교환(토마토 280g)

재료
저지방 우유 ·············· 1컵(200mL)   토마토 ·············· 280g

6일차

사태찜과 수삼오이선

| 아침 | 점심 | **저녁** |

총열량 **546kcal**
당질 **78g**
단백질 **28g**
지방 **8g**

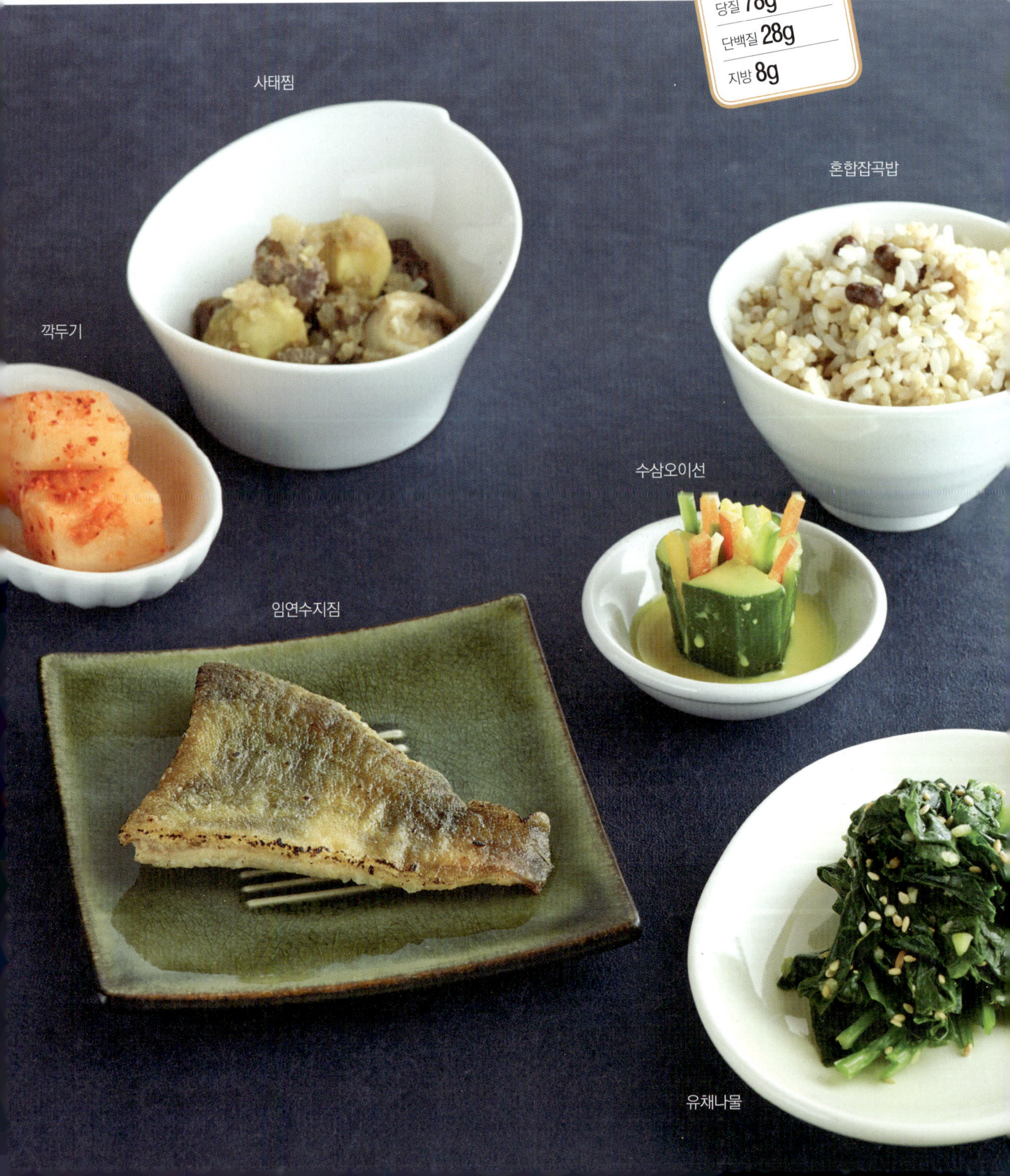

사태찜

혼합잡곡밥

깍두기

수삼오이선

임연수지짐

유채나물

사태찜

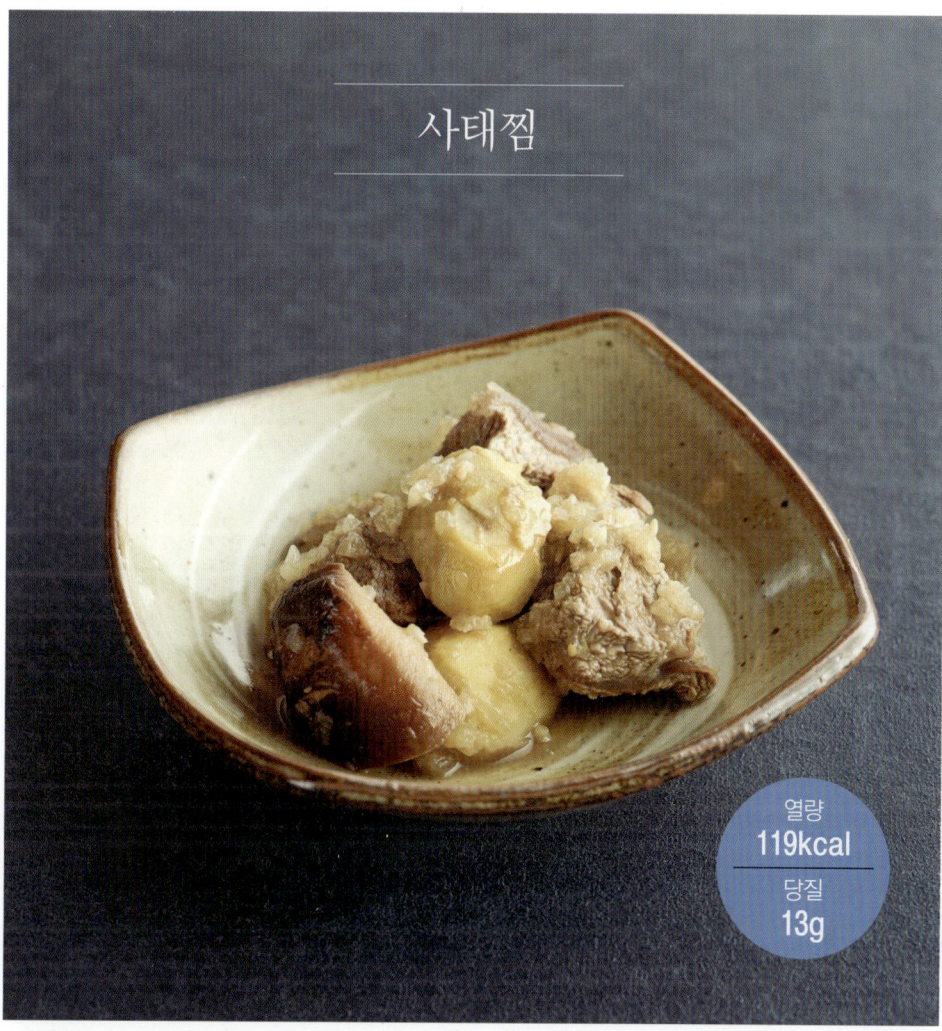

열량 **119kcal**
당질 **13g**

교환단위 곡류군 0.5교환(밤 2개), 어육류군 1교환(사태 40g), 채소군 0.5교환(표고버섯 10g, 양파 20g), 지방군 0.2교환(참기름 1g), 과일군 0.2교환(배 20g)

재료

소고기 사태	40g
배	20g
양파	20g
표고버섯	10g
밤	2개

양념장

마늘	2g
간장	1g
물	1작은술
참기름	1g
참깨	약간

만드는 법

1. 사태는 육면체로 잘라 배와 양파를 갈아 넣고 마늘, 간장, 물, 참기름, 참깨로 만든 양념장(2/3 정도)에 재워둔다.
2. 표고버섯과 배는 적당한 크기로 자르고 밤은 통째로 손질해둔다.
3. 냄비에 양념된 사태를 넣고 끓이다가 어느 정도 익으면 나머지 양념장과 표고버섯, 배, 밤을 넣고 한 번 더 졸여준다.

TIP 사태찜의 밤 2개(곡류군 0.5교환단위)로 밥을 0.5교환단위(30g) 줄였다.

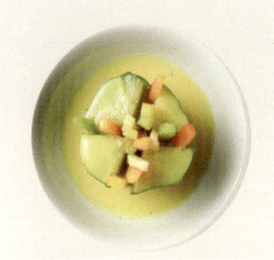

열량 10kcal
당질 1.5g
교환단위 채소군 0.5교환(오이 20g, 파프리카(빨강, 노랑) 10g, 수삼 5g)

수삼오이선

재료

오이	20g
파프리카(빨강, 노랑)	10g
수삼	5g

겨자소스

겨자	1작은술
물	1작은술
식초	1작은술

만드는 법

1 오이는 가늘고 연한 것으로 골라 5cm 정도 크기로 토막내어 십자로 칼집을 반 정도의 깊이만 낸다.
2 파프리카는 두툼하게 채썰고 수삼은 가늘게 손질한다.
3 십자로 낸 칼집에 파프리카와 수삼을 넣어 낸다.

TIP 겨자소스에 찍어 먹는다.
TIP 상큼한 겨자소스가 양념장에 비해 열량과 염분이 적어 당뇨병 조절에 좋다.

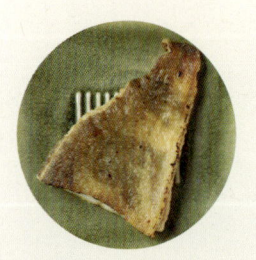

열량 68kcal 당질 0g
교환단위 어육류군 1교환(임연수 50g: 60g으로 준비), 지방군 0.4교환(식용유 2g)

임연수지짐

재료

임연수	60g	식용유	2g

만드는 법

1 임연수는 잘 손질하여 소금을 살짝 뿌려둔다.
2 임연수 앞뒤로 밀가루를 살짝 뿌린 후 프라이팬에 식용유를 두르고 지져낸다.

TIP 임연수는 뼈가 포함되어 있으므로 1교환량은 50g이지만, 뼈 무게를 고려하여 60g으로 준비한다.

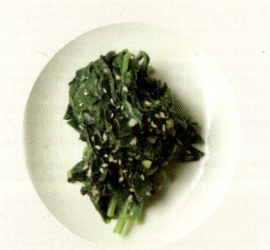

열량 29kcal 당질 3g
교환단위 채소군 1교환(유채 70g), 지방군 0.2교환(참기름 1g)

유채나물

재료

유채	70g	된장	3g
파	3g	참깨	1/3작은술
마늘	3g	참기름	1g

만드는 법

1 유채는 다듬어서 깨끗이 씻어서 살짝 데쳐낸 후 차가운 물에 식혀낸다.
2 데친 유채를 꼭 짠 후 파, 마늘, 된장을 넣고 무친다.
3 참깨와 참기름을 넣고 다시 한 번 살짝 무친다.

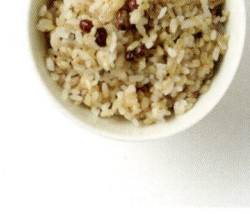

혼합잡곡밥

열량 300kcal
당질 57.5g
교환단위 곡류군 2.5교환(혼합잡곡밥 180g)

재료

혼합잡곡밥 ··· 180g

> **TIP** 전곡이나 잡곡과 쌀의 비율은 3:7~5:5를 권장하나, 기호에 따라 다양한 잡곡밥을 제시된 섭취량만큼 대체하여 섭취해도 좋다.

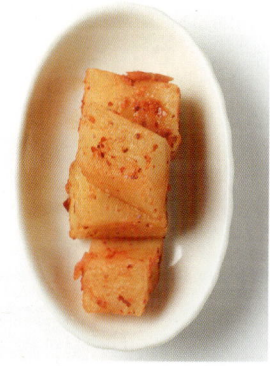

깍두기

열량 20kcal
당질 3g
교환단위 채소군 1교환(깍두기 50g)

재료

깍두기 ··· 50g

> **TIP** 깍두기는 알타리김치, 포기김치, 갓김치 등 다양한 김치류로 기호에 따라 제시된 분량을 대체하여 섭취해도 좋다.

PART 5 당뇨병을 다스리는 기적의 밥상

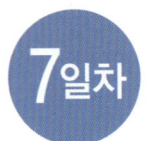

7일차 1,800kcal 기본 식단표

끼니	아침	점심	저녁
하루 섭취 식단	프렌치토스트와 카프리제샐러드	비지찌개와 마늘쫑무침	닭갈비와 깻잎무쌈

식품군		교환수		
		2	3	3
곡류군	8	식빵 2장 식빵 35g×2교환=70g	보리밥 1공기 보리밥 70g×3교환=210g	차조밥 1공기 차조밥 70g×3교환=210g
		1	2	2
어육류군	5	프렌치토스트 계란 50g×0.5교환=25g	비지찌개 콩비지 150g×0.5교환=80g 돼지고기 40g×0.5교환=20g	닭갈비 닭갈비 40g×1.5교환=60g
			가자미지짐 가자미 50g×1교환=50g (60g으로 준비)	시금치두부굴소스볶음 두부 80g×0.5교환=40g

채소군	7	2	2	3
		카프리제샐러드 양상추 등 70g×1교환=70g	**마늘쫑무침** 마늘쫑 70g×0.5교환=35g	**깻잎무쌈** 깻잎 40g×0.5교환=20g 무 70g×0.5교환=35g
			파래김구이 파래김 2g×0.5교환=1g	**시금치두부굴소스볶음** 시금치 등 60g×1교환=60g
		피클 무, 양파 60g×1교환=60g	**배추겉절이** 배추 등 70g×0.5교환=35g	**허브생채** 허브 70g×0.5교환=35g
			열무된장무침 열무 70g×0.5교환=35g	**알타리김치** 알타리김치 50g×0.5교환=25g
지방군	4	1	1.5	1.5
		샐러드 올리브오일 5g×1교환=5g	**비지찌개, 가자미지짐, 열무된장무침 등** 참기름, 식용유 5g×1교환=5g	**닭갈비, 깻잎무쌈 쌈장, 허브생채 등** 참기름 5g×1교환=5g **땅콩** 땅콩 8g×1교환=8g
우유군	2	2		
		아침 저지방 우유 1/2컵 저지방 우유 200mL×0.5교환=100mL	**오후 간식** 저지방 우유 1컵 저지방 우유 200mL×1교환=200mL	
과일군	2	2		
		오전 간식 사과 80g 사과 80g×1교환=80g	**오후 간식** 배 110g 배 110g×1교환=110g	

PART 5 당뇨병을 다스리는 기적의 밥상

7일차

프렌치토스트와 카프리제샐러드

아침 | 점심 | 저녁

총열량 **502kcal**
당질 **66g**
단백질 **26g**
지방 **15g**

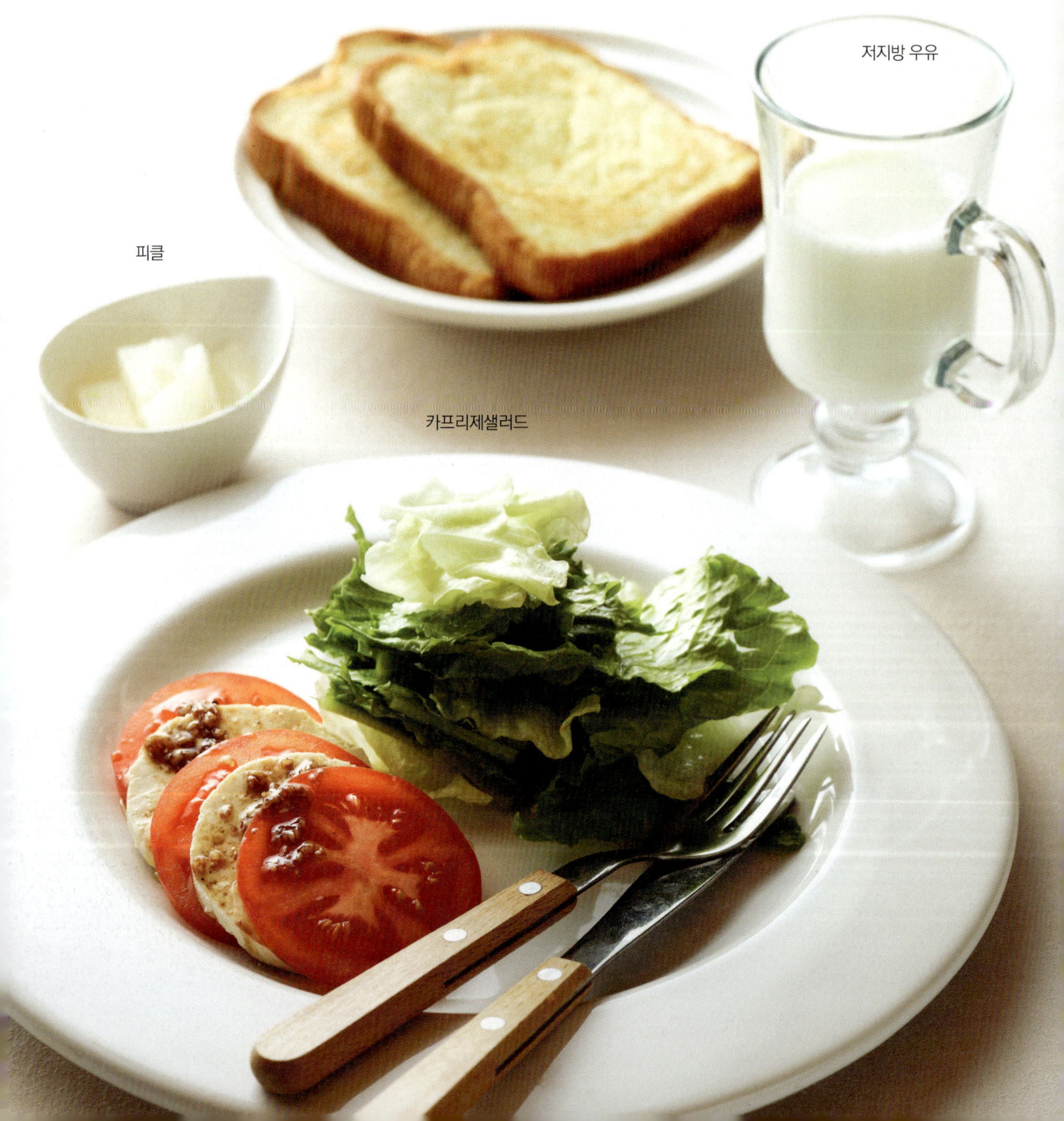

프렌치토스트

저지방 우유

피클

카프리제샐러드

프렌치토스트

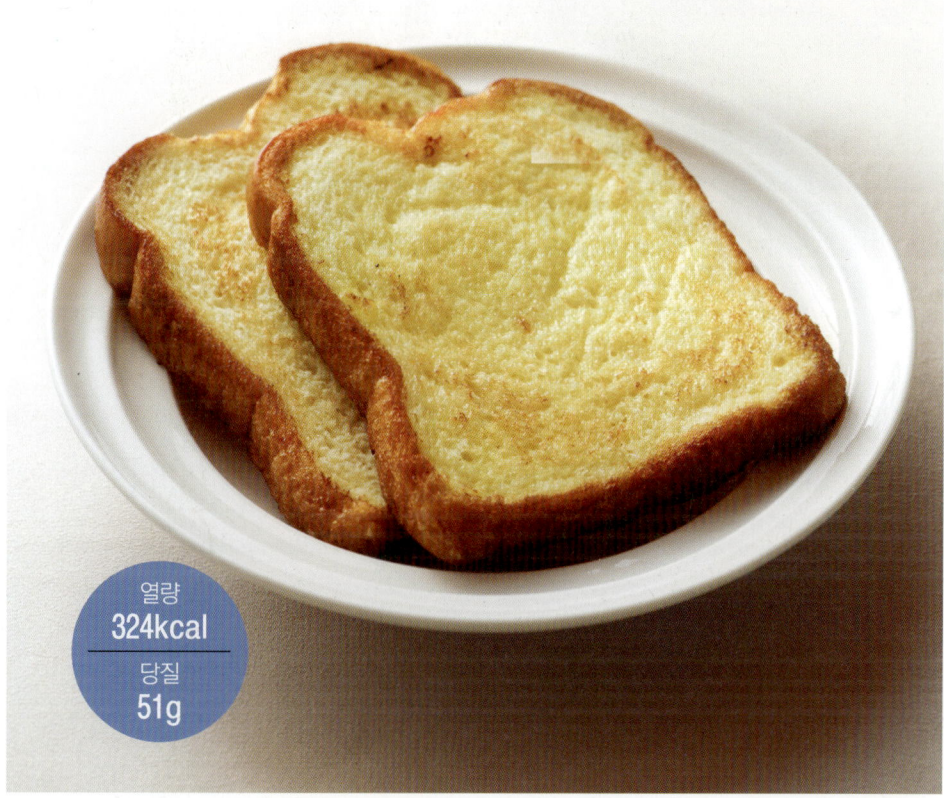

열량 **324kcal**
당질 **51g**

교환단위 곡류군 2교환(식빵 2개), 어육류군 0.5교환(계란 1/2개), 지방군 0.2교환(식용유 1g), 우유군 0.5교환(저지방우유 1/2컵)

재료
- 식빵 ················ 2장
- 계란 ················ 1/2개
- 식용유 ·············· 1g
- 저지방 우유 ········ 1/2컵(100mL)

만드는 법
1. 계란은 잘 풀어서 우유 1/2컵과 섞어준다.
2. 식빵을 풀어놓은 계란에 담근다.
3. 프라이팬에 식용유를 두른 후 계란에 담근 식빵을 노릇하게 지져낸다.

카프리제샐러드

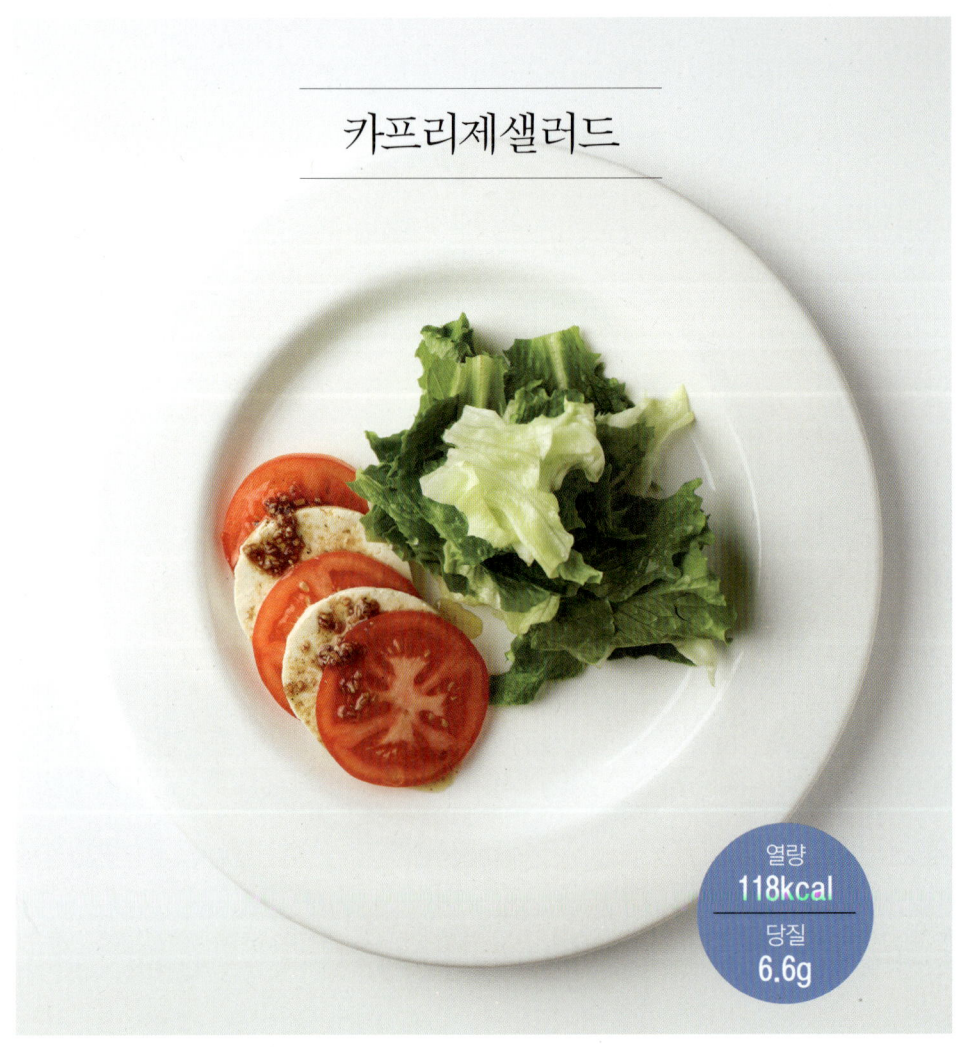

열량 118kcal
당질 6.6g

교환단위 어육류군 0.5교환(모차렐라치즈 20g), 채소군 1교환(양상추 35g, 로메인 35g), 지방군 1교환(올리브오일 1작은술), 과일군 0.3교환(토마토 1/2개)

재료
양상추 ·················· 35g
로메인 ·················· 35g
토마토 ················ 1/2개
모차렐라치즈 ········· 20g

발사믹드레싱
발사믹소스 ············ 1g
올리브오일 ······· 1작은술
인공감미료 ··········· 0.1g
마늘 ····················· 1g
소금/ 후추 ········ 각 약간

만드는 법
1 양상추, 로메인은 깨끗이 씻어 물기를 뺀다.
2 토마토와 모차렐라치즈는 조금 도톰하게 슬라이스한다.
3 접시에 토마토와 모차렐라치즈를 번갈아 담고 옆에 채소를 담아낸다.
4 채소에는 발사믹드레싱을 곁들여 낸다.

피클

재료

무	40g	식초	1/2컵
양파	20g	소금	1/3작은술
피클소스		피클링스파이스	1/2큰술
물	1/2컵	월계수잎	1장

만드는 법

1 무와 양파는 깨끗이 씻어낸 후 물기를 없애준다.
2 냄비에 물, 식초, 소금, 피클링스파이스, 월계수잎을 넣고 끓여준다.
3 무와 양파를 먹기 좋은 크기로 썰어서 병에 넣는다.
4 끓는 피클소스를 무와 양파를 담은 병에 붓는다.
5 마개를 잘 닫아 두었다가 다음날 냉장고에 넣어두고 시원하게 먹는다.

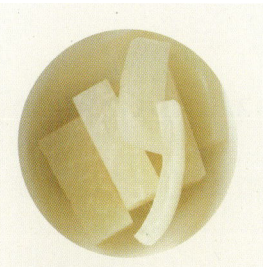

열량 20kcal
당질 3g
교환단위 채소군 1교환(무 40g, 양파 20g)

저지방 우유

열량 40kcal
당질 5g
교환단위 저지방 우유군 0.5교환(저지방 우유 1/2컵)

재료

저지방 우유 ··············· 1/2컵(100mL)

오전 간식

사과

열량 50kcal
당질 12g
교환단위 과일군 1교환(사과 80g)

재료

사과 ··············· 80g

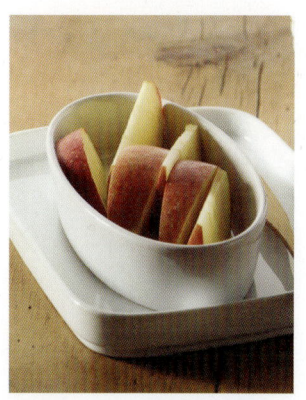

7일차

비지찌개와 마늘쫑무침

| 아침 | **점심** | 저녁 |

총열량 508kcal
당질 77g
단백질 27g
지방 10.5g

- 배추겉절이
- 열무된장무침
- 가자미지짐
- 비지찌개
- 파래김구이
- 보리밥
- 마늘쫑무침

비지찌개

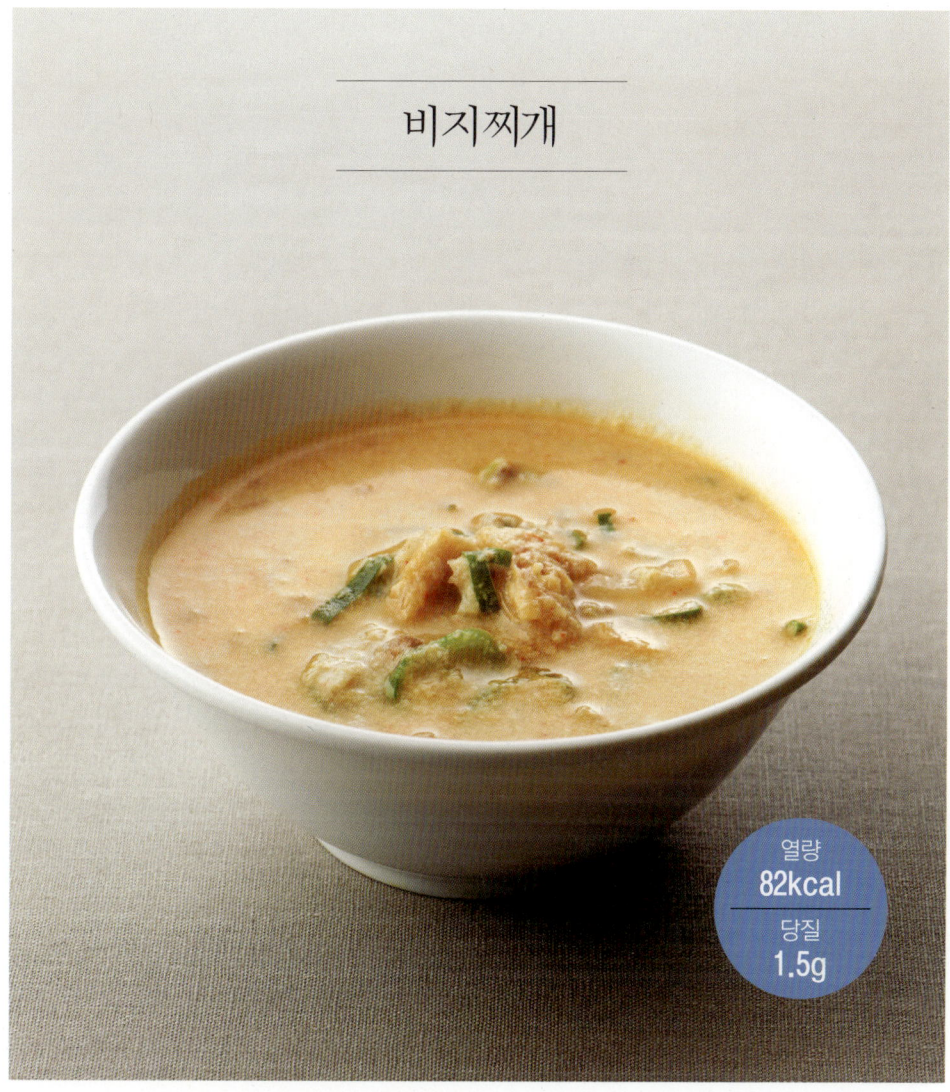

열량 82kcal
당질 1.5g

교환단위 어육류군 1교환(콩비지 80g, 돼지고기 20g), 채소군 0.5교환(신김치 20g, 대파 10g, 풋고추 10g), 지방군 0.2교환(식용유 1g)

재료

돼지고기 ⋯⋯⋯⋯⋯ 20g	콩비지 ⋯⋯⋯⋯⋯ 80g
신김치 ⋯⋯⋯⋯⋯ 20g	대파 ⋯⋯⋯⋯⋯ 10g
마늘 ⋯⋯⋯⋯⋯ 5g	풋고추 ⋯⋯⋯⋯⋯ 10g
고춧가루 ⋯⋯⋯⋯⋯ 0.5g	새우젓 ⋯⋯⋯⋯⋯ 약간
식용유 ⋯⋯⋯⋯⋯ 1g	

만드는 법

1 돼지고기는 기름기가 적은 부위를 선택하여 적절한 크기로 잘라둔다.
2 냄비에 돼지고기, 신김치, 마늘, 고춧가루, 식용유를 넣고 볶는다.
3 어느 정도 익으면 물을 분량의 1/2 정도 넣고 끓인다.
4 국물이 우러나면 콩비지, 대파와 풋고추를 넣고 한소끔 끓여낸다.
5 마지막으로 새우젓으로 간을 약하게 한다.

마늘쫑무침

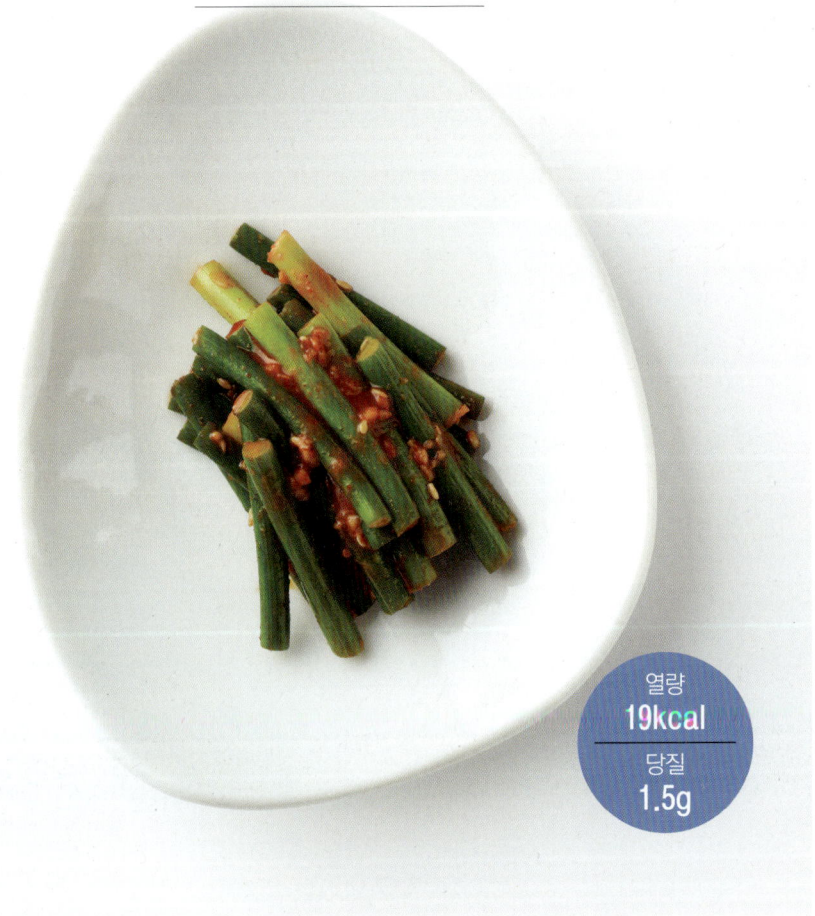

열량 **19kcal**
당질 **1.5g**

교환단위 채소군 0.5교환(마늘쫑 35g), 지방군 0.2교환(참기름 1g)

재료
마늘쫑	35g	그린스위트	0.1g
고추장	2g	참깨	약간
간장	0.5g		
마늘	0.5g		
참기름	1g		

만드는 법
1 마늘쫑은 아삭할 정도로 살짝 삶아서 물기를 뺀다.
2 고추장, 간장, 마늘, 참기름, 그린스위트를 넣어 양념고추장을 만든다.
3 양념고추장에 데친 마늘쫑을 무친 후 참깨로 마무리한다.

가자미지짐

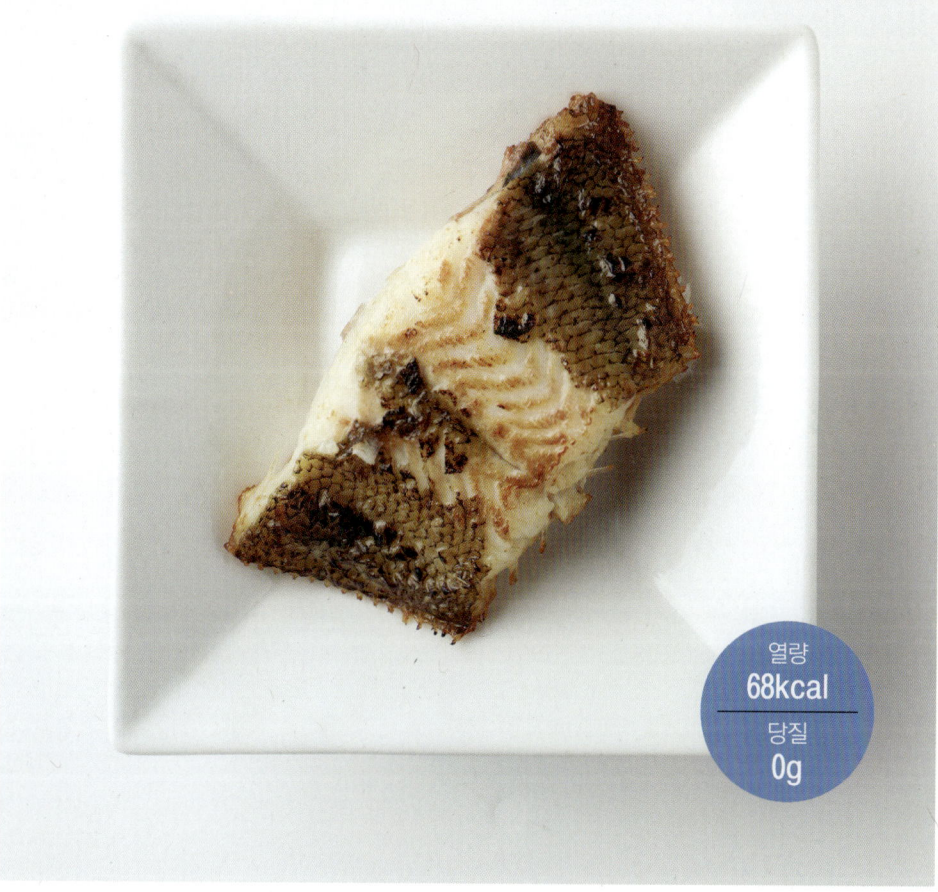

열량 **68kcal**
당질 **0g**

교환단위 어육류군 1교환(가자미 50g: 60g으로 준비), 지방군 0.4교환(식용유 2g)

재료
가자미 ·································· 60g
식용유 ·································· 2g

만드는 법
1 가자미는 잘 손질하여 소금을 살짝 뿌려둔다.
2 프라이팬에 식용유를 두르고 지져낸다.

TIP 가자미 뼈가 포함되어 있으므로 1교환량은 50g이지만, 뼈 무게를 고려하여 60g으로 준비한다.

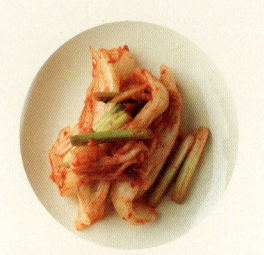

열량 **10kcal**
당질 **1.5g**
교환단위 채소군 0.5교환(배추 25g, 부추 10g, 풋고추 1/2개)

배추겉절이

재료
배추 ·············· 25g	마늘 ·············· 2g
부추 ·············· 10g	고춧가루/ 새우젓/ 굵은 소금/
풋고추 ·············· 1/2개	참깨 ·············· 각 약간

만드는 법
1 배추는 깨끗하게 씻어 먹기 좋은 크기로 어슷썰고 굵은 소금으로 살짝 절인다.
2 부추는 3~4cm 크기로 썰고 풋고추는 어슷썬다.
3 절여진 배추를 살짝 씻은 후 물기를 뺀다.
4 마늘, 고춧가루, 새우젓으로 양념고춧가루를 만든다.
5 양념고춧가루에 절여진 배추, 부추, 풋고추를 넣고 버무린 후 참깨를 넣고 마무리한다.

TIP 배추겉절이는 김치보다 염도가 낮아서 당뇨병 합병증 예방에 도움이 된다.

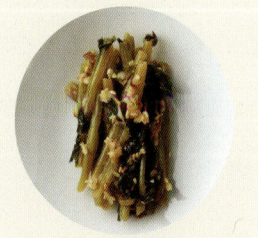

열량 **19kcal** 당질 **1.5g**
교환단위 야채군 0.5교환(열무 35g), 지방군 0.2교환(참기름 1g)

열무된장무침

재료
열무 ·············· 35g	된장 ·············· 2g
파 ·············· 2g	참깨 ·············· 1/3작은술
마늘 ·············· 2g	참기름 ·············· 1g

만드는 법
1 열무는 다듬어서 깨끗이 씻고 살짝 데쳐낸 후 차가운 물에 식혀낸다.
2 데친 열무를 꼭 짠 후 파, 마늘, 된장을 넣고 무친다.
3 참깨와 참기름을 넣고 다시 한 번 살짝 무친다.

파래김구이

재료

파래김 ·· 1g

만드는 법

1 프라이팬에 살짝 굽는다.

> **TIP** 기름과 소금을 발라서 김구이를 먹는 것도 좋지만 파래김을 그냥 구워 김 자체의 맛을 즐기는 것도 별미이다. 또한 싱겁게 먹을 수 있어 당뇨병 합병증 예방에도 도움이 된다.

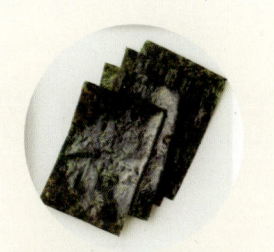

열량 **10kcal** 당질 **1.5g**
교환단위 채소군 0.5교환
(파래김 1g)

보리밥

열량 **300kcal**
당질 **69g**
교환단위 곡류군 3교환(보리밥 210g)

재료

보리밥 ·· 210g

> **TIP** 전곡이나 잡곡과 쌀의 비율은 3:7~5:5를 권장하나, 기호에 따라 다양한 잡곡밥을 제시된 섭취량만큼 대체하여 섭취해도 좋다.

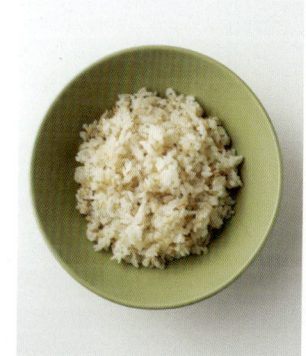

오후 간식

저지방 우유와 배

열량 **130kcal**
당질 **22g**
교환단위 저지방 우유군 1교환(저지방 우유 200mL), 과일군 1교환(배 110g)

재료

저지방 우유 ············ 1컵(200mL)   배 ····························· 110g

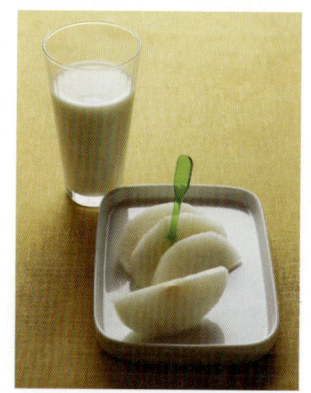

7일차
닭갈비와 깻잎무쌈

아침 점심 **저녁**

총열량 **539kcal**
당질 **85g**
단백질 **29g**
지방 **9g**

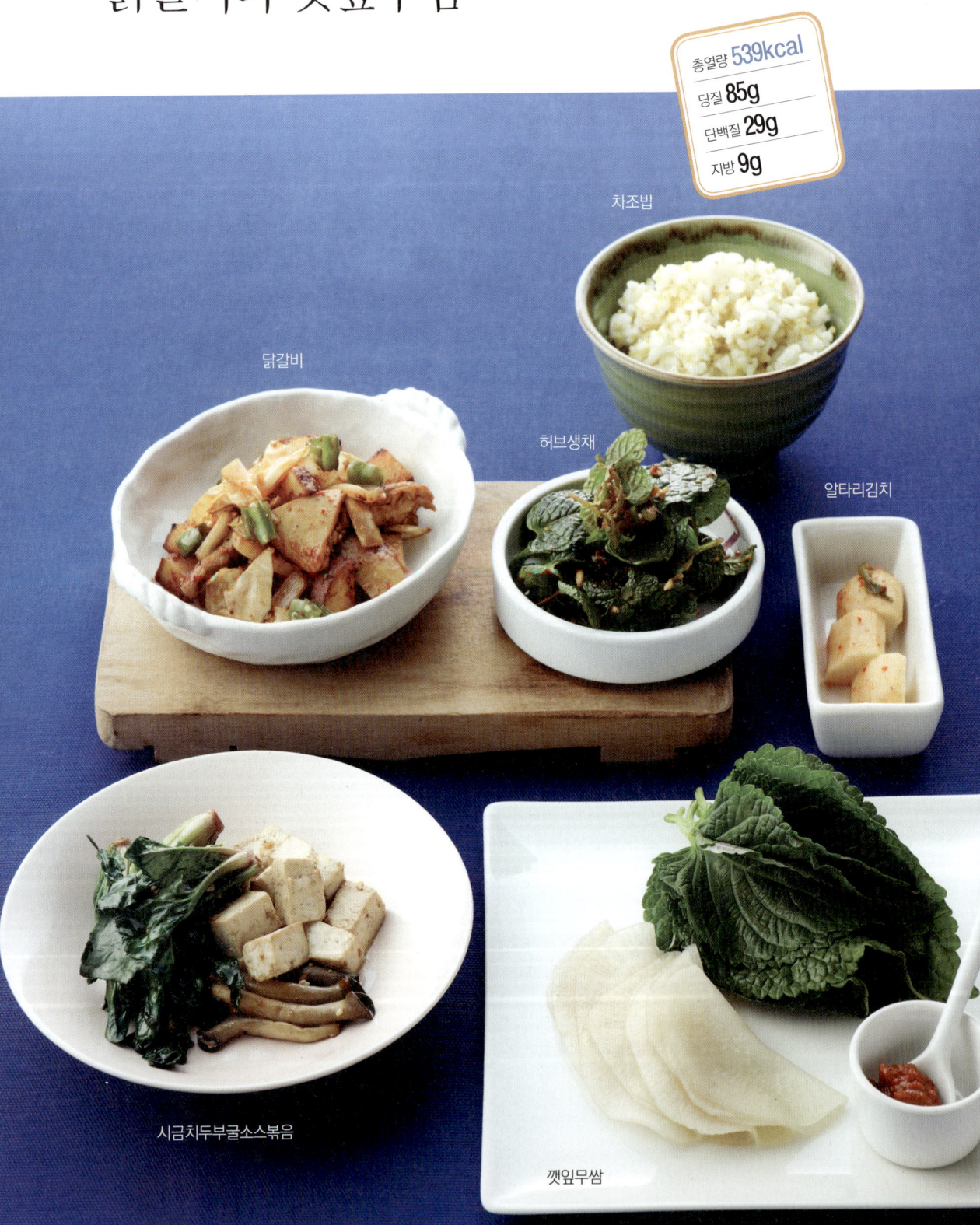

차조밥
닭갈비
허브생채
알타리김치
시금치두부굴소스볶음
깻잎무쌈

닭갈비

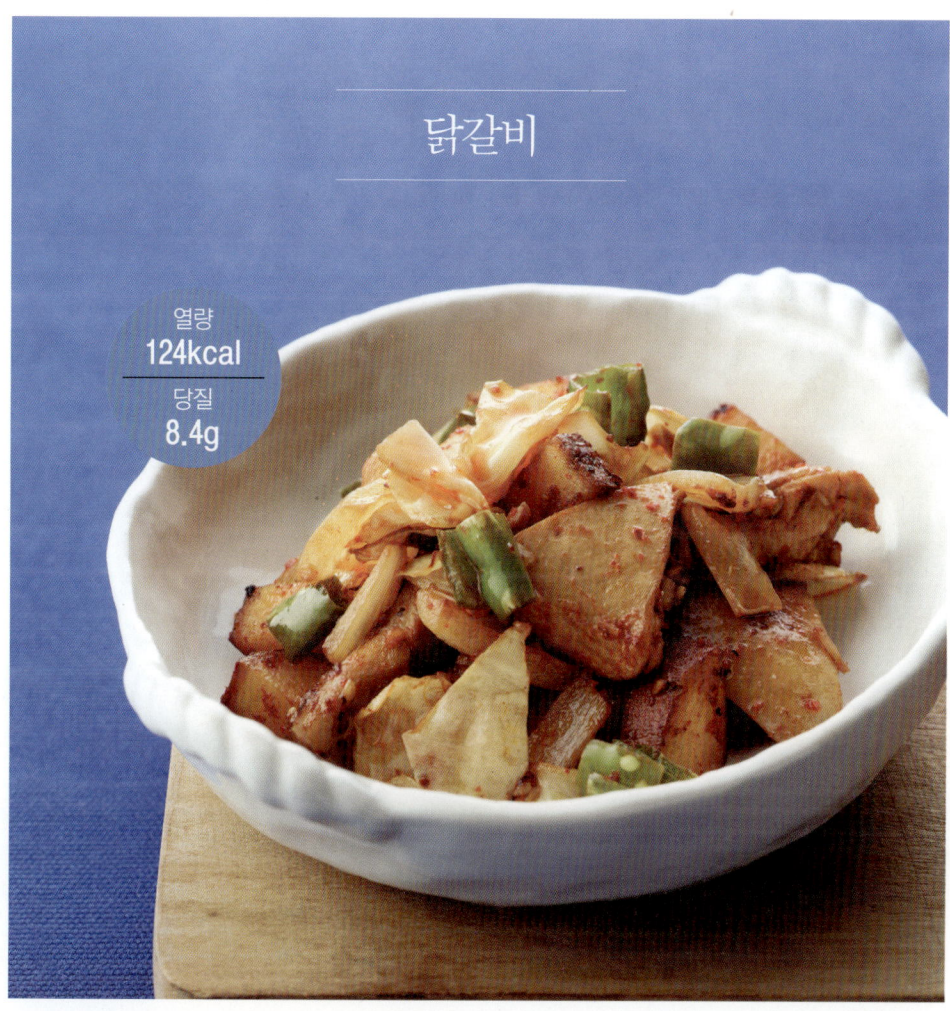

열량 **124kcal**
당질 **8.4g**

교환단위 곡류군 0.3교환(고구마 20g), 어육류군 1.5교환(닭갈비 60g), 채소군 0.5교환(양파 20g, 양배추 10g, 풋고추 5g), 지방군 0.2교환(참기름 1g)

재료
- 닭갈비 60g
- 참깨 약간
- 참기름 1g
- 양파 20g
- 양배추 10g
- 고구마 20g
- 풋고추 5g

양념장
- 고추장 2g
- 고춧가루 1/2작은술
- 간장 1작은술
- 물 1작은술
- 마늘 2g

만드는 법
1. 닭갈비는 고추장, 고춧가루, 간장, 물, 마늘로 만든 양념장으로 버무린 후 참깨와 참기름으로 마무리 양념을 하여 5~10분 정도 재워둔다.
2. 양파, 양배추, 고구마, 풋고추는 먹기 좋은 크기로 사각썰기한다.
3. 프라이팬에 식용유를 두른 후 키친타월로 살짝 닦아낸 후 닭갈비를 볶는다.

TIP 고기류를 프라이팬에 볶을 때 식용유를 최대한 적게 사용하려면 프라이팬에 식용유를 두른 다음 키친타월로 살짝 닦아내면 열량을 줄일 수 있다.

TIP 고구마 20g은 곡류군 0.3교환량에 해당되므로 철저한 혈당관리를 위해서는 같은 곡류군인 차조밥 0.3교환량인 20g을 줄여서 먹는 것이 좋다.

PART 5 당뇨병을 다스리는 기적의 밥상

깻잎무쌈

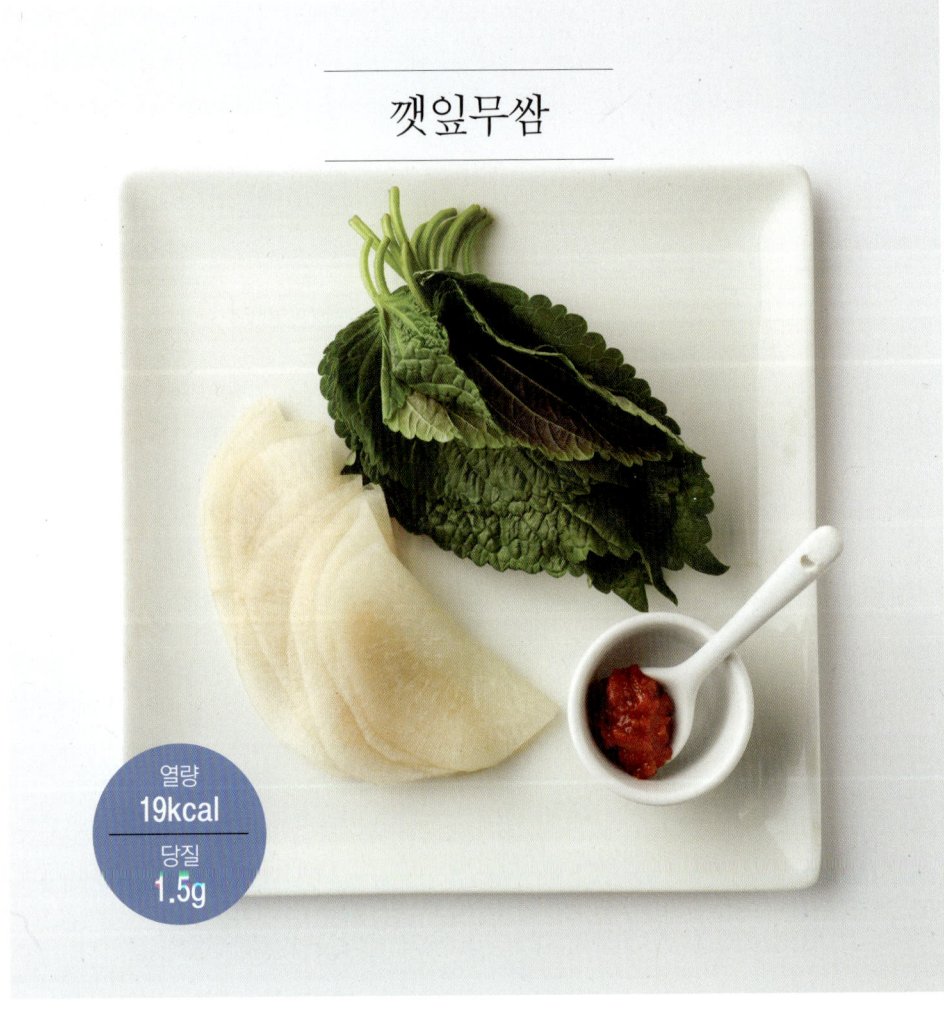

열량 19kcal
당질 1.5g

교환단위 채소군 0.5교환(깻잎 10g, 무 20g), 지방군 0.2교환(참기름 1g)

재료

깻잎	10g
무	20g
식초	1/2작은술
소금	약간
그린스위트	0.1g

쌈장

된장	2g
고추장	1g
마늘	1g
참기름	1g
참깨	약간

만드는 법

1 깻잎은 잘 씻어서 물기를 뺀다.
2 무는 슬라이스하여 식초, 소금, 그린스위트의 양념에 재워둔다.
3 무에 간이 배면 건져서 깻잎과 함께 접시에 담아낸다.
4 기호에 따라 쌈장과 닭갈비를 함께 곁들인다.

시금치두부굴소스볶음

재료

시금치 ········ 50g	굴소스 ········ 1작은술
두부 ········ 40g	참깨/ 소금/ 식용유 ········ 각 약간
느타리버섯 ········ 10g	참기름 ········ 1g

만드는 법

1. 시금치는 깨끗이 다듬은 다음 끓는 물에 소금을 조금 넣고 살짝 데친 후 찬물에 헹군다.
2. 두부는 육면체(2cm×1cm)로 썰어서 프라이팬에 노릇노릇하게 지진다.
3. 느타리버섯은 가닥을 나눈 다음 끓는 물에 소금을 조금 넣고 살짝 데친 후 찬물에 헹구어 짠다.
4. 프라이팬에 식용유를 두르고 키친타월로 살짝 닦아낸 후 마늘과 버섯을 넣고 볶다가 시금치를 넣어 살짝 볶는다.
5. 시금치의 숨이 죽으면 간장과 굴소스, 두부를 넣고 재빨리 섞어준다.
6. 참깨와 참기름을 넣어 마무리한다.

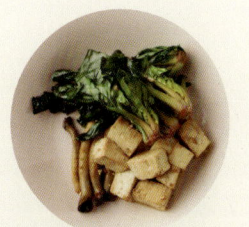

열량 67kcal
당질 3g
교환단위 어육류군 0.5교환(두부 40g), 채소군 1교환(시금치 50g, 느타리버섯 10g), 지방군 0.2교환(참기름 1g)

허브생채

재료

허브 ········ 35g	참기름 ········ 1g
마늘 ········ 2g	고춧가루/ 간장/ 참깨/ 참기름
파 ········ 2g	········ 각 약간

만드는 법

1. 허브는 깨끗하게 씻어서 먹기 좋은 크기로 썬다.
2. 마늘, 고춧가루, 간장, 파 등으로 양념고춧가루를 만든다.
3. 양념고춧가루에 허브를 넣고 아주 살짝 버무린 후 참깨, 참기름을 넣고 마무리한다.

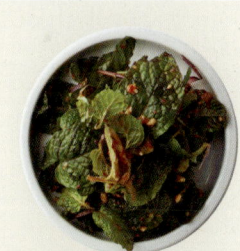

열량 19kcal 당질 1.5g
교환단위 채소군 0.5교환(허브 35g), 지방군 0.2교환(참기름 1g)

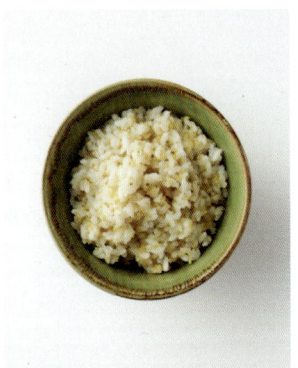

차조밥

열량 **300kcal**
당질 **69g**
교환단위 곡류군 2.7교환(보리밥 190g)

재료

차조밥 ·· 190g

TIP 전곡이나 잡곡과 쌀의 비율은 3:7~5:5를 권장하나, 기호에 따라 다양한 잡곡밥을 제시된 섭취량만큼 대체하여 섭취해도 좋다.

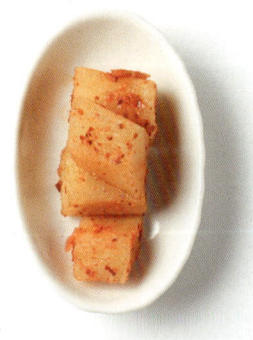

알타리김치

열량 **10kcal**
당질 **1.5g**
교환단위 채소군 0.5교환(알타리김치 25g)

재료

알타리김치 ·· 25g

TIP 알타리김치는 포기김치, 갓김치 등 다양한 김치류로 기호에 따라 제시된 분량을 대체하여 섭취해도 좋다.

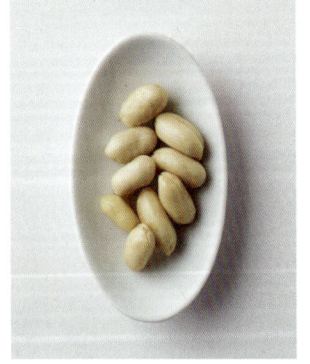

땅콩

열량 **45kcal**
당질 **5g**
교환단위 지방군 1교환(땅콩 8g)

재료

땅콩 ·· 8g

TIP 조리 시 기름이 적은 경우 열량 섭취가 적으므로 견과류를 먹을 수 있다.

당뇨, 기적의 밥상

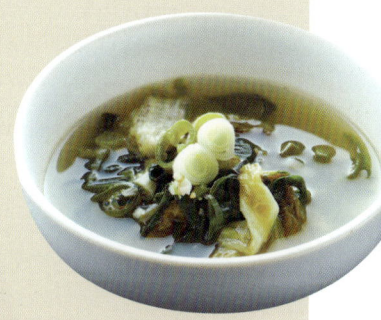

하루 1,500kcal 식단

일러두기
1. 레시피는 1인분을 기준으로 제시하였다.
2. 식재료는 가식 부분의 날것의 무게로 제시하였다(단, 밥 및 김치류는 완성 형태인 밥, 김치의 섭취량으로 제시하였다.).
3. 생선류와 닭고기류는 비가식 부분인 뼈의 포함을 고려하여 실제 준비해야 할 분량을 제시하였다.
4. 지방군의 섭취가 기준보다 적은 경우는 견과류를 간식으로 섭취해도 좋으나, 체중 조절이 필요한 경우라면 견과류의 추가 섭취는 하지 않는 것이 도움이 될 수 있다.
5. 채소군은 섬유소의 충분한 섭취와 공복감 해소를 위해 기준보다 추가로 섭취해도 좋다. 다만 함께 섭취하게 되는 기름이나 드레싱은 섭취 열량을 증가시킬 수 있으므로 주의해야 한다.

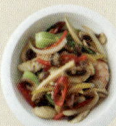
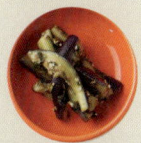
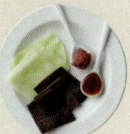

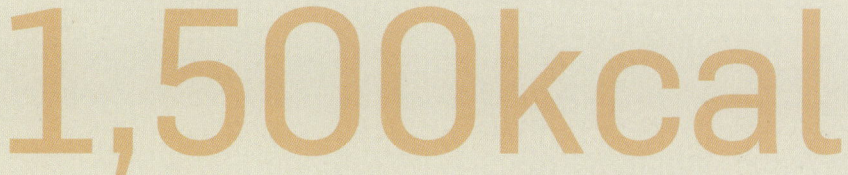

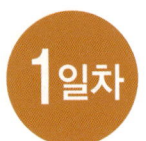 **1일차** 1,500kcal 기본 식단표

끼니	아침	점심	저녁
하루 섭취 식단	흑보리밥과 통마늘안심구이	쌀국수와 해물볶음	닭고기냉채와 단호박견과류찜

식품군		교환수		
곡류군	7	2	3	2
		흑미보리밥 2/3공기 흑미보리밥 70g×2교환=140g	쌀국수 1인분 쌀국수 90g×3교환=270g	차조밥 2/3공기 차조밥 70g×2교환=140g
어육류군	5	1	2	2
		통마늘안심구이 안심 40g×1교환=40g	쌀국수 소고기 40g×1교환=40g 해물볶음 새우, 오징어등 60g×1교환=60g	갈치무조림 갈치 50g×1교환=50g (60g으로 준비) 돼지고기김치찌개 돼지고기, 두부 50g×0.6교환=30g 닭고기냉채 닭고기 40g×0.5교환=20g

식품군	교환단위			
		2	2	3
채소군	7	**야채가지롤** 가지, 피망 등 70g×0.5교환=35g **그린샐러드** 그린샐러드 70g×1교환=70g **나박김치** 나박김치 50g×0.5교환=25g	**쌀국수** 숙주, 고추, 양파, 파 등 70g×1교환=70g **해물볶음** 청경채, 죽순 등 70g×1교환=70g **피클** 오이 70g×0.5교환=35g	**갈치무조림** 무 70g×0.5교환=35g **돼지고기김치찌개** 포기김치 50g×0.5교환=25g **단호박견과류찜** 단호박 70g×1교환=70g **닭고기냉채** 오이, 대파 등 70g×0.5교환=35g **시금치나물** 시금치 70g×0.5교환=35g
		1	1.5	1.5
지방군	4	**그린샐러드** 올리브오일 5g×1교환=5g	**해물볶음** 식용유, 참기름 5g×0.6교환=3g	**갈치무조림, 시금치나물** 참기름 5g×0.4교환=2g **단호박견과류찜** 견과류 8g×0.5교환=4g
		1		
우유군	1	**오전 간식** 저지방 우유 1컵 저지방 우유 200mL×1교환=200mL		
		1		
과일군	1	**오후 간식** 참외 150g 참외 150g×1교환=150g		

1일차

흑미보리밥과 통마늘안심구이

아침 점심 저녁

총열량 **380kcal**
당질 **55g**
단백질 **18g**
지방 **10g**

그린샐러드

레몬양파드레싱

야채가지롤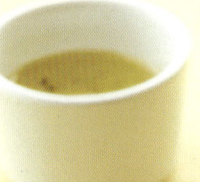

흑미보리밥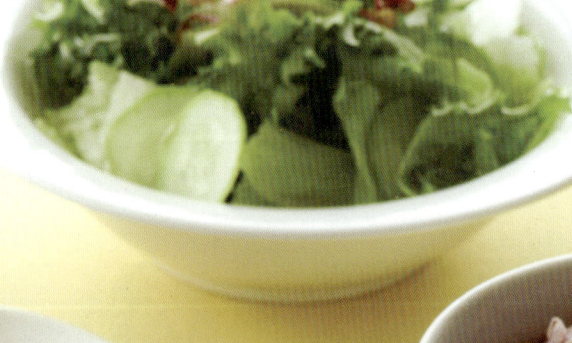

통마늘안심구이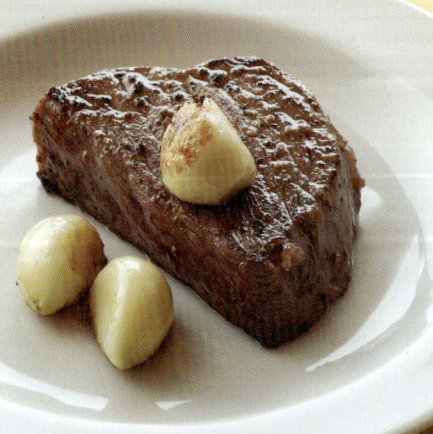

나박김치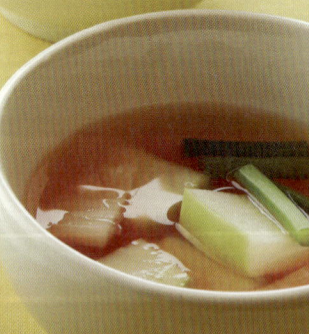

통마늘안심구이

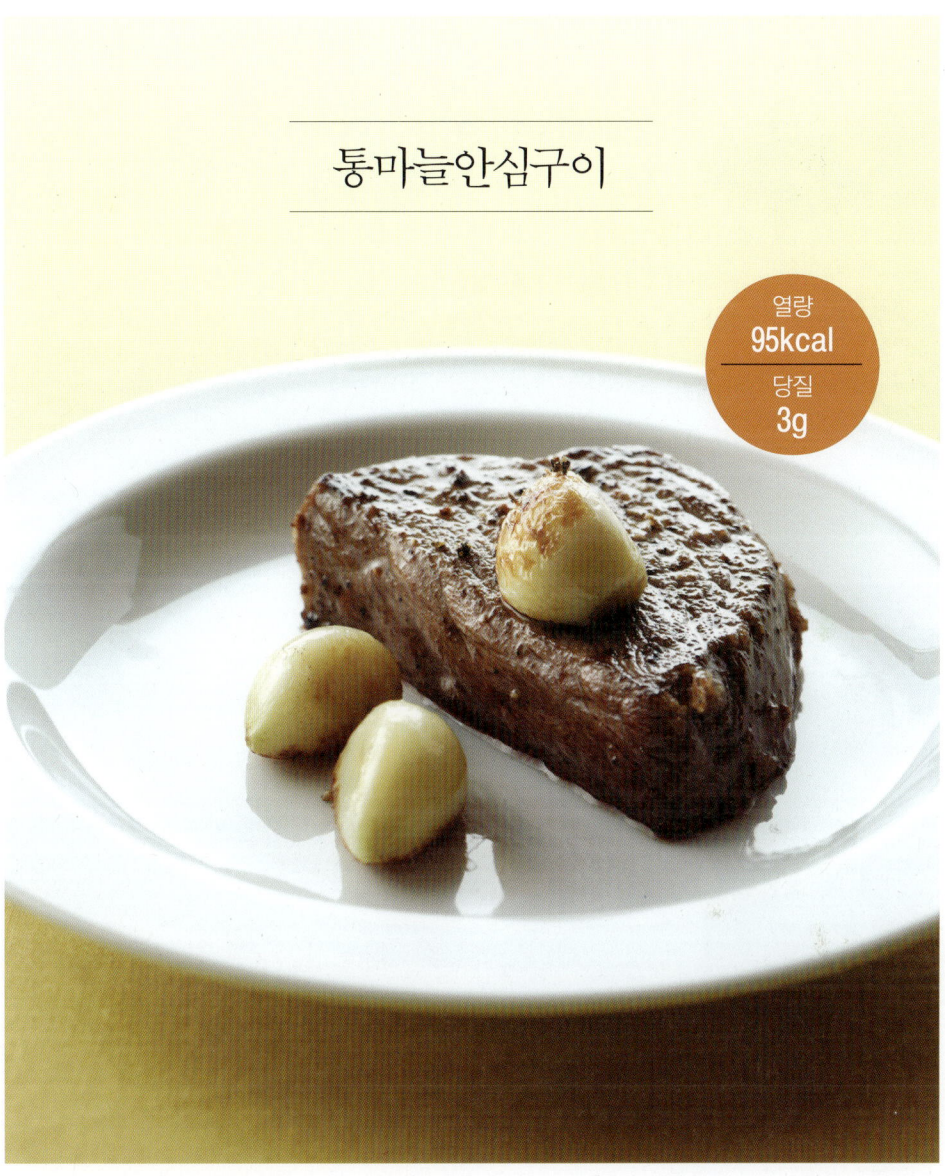

열량 **95kcal**
당질 **3g**

교환단위 어육류군 1교환(안심 40g), 채소군 1교환(통마늘 3개)

재료
- 안심 ················ 40g
- 통마늘 ·············· 3개
- 후추 ················ 각 약간

만드는 법
1. 안심은 스테이크용으로 준비하고 후추를 살짝 뿌려 밑간을 한다.
2. 프라이팬을 뜨겁게 달궈 안심의 앞과 뒤가 갈색이 나도록 굽는다.
3. 미리 예열한 오븐에 기호에 따라 익힌다.
4. 통마늘은 안심을 오븐에 구울 때 옆에 놓고 익힌다.

TIP 채소류를 충분히 섭취하기 위하여 어육류군 조리 시 부가되는 채소는 계획된 채소군의 교환수보다 더 섭취해도 좋다.

PART 5 당뇨를 다스리는 기적의 밥상

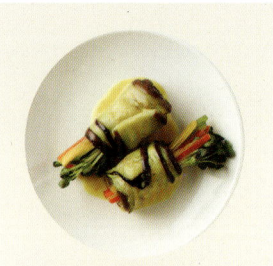

열량 10kcal
당질 1.5g
교환단위 채소군 0.5교환 (가지, 피망, 파프리카 등 35g)

야채가지롤

재료
가지 ································· 20g	파프리카(빨강, 노랑) ············ 5g
청피망 ······························· 5g	무순 ································· 3g

만드는 법
1 가지는 깨끗이 씻어서 얇고 길게 포를 뜨듯이 썰어둔다.
2 얇게 썬 가지를 프라이팬에 살짝 익혀낸다.
3 피망, 파프리카는 깨끗이 씻어서 채를 썰어둔다.
4 얇게 썬 가지에 피망, 파프리카, 무순을 넣고 말아준다.
5 겨자소스에 찍어 먹는다.
● **겨자소스 만들기**
겨자 1g, 식초 1g, 소금 0.3g, 물 1g을 섞어준다.

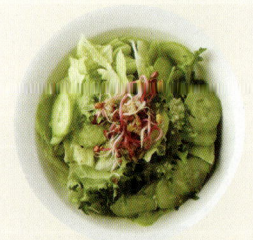

열량 65kcal
당질 3g
교환단위 채소군 1교환(채소 70g), 지방군 1교환(올리브유 1작은술)

그린샐러드와 레몬양파드레싱

재료
양상추, 치커리, 오이, 새싹 등 ································· 70g	올리브유 ····················· 1작은술
레몬양파드레싱	다진 마늘 ··················· 1작은술
레몬 ······························ 1/3개	그린스위트 ······················ 0.1g
	소금/ 후추 ···················· 각 약간

만드는 법
1 양상추, 치커리, 오이, 새싹 등 각종 야채를 깨끗이 씻은 후 물기를 뺀다.
2 믹서에 레몬양파드레싱 재료를 넣고 갈아낸다.
3 채소를 담고 드레싱을 얹는다.

흑미보리밥

열량 200kcal
당질 46g
교환단위 곡류군 2교환(흑미보리밥 140g)

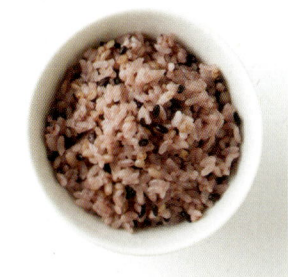

재료
흑미보리밥 ·················· 140g

> **TIP** 전곡이나 잡곡과 쌀의 비율은 3:7~5:5를 권장하나, 기호에 따라 다양한 잡곡밥을 제시된 섭취량만큼 대체하여 섭취해도 좋다.

나박김치

열량 10kcal
당질 1.5g
교환단위 채소군 0.5교환 (나박김치 25g)

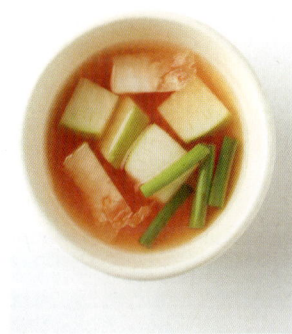

재료
나박김치 ·················· 25g

> **TIP** 나박김치는 열무물김치, 돗나물김치 등 다양한 물김치류로 기호에 따라 제시된 분량을 대체하여 섭취해도 된다.

> **TIP** 물김치류는 국물보다는 야채건더기 위주로 섭취하는 것이 당 조절에 도움이 된다.

오전 간식

저지방 우유

열량 80kcal
당질 10g
교환단위 저지방 우유군 1교환(저지방 우유 200mL)

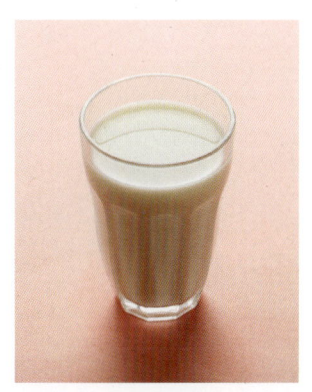

재료
저지방 우유 ·················· 1컵(200mL)

1일차

아침 **점심** 저녁

쌀국수와 해물볶음

총열량 **497kcal**
당질 **80g**
단백질 **28g**
지방 **7g**

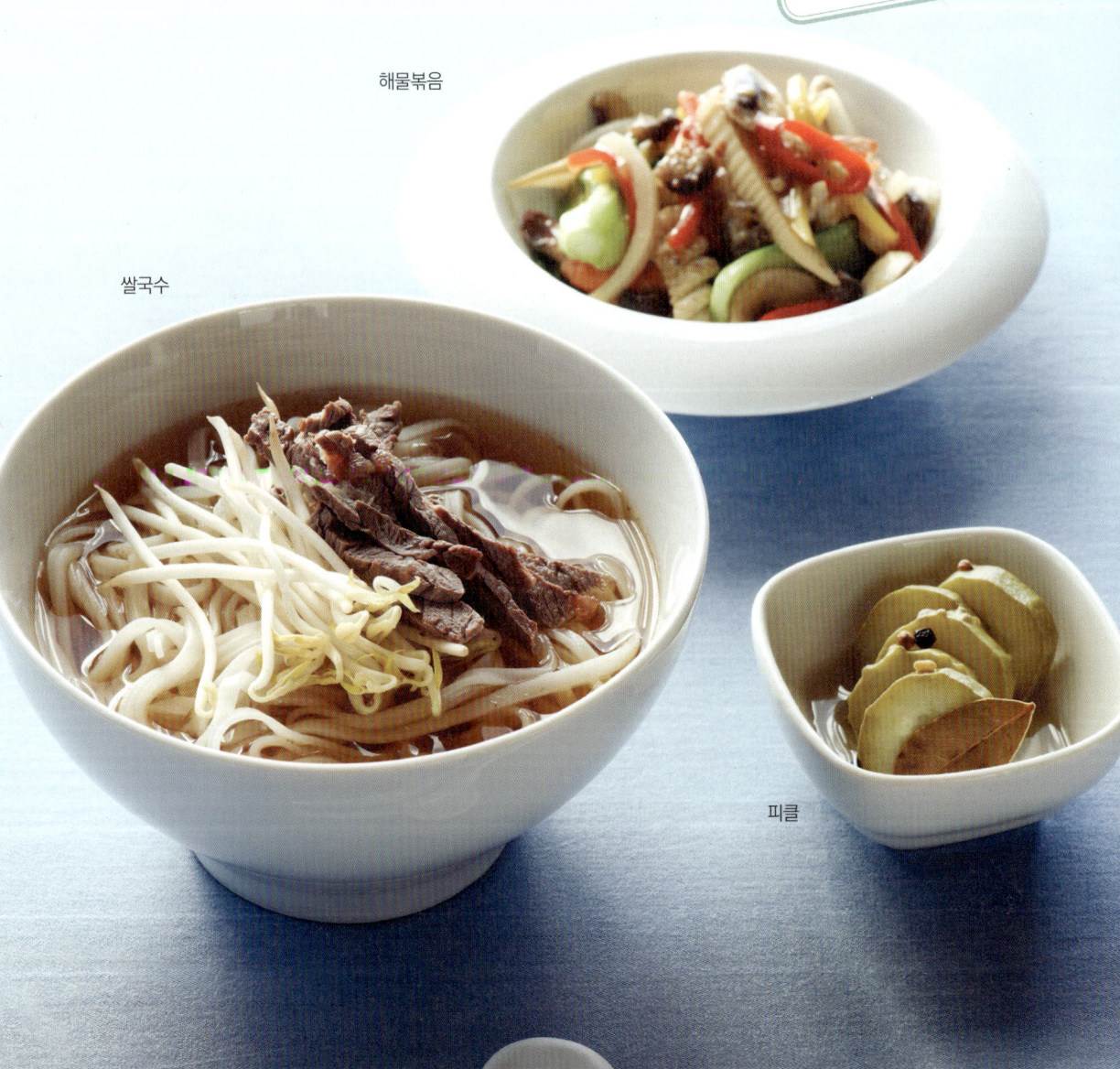

해물볶음

쌀국수

피클

쌀국수

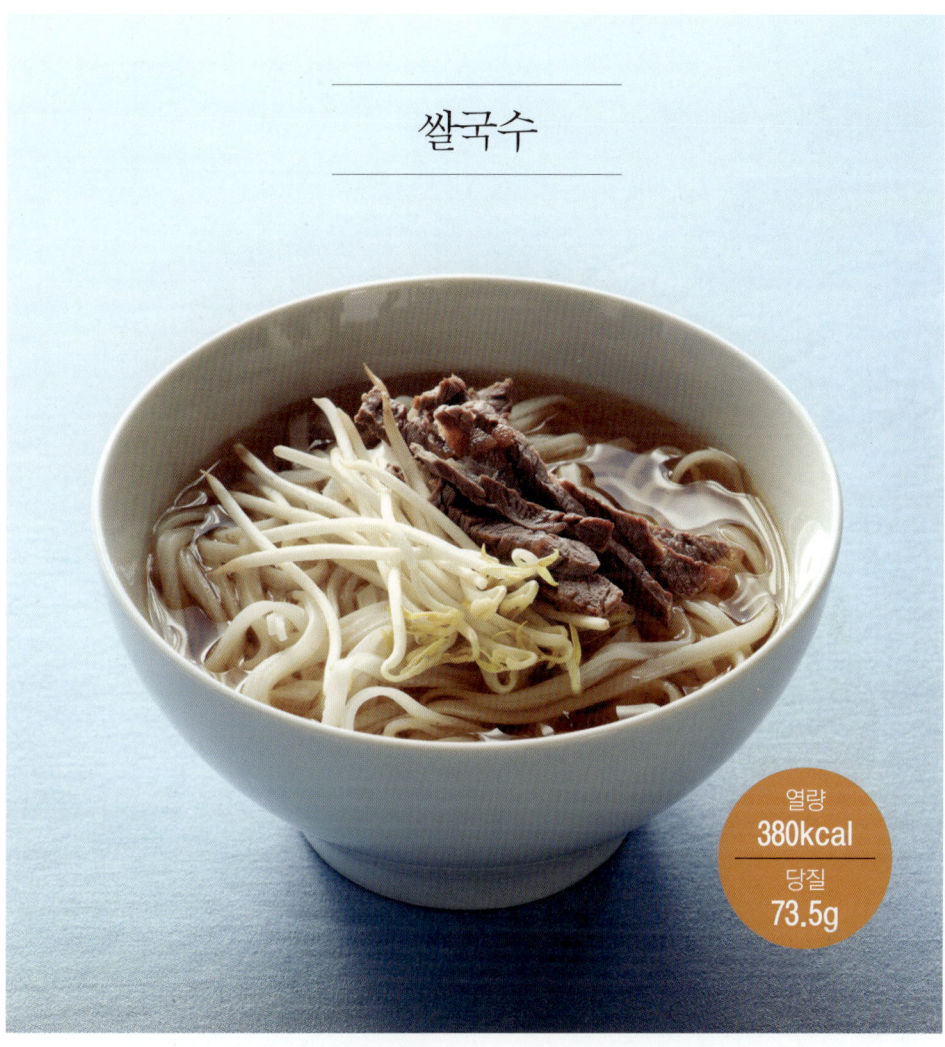

열량 **380kcal**
당질 **73.5g**

교환단위 곡류군 3교환(쌀국수 90g), 어육류군 1교환(소고기 40g), 채소군 1교환(숙주 40g, 청양고추 1/2개, 홍고추 1/2개, 양파 10g)

재료

쌀국수	90g
청양고추	1/2개
홍고추	1/2개
양파	10g
숙주	40g

육수

소고기	40g
다시마	1장
멸치액젓	1g
간장	약간

만드는 법

1 양파는 채썰고 청양고추, 홍고추는 어슷썬다.
2 숙주는 깨끗이 씻어둔다.
3 쌀국수는 찬물에 담갔다가 살짝 데쳐낸다.
4 소고기와 다시마를 찬물에 넣고 끓인 후 멸치액젓과 간장으로 심심하게 간을 한다.
5 육수에서 소고기는 건져서 식힌 다음 슬라이스 한다.
6 육수가 끓어오르면 청양고추, 홍고추, 양파를 넣고 한소끔 끓인다.
7 그릇에 삶은 쌀국수를 담고 소고기슬라이스와 숙주를 얹은 후 국물을 붓는다.

PART 5 당뇨를 다스리는 기적의 밥상

해물볶음

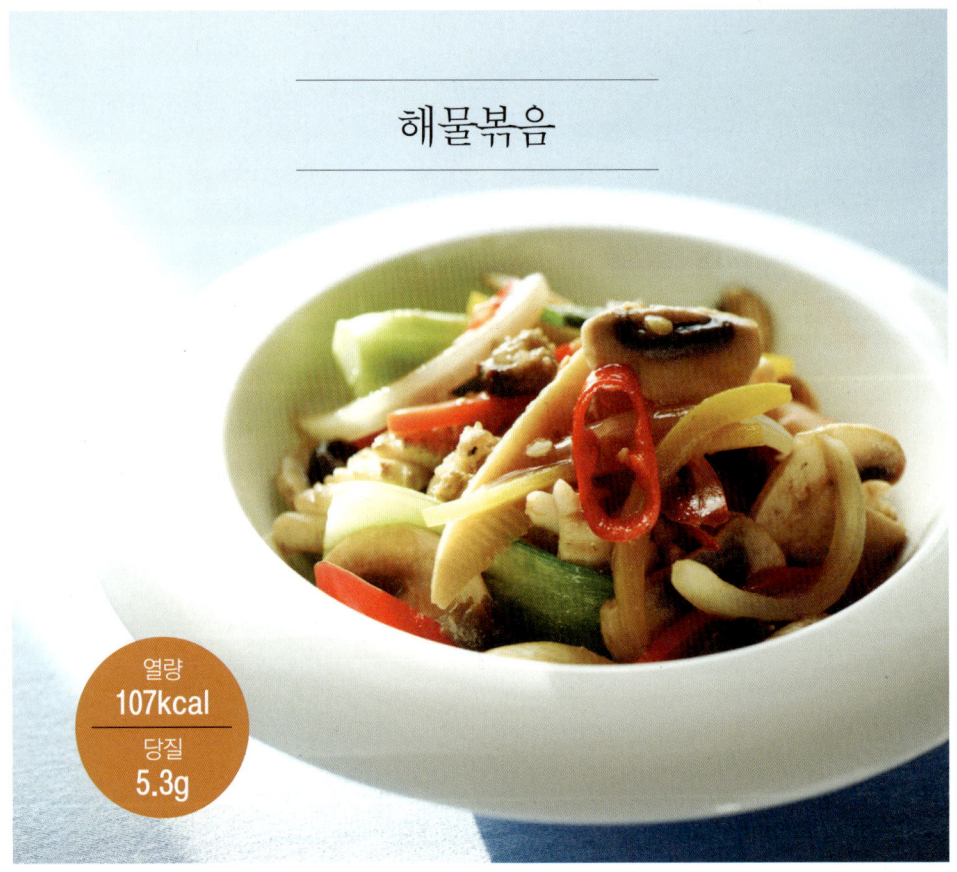

열량 107kcal
당질 5.3g

교환단위 곡류군 0.1교환(녹말가루 2g), 어육류군 1교환(새우 20g, 오징어 20g, 해삼 10g, 굴 10g), 채소군 1교환(청경채 20g, 죽순 10g, 양송이버섯 2개, 양파 10g, 파프리카 10g 등), 지방군 0.6교환(식용유 2g, 참기름 1g)

재료

새우	20g	죽순	10g
오징어	20g	홍고추	1/2개
해삼	10g	녹말가루	1g
굴	10g	굴소스	2g
청경채	20g	마늘	3g
양송이버섯	2개	식용유	2g
양파	10g	참기름	1g
파프리카	10g		

만드는 법

1 해삼과 굴은 잘 손질하여 깨끗하게 씻어 물기를 뺀다.
2 새우와 오징어는 잘 다듬어서 살짝 데친다.
3 청경채, 양송이버섯, 양파, 파프리카, 죽순, 홍고추는 어슷썬다.
4 녹말가루와 물을 같은 분량을 넣어 녹말가루물을 만든다.
5 프라이팬에 식용유를 두르고 홍고추를 볶다가 마늘과 청경채, 양송이버섯, 양파, 파프리카, 죽순을 넣고 볶는다.
6 야채가 어느 정도 익으면 새우, 오징어, 해삼, 굴을 넣고 굴소스를 넣고 볶는다.
7 해물과 야채가 어우러지면 녹말가루물을 넣어 한소끔 익힌 후 참기름을 둘러낸다.

TIP 채소류의 충분한 섭취를 위해 계획된 채소류 교환수인 0.5교환보다 많은 채소 교환수량을 제시하였다.

피클

재료

오이 ······ 35g	물 ······ 1큰술
피클소스	피클링스파이스 ······ 약간
식초 ······ 1큰술	월계수잎 ······ 1장
소금 ······ 1/3작은술	

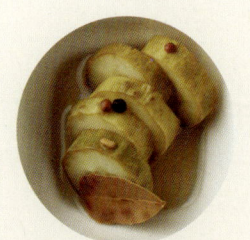

열량 10kcal 당질 1.5g
교환단위 채소군 0.5교환
(오이 35g)

만드는 법

1. 오이를 찬물에 한번 살짝 씻은 후 굵은 소금을 쥐고 잘 문질러 씻어준다.
2. 냄비에 물, 식초, 소금, 피클링스파이스, 월계수잎을 넣고 끓여준다.
3. 오이를 먹기 좋은 크기로 썰어서 병에 담는다.
4. 끓는 피클소스를 오이를 담은 병에 붓는다.
5. 마개를 잘 닫아 두었다가 다음날 냉장고에 넣어두고 시원하게 먹는다.

오전 간식

참외

열량 50kcal
당질 12g
교환단위 과일군 1교환(참외 150g)

재료

참외 ······ 150g

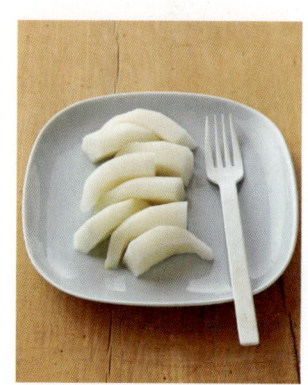

PART 5 당뇨를 다스리는 기적의 밥상

1일차

닭고기냉채와 단호박견과류찜

아침 점심 **저녁**

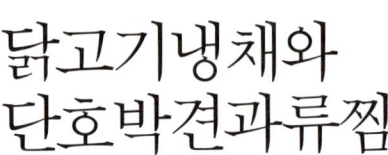
총열량 **446kcal**
당질 **55g**
단백질 **27g**
지방 **13.5g**

- 차조밥
- 돼지고기김치찌개
- 갈치무조림
- 닭고기냉채
- 단호박견과류찜
- 시금치나물

닭고기냉채

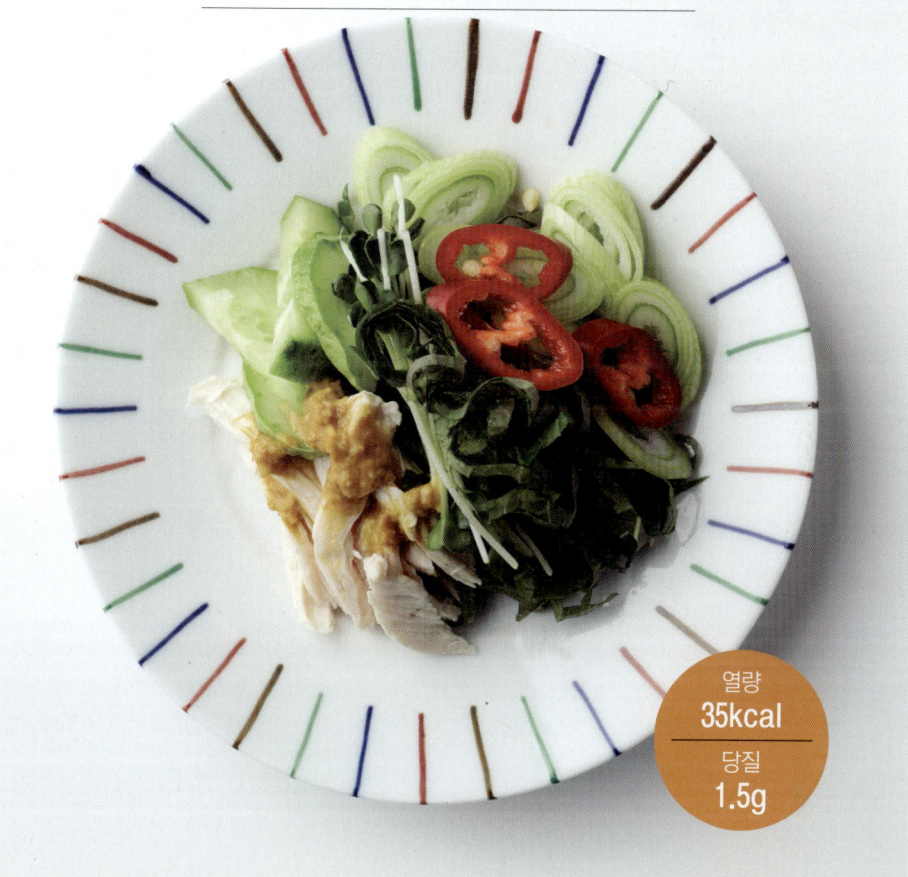

열량 **35kcal**
당질 **1.5g**

교환단위 어육류군 0.5교환(닭고기 20g), 채소군 0.5교환(오이 10g, 대파 10g, 깻잎 5g, 홍고추 5g, 무순 2g)

재료

닭고기	20g	무순	2g
통마늘	1g	**겨자소스**	
소금/ 후추	각 약간	겨자	1g
오이	10g	식초	1g
대파	10g	마늘	1g
깻잎	5g	인공감미료	0.1g
홍고추	5g	물	1g

만드는 법

1 닭고기는 통마늘, 소금, 후추를 조금 넣고 삶아서 식힌 다음 잘게 찢는다.
2 오이, 대파, 깻잎, 홍고추는 깨끗하게 씻어서 어슷썬다.
3 찢어둔 닭고기 위에 썰어둔 야채와 무순을 얹고 겨자소스를 뿌려낸다.

PART 5 당뇨를 다스리는 기적의 밥상

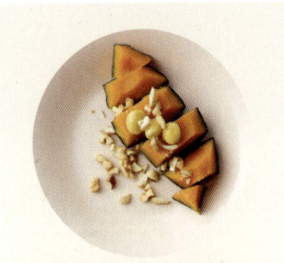

열량 43kcal 당질 3g
교환단위 채소군 1교환(단호박 70g), 지방군 0.5교환 (견과류 4g)

단호박견과류찜

재료
단호박 ·············· 70g 은행 ·············· 2~3개
각종 견과류 ·············· 4g

만드는 법
1 단호박은 반으로 잘라서 속의 씨를 긁어낸 후 찜통에 쪄낸다.
2 찜통에 쪄낸 단호박을 먹기 좋은 크기로 잘라준다.
3 견과류는 프라이팬에 살짝 볶아낸다.
4 단호박 위에 견과류를 올려낸다.

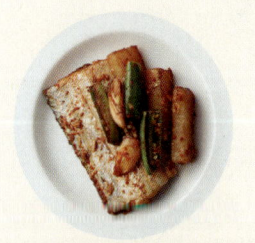

열량 94kcal
당질 1.5g
교환단위 어육류군 1교환 (갈치 50g: 60g으로 준비), 채소군 0.5교환(무 35g), 지방군 0.2교환(참기름 1g)

갈치무조림

재료
갈치 ·············· 60g   양념장
무 ·············· 35g   고추장 ·············· 1작은술
파 ·············· 5g   고춧가루 ·············· 1/2작은술
풋고추 ·············· 10g 간장 ·············· 1작은술
참기름 ·············· 1g   물 ·············· 1작은술
참깨 ·············· 약간   마늘 ·············· 2g

만드는 법
1 갈치는 잘 손질한 후 소금을 살짝 뿌려 밑간을 약하게 한다.
2 고추장, 고춧가루, 간장, 물, 마늘을 섞어 양념장을 만든다.
3 무는 먹기 좋은 크기로 도톰하게 사각썰기한다.
4 냄비에 갈치와 무를 넣고 파, 풋고추를 넣은 후 양념장을 얹어 끓여낸다.

TIP 갈치는 뼈가 포함되어 있으므로 1교환량은 50g이지만, 뼈 무게를 고려하여 60g으로 준비한다.

돼지고기김치찌개

재료
돼지고기 ·············· 20g
김치 ·············· 25g
두부 ·············· 10g
고추 ·············· 1개
파 ·············· 5g

만드는 법
1 돼지고기는 한입 크기로 썰어서 밑양념을 해둔다.
2 김치는 2~3cm 크기로 썰고 고추, 파는 어슷썬다.
3 두꺼운 냄비(팬)에 밑양념을 한 돼지고기를 볶고 김치를 넣고 볶다가 물을 넣어 끓인다.
4 김치가 거의 익으면 두부, 고추, 파를 넣고 한소끔 더 끓여낸다.

● 밑양념 만들기
고추장 1작은술, 마늘 1g을 섞어준다.

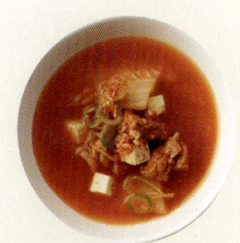

열량 55kcal
당질 1.5g
교환단위 어육류군 0.6 교환(돼지고기 20g, 두부 10g), 채소군 0.5교환(포기 김치 25g)

시금치나물

재료
시금치 ·············· 35g
파 ·············· 3g
마늘 ·············· 1/2작은술
간장/ 후추 ·············· 각 약간
참깨 ·············· 1/3작은술
참기름 ·············· 1g

만드는 법
1 시금치는 다듬은 다음 깨끗이 씻어서 살짝 데쳐낸 후 차가운 물에 식혀낸다.
2 시금치를 꼭 짠 후 파, 마늘, 간장을 넣고 무친다.
3 참깨와 참기름을 넣고 다시 한 번 살짝 무친다.

열량 19kcal 당질 1.5g
교환단위 채소군 0.5교환(시금치 35g), 지방군 0.2교환(참기름 1g)

차조밥

열량 200kcal 당질 46g
교환단위 곡류군 2교환(차조밥 140g)

재료
차조밥 ·············· 140g

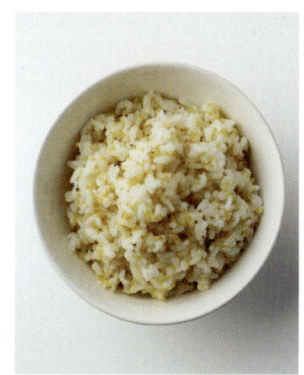

TIP 전곡이나 잡곡과 쌀의 비율은 3:7~5:5를 권장하나, 기호에 따라 다양한 잡곡밥을 제시된 섭취량만큼 대체하여 섭취해도 좋다.

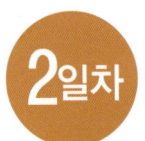

2일차 1,500kcal 기본 식단표

끼니	아침	점심	저녁
하루 섭취 식단	치즈에그잉글리시머핀	불고기생야채비빔밥과 연두부찜	도미조림과 건강닭찜

식품군		교환수		
곡류군	7	2 **머핀 1개** 머핀 35g×2교환=70g	3 **보리밥 1공기** 보리밥 70g×3교환=210g	2 **현미밥 2/3공기** 현미밥 70g×2교환=140g
어육류군	5	1 **치즈에그잉글리시머핀** 치즈 30g×0.6교환=20g(1장) 계란 50g×0.5교환=25g(반개)	2 **불고기생야채비빔밥** 소고기 40g×0.7교환=30g **된장찌개** 두부 70g×0.3교환=20g **연두부찜** 연두부 150g×1교환=150g	2 **도미조림** 도미 50g×1교환=50g (60g으로 준비) **건강닭찜** 닭고기 40g×1교환=40g (닭다리 1개)

		2	2	3
채소군	7	**치즈에그잉글리시머핀** 양상추, 치커리 70g×0.5교환=35g **그린샐러드** 양상추, 치커리 등 70g×1교환=70g **무고추피클** 무, 고추 70g×0.5교환=35g	**불고기생야채비빔밥** 상추, 치커리, 오이, 적양배추, 빨강 파프리카 70g×0.5교환=35g **된장찌개** 애호박, 풋고추, 대파 등 70g×0.5교환=35g **김구이** 김 2g×0.5교환=1g **알타리김치** 알타리김치 50g×0.5교환=25g	**콩나물국** 콩나물 70g×0.5교환=35g **건강닭찜** 표고버섯, 꽈리고추 등 50g×0.5교환=25g **가지나물** 가지 70g×1교환=70g **우엉볶음** 우엉 40g×0.5교환=20g **포기김치** 포기김치 50g×0.5교환=25g
지방군	4	1 **치즈에그잉글리시머핀, 오렌지드레싱** 버터, 올리브오일 5g×1교환=5g	1.5 **불고기생야채비빔밥, 연두부찜, 김구이** 참기름, 들기름 5g×0.8교환=4g	1.5 **도미조림, 건강닭찜, 가지나물, 우엉볶음** 식용유, 참기름 5g×1교환=5g
우유군	1		1 **아침** 저지방 우유 1컵 저지방 우유 200mL×1교환=200mL	
과일군	1		1 **오후 간식** 참외 150g 참외 150g×1교환=150g	

2일차

아침 점심 저녁

치즈에그잉글리시머핀

총열량 **465kcal**
당질 **62g**
단백질 **23g**
지방 **12.5g**

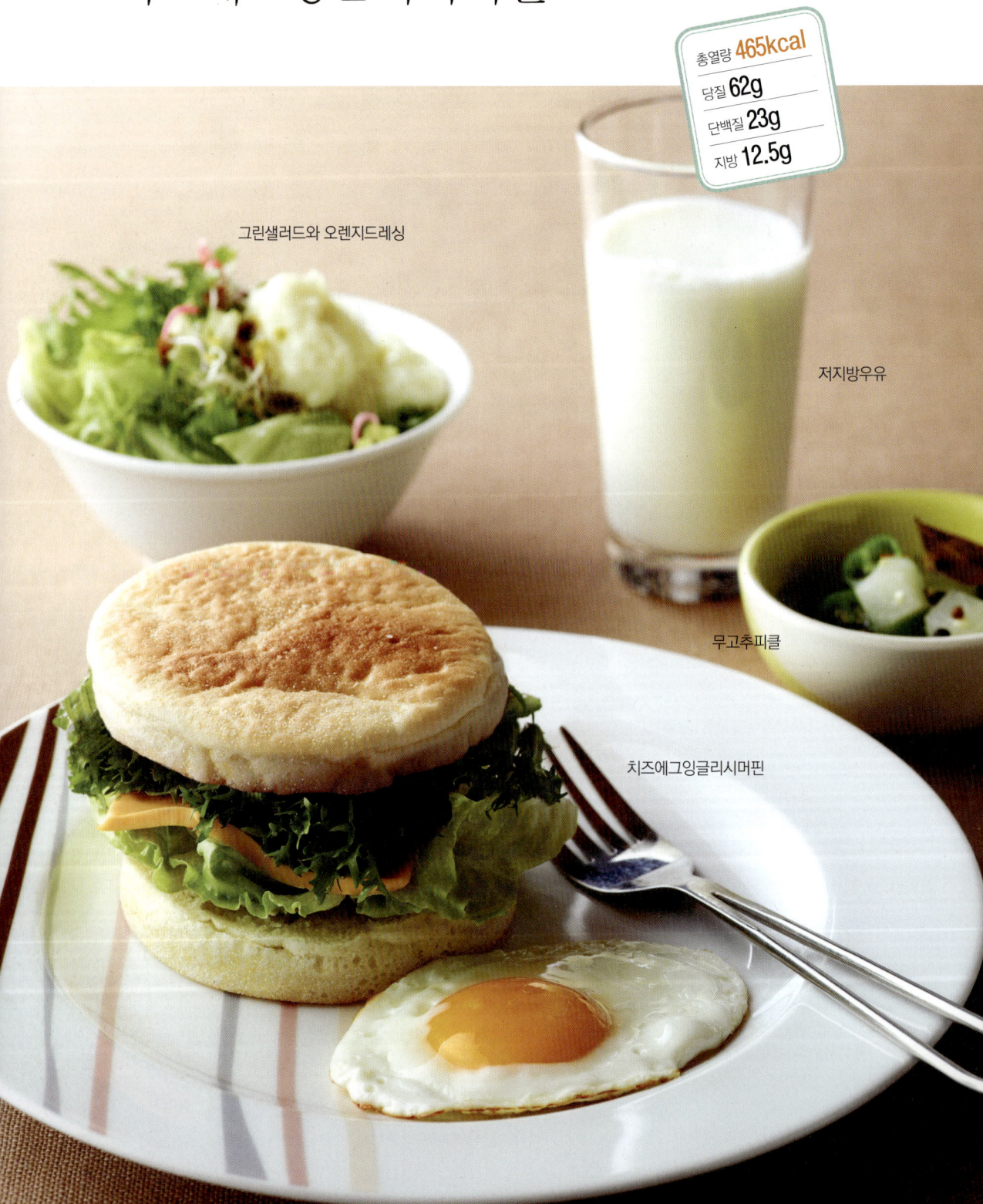

그린샐러드와 오렌지드레싱

저지방우유

무고추피클

치즈에그잉글리시머핀

치즈에그잉글리시머핀

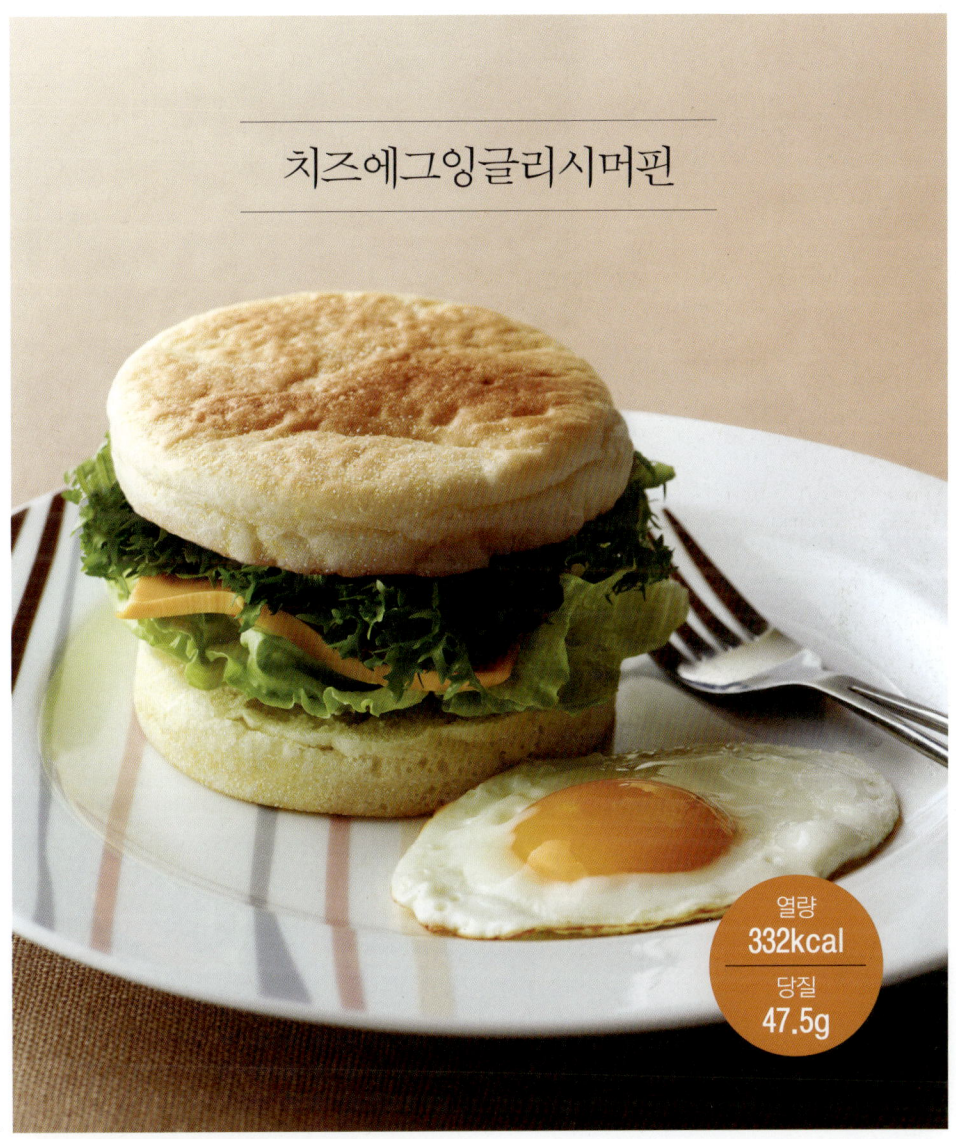

열량 332kcal
당질 47.5g

교환단위 곡류군 2교환(잉글리시머핀 1개), 어육류군 1.1교환(치즈 1장, 계란 1/2개), 채소군 0.5교환(양상추, 치커리 35g), 지방군 0.5교환(버터 1/2작은술)

재료
잉글리시머핀 ········ 1개	계란 ············ 1/2개
양상추 ············ 15g	치즈 ············ 1장
치커리 ············ 20g	버터 ······· 1/2작은술

만드는 법
1. 양상추와 치커리는 깨끗하게 씻어서 물기를 빼 둔다.
2. 계란은 풀어서 지단을 부친다.
3. 잉글리시머핀은 옆으로 2등분으로 썰어서 준비한다.
4. 자른 면에 버터를 바르고 사이에 양상추, 치즈, 계란, 치커리를 순서대로 넣는다.

PART 5 당뇨를 다스리는 기적의 밥상

그린샐러드와 오렌지드레싱

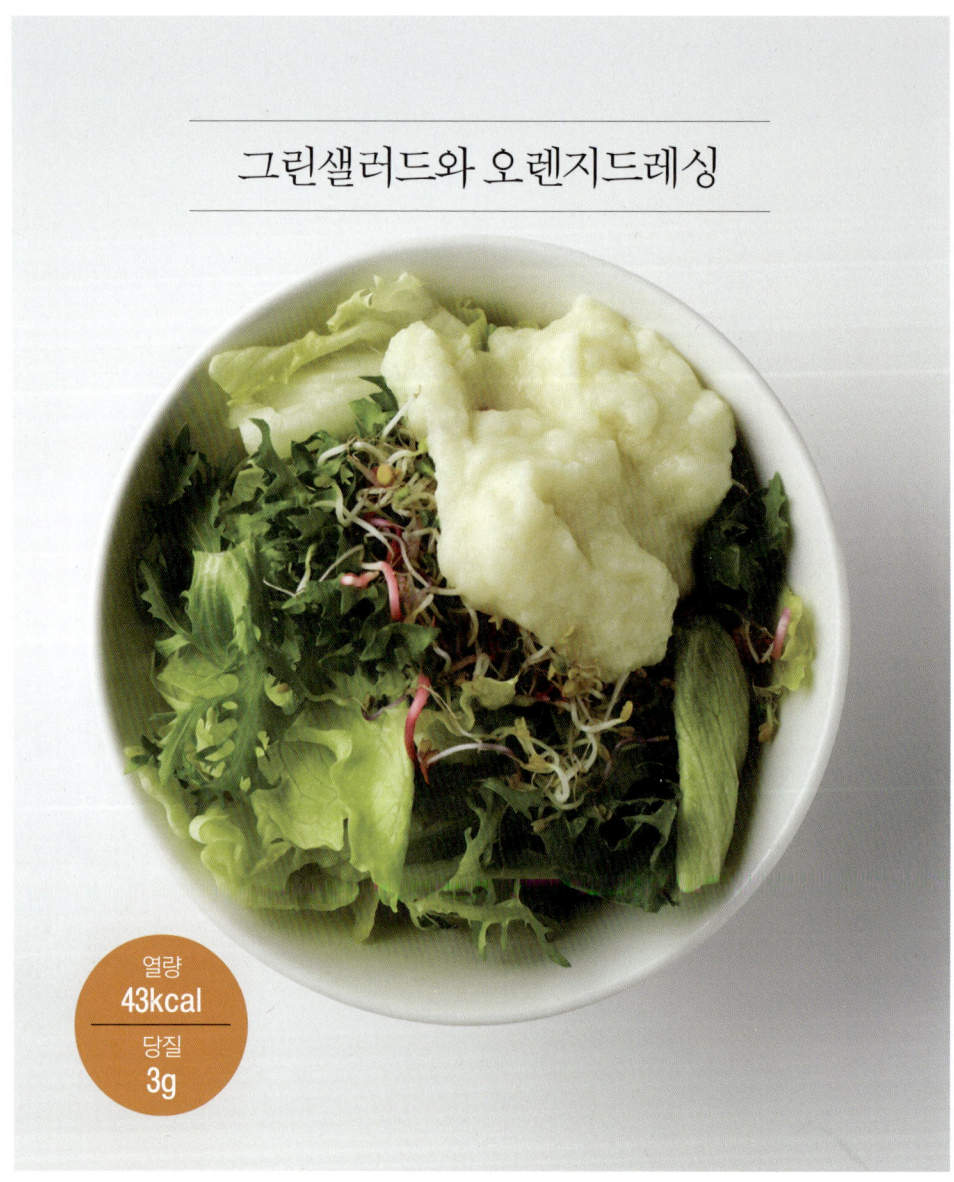

열량 **43kcal**
당질 **3g**

교환단위 채소군 1교환(채소 70g), 지방군 0.5교환(올리브오일 1/2작은술)

재료
양상추, 치커리, 오이, 새싹 등 …………… 70g
오렌지드레싱
오렌지 …………… 1/5개
식초 …………… 1작은술
올리브오일 …………… 1/2작은술
인공감미료 …………… 0.1g

만드는 법
1 양상추, 치커리, 오이, 새싹 등 각종 야채를 깨끗이 씻어 물기를 뺀다.
2 믹서에 오렌지드레싱 재료를 넣고 갈아낸다.
3 채소를 담고 드레싱을 얹는다.

무고추피클

재료

무	30g	소금	1/3작은술
고추	2개	물	1큰술

피클소스

식초	1큰술	피클링스파이스	약간
		월계수잎	1장

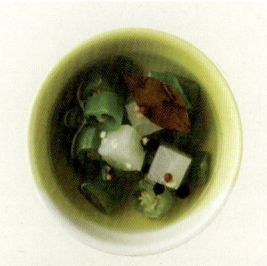

열량 10kcal
당질 1.5g
교환단위 채소군 0.5교환
(무 30g, 고추 2개)

만드는 법

1. 무와 고추는 깨끗이 씻어낸 후 물기를 없애준다.
2. 냄비에 물, 식초, 소금, 피클링스파이스, 월계수잎을 넣고 끓여준다.
3. 무와 고추를 먹기 좋은 크기로 썰어서 병에 넣는다.
4. 끓는 피클소스를 무를 담은 병에 붓는다.
5. 마개를 잘 닫아 두었다가 다음날 냉장고에 넣어두고 시원하게 먹는다.

저지방 우유

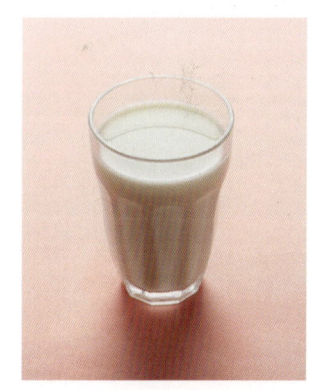

열량 80kcal
당질 10g
교환단위 저지방 우유군 1교환(저지방 우유 200mL)

재료

저지방 우유 ··· 1컵(200mL)

PART 5 당뇨를 다스리는 기적의 밥상

2일차

불고기생야채비빔밥과 연두부찜

아침 **점심** 저녁

총열량 **538kcal**
당질 **77g**
단백질 **28g**
지방 **13g**

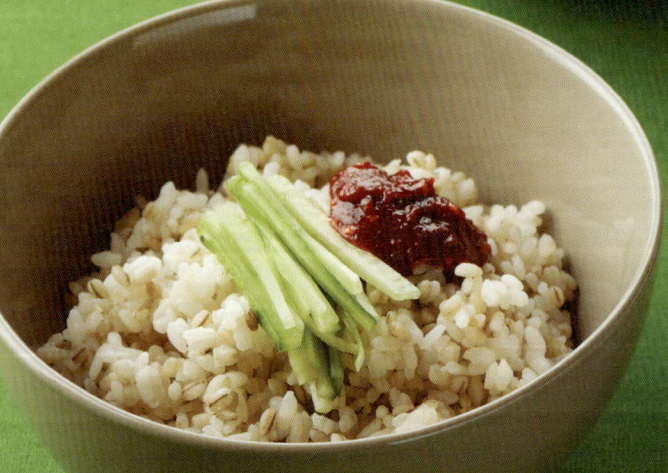

- 알타리김치
- 연두부찜
- 된장찌개
- 김구이
- 보리밥
- 불고기생야채비빔밥

불고기생야채비빔밥

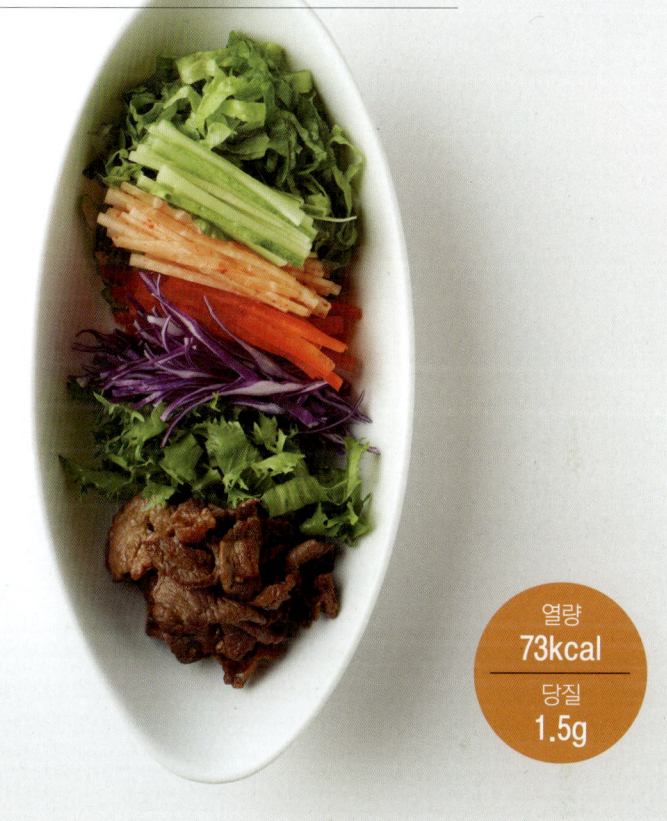

열량 **73kcal**

당질 **1.5g**

교환단위 어육류군 0.7교환(소고기 30g), 채소군 0.5교환(상추, 치커리, 오이, 적양배추, 빨강 파프리카 각 5g, 무 10g), 지방군 0.4교환(식용유, 참기름 2g)

재료

소고기(불고기감)	30g
상추	5g
치커리	5g
오이	5g
적양배추	5g
빨강 파프리카	5g
무	10g

양념고추장

고추장	5g
미음	약간
고춧가루	1g
파, 마늘, 참깨	각 약간
참기름	2g

만드는 법

1. 소고기는 불고기 양념하여 20~30분 정도 재워 두었다가 볶아낸다.
2. 상추, 치커리, 오이, 적양배추, 빨강 파프리카는 잘 씻어서 채썬다.
3. 무는 채썰어 생채로 무쳐둔다.
4. 비빔그릇에 불고기와 각종 야채를 담고 양념고추장을 곁들여낸다.

TIP 고기 및 해물요리에 야채를 많이 넣어서 먹으면 열량밀도가 낮아 음식섭취량은 줄이지 않으면서 열량섭취를 줄일 수 있어 당뇨병 조절에 도움이 된다.

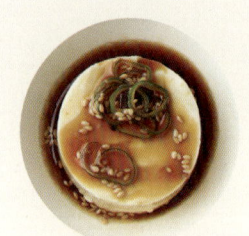

열량 84kcal 당질 0g
교환단위 어육류군 1교환
(연두부 150g), 지방군 0.2
환(참기름 1g)

연두부찜

재료
연두부 ············ 150g	파 ············ 5g
양념장	참깨 ············ 1g
간장 ············ 1작은술	참기름 ············ 1g
물 ············ 1작은술	

만드는 법
1 접시에 연두부를 담는다.
2 그 위에 양념장을 곁들인다.

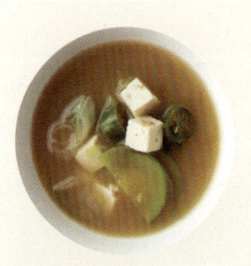

열량 43kcal
당질 3g
교환단위 어육류군 0.3교
환(두부 20g), 채소군 0.5
교환(양파, 대파, 애호박,
풋고추 35g)

된장찌개

재료
멸치 ············ 10g	양파 ············ 10g
다시마 ············ 1장	애호박 ············ 15g
마늘 ············ 5g	두부 ············ 20g
풋고추 ············ 5g	대파 ············ 5g
된장 ············ 10g	

만드는 법
1 멸치는 배를 갈라 잘 손질해둔다.
2 냄비에 물을 분량의 1/2 정도 담아 손질해둔 멸치, 다시마와 마늘을 넣고 끓인다.
3 국물이 우러나면 멸치와 다시마를 건져내고, 풋고추와 된장을 넣고 한소끔 끓여낸다.
4 양파, 애호박을 넣고 끓이다가 두부와 대파를 넣고 마저 끓여낸다.

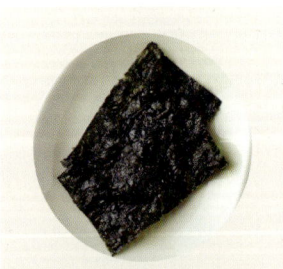

열량 28kcal 당질 1.5g
교환단위 채소군 0.5교환(
김 1g), 지방군 0.4교환(들
기름 2g)

김구이

재료
김 ············ 1g	소금 ············ 약간
들기름 ············ 2g	

만드는 법
1 김에 들기름을 바르고 소금을 뿌린다.
2 프라이팬에 굽는다.

당뇨, 기적의 밥상

보리밥

열량 **300kcal**
당질 **69g**
교환단위 곡류군 3교환(차조밥 210g)

재료

보리밥 ·· 210g

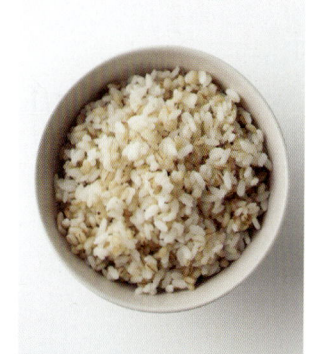

TIP 전곡이나 잡곡과 쌀의 비율은 3:7~5:5를 권장하나, 기호에 따라 다양한 잡곡밥을 제시된 섭취량을 대체하여 섭취해도 좋다.

알타리김치

열량 **10kcal**
당질 **1.5g**
교환단위 채소군 0.5교환(알타리김치 25g)

재료

알타리김치 ·· 25g

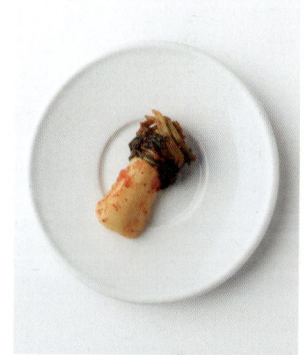

TIP 알타리김치는 포기김치, 갓김치 등 다양한 김치류로 기호에 따라 제시된 분량을 대체하여 섭취해도 좋다.

오후 간식

참외

열량 **50kcal**
당질 **12g**
교환단위 과일군 1교환(참외 150g)

재료

참외 ·· 150g

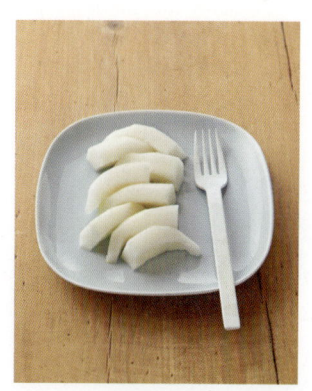

2일차

도미조림과 건강닭찜

아침 점심 **저녁**

총열량 **571kcal**
당질 **83g**
단백질 **28.3g**
지방 **15g**

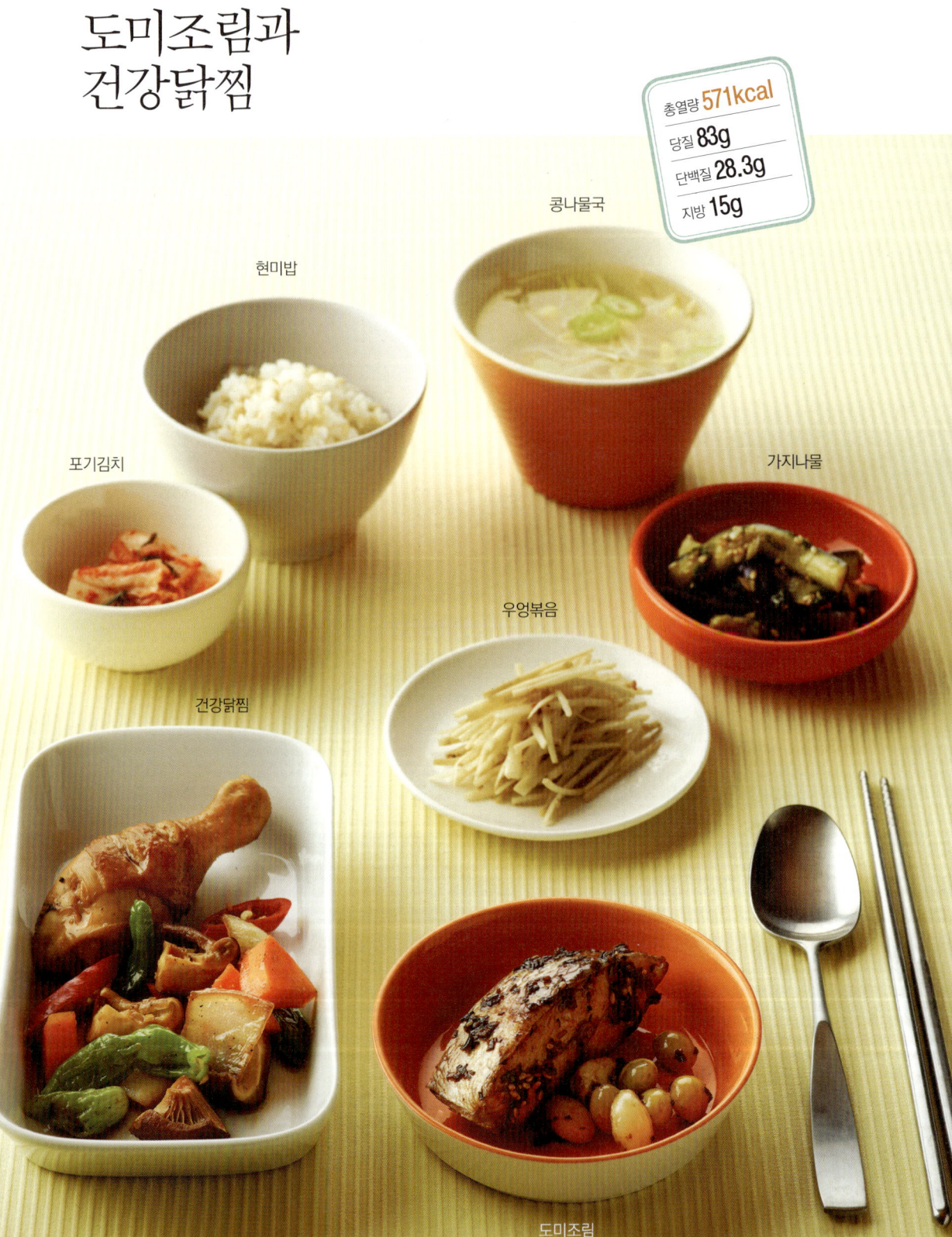

- 현미밥
- 콩나물국
- 포기김치
- 가지나물
- 우엉볶음
- 건강닭찜
- 도미조림

도미조림

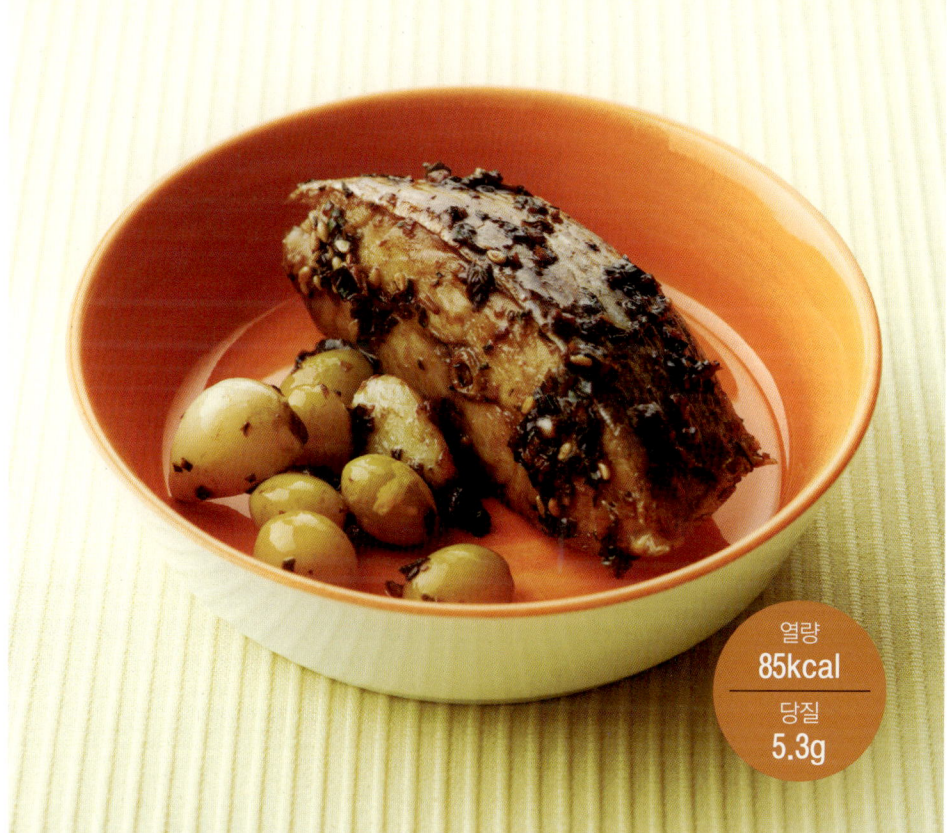

열량 **85kcal**
당질 **5.3g**

교환단위 곡류군 0.1교환(은행 10g), 어육류군 1교환(도미 50g: 60g으로 준비), 채소군 0.5교환(통마늘 4g), 지방군 0.2교환(참기름 1g)

재료
- 도미 ············ 60g
- 은행 ···· 10g(1/6교환단위)
- 통마늘 ············ 4g

양념장
- 와인 ············ 1큰술
- 파 ············ 10g
- 간장 ············ 1작은술
- 물 ············ 1작은술
- 마늘 ············ 3g
- 참기름 ············ 1g
- 참깨 ············ 약간

만드는 법
1. 도미는 잘 씻은 후 어슷하게 잘라 칼집을 넣는다.
2. 양념장의 2/3 정도 분량에 재워둔다.
3. 어느 정도 간이 배면 끓이다가 나머지 양념을 넣고 은행, 통마늘을 넣어 졸인다.
4. 마지막으로 참깨와 참기름을 얹어낸다.

TIP 도미는 뼈가 포함되어 있으므로 1교환량은 50g이지만, 뼈 무게를 고려하여 60g 토막으로 준비한다.

PART 5 당뇨를 다스리는 기적의 밥상

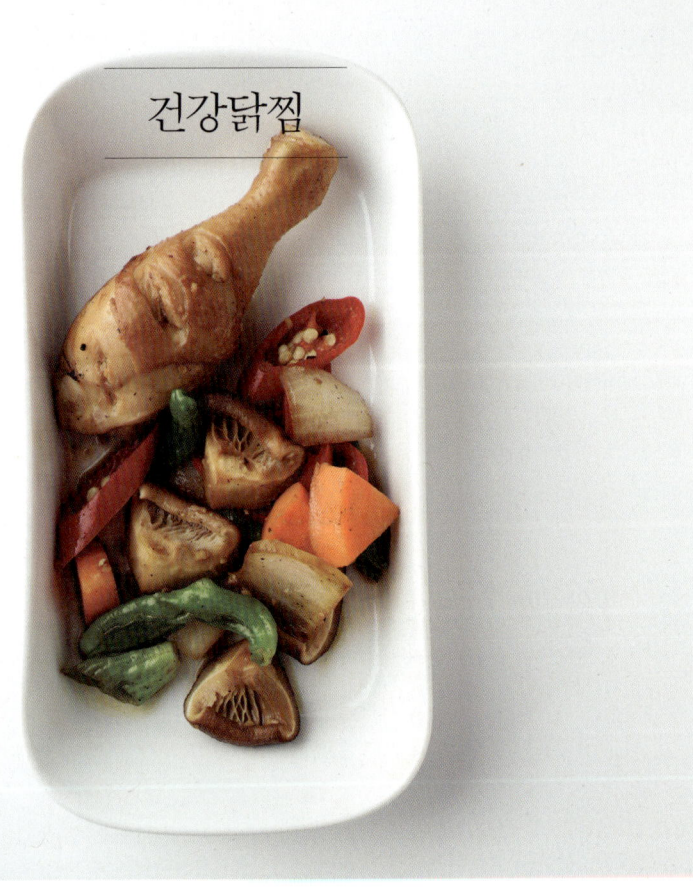

건강닭찜

열량 **119kcal**
당질 **1.5g**

교환단위 어육류군 1교환위(닭다리 40g: 닭다리 1개), 채소군 0.5교환(표고버섯 5g, 양파 5g, 당근 5g, 꽈리고추 5g, 홍고추 5g), 지방군 0.2교환(참기름 1g)

재료
닭다리	1개
표고버섯	5g
양파	5g
당근	5g
꽈리고추	5g
홍고추	5g

양념장
마늘	2g
간장	1작은술
물	1작은술
참기름	1g
참깨	약간

만드는 법
1. 닭다리는 양념이 잘 배도록 칼집을 넣는다.
2. 마늘, 간장, 물, 참기름, 참깨 등의 양념장을 만들어 2/3 정도의 분량에 재워둔다.
3. 표고버섯, 양파, 당근, 꽈리고추, 홍고추 등은 적당한 크기로 썬다.
4. 냄비에 양념된 닭다리와 야채를 넣고 끓이다가 어느 정도 익으면 나머지 양념장을 넣고 한 번 더 졸여준다.

TIP 야채는 다양한 색깔로 골고루 먹는 것이 합병증 예방에 도움이 될 수 있다.

TIP 닭다리는 뼈가 포함되어 1교환량이 40g이지만, 닭다리 1개를 준비한다.

TIP 닭다리는 껍질에 열량이 많이 포함되어 있어서 고지방군에 해당되므로 조리 시에는 껍질을 포함하여 맛있게 조리하고, 섭취 시에는 껍질을 벗기고 섭취하면 섭취 열량이 적어지므로 당 조절에 도움이 된다.

당뇨, 기적의 밥상

가지나물

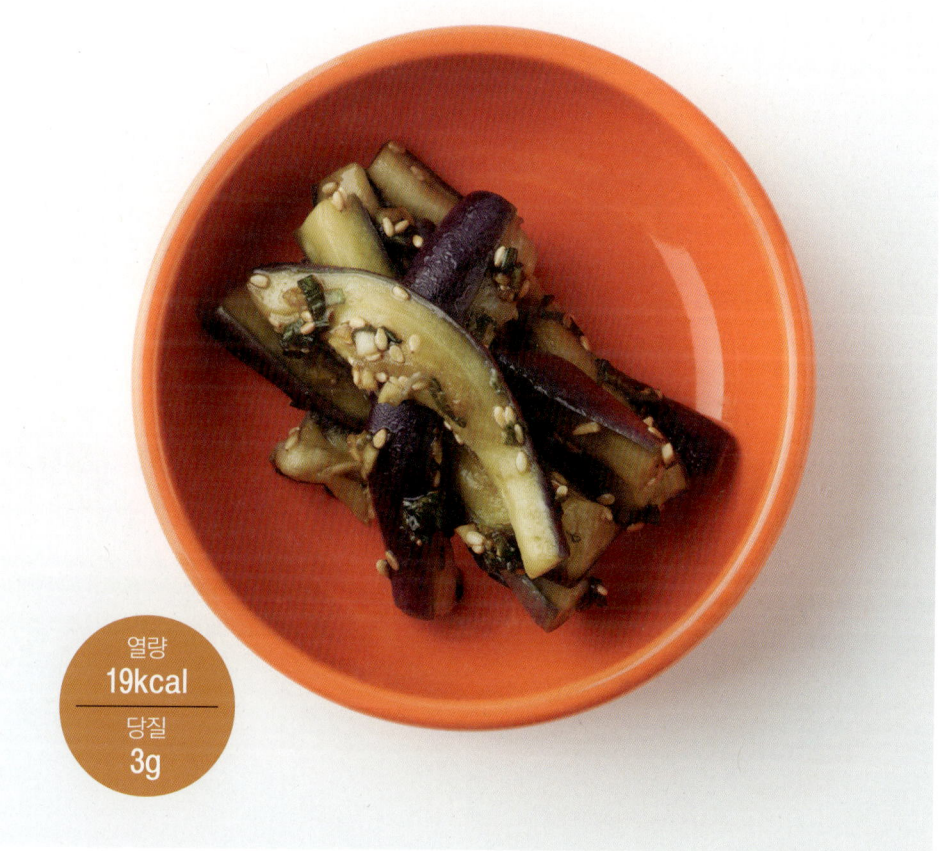

열량
19kcal

당질
3g

교환단위 채소군 1교환(가지 70g), 지방군 0.2 교환(참기름 1g)

재료
가지	70g	간장	약간
파	3g	참깨	1/3작은술
마늘	3g	참기름	1g

만드는 법
1 가지는 깨끗이 씻어서 5cm 정도의 크기로 잘라 반으로 갈라 쪄낸다.
2 쪄낸 가지를 잘게 찢은 후 꼭 짠다.
3 파, 마늘, 간장을 넣고 무친다.
4 참깨와 참기름을 넣고 마무리한다.

PART 5 당뇨를 다스리는 기적의 밥상

콩나물국

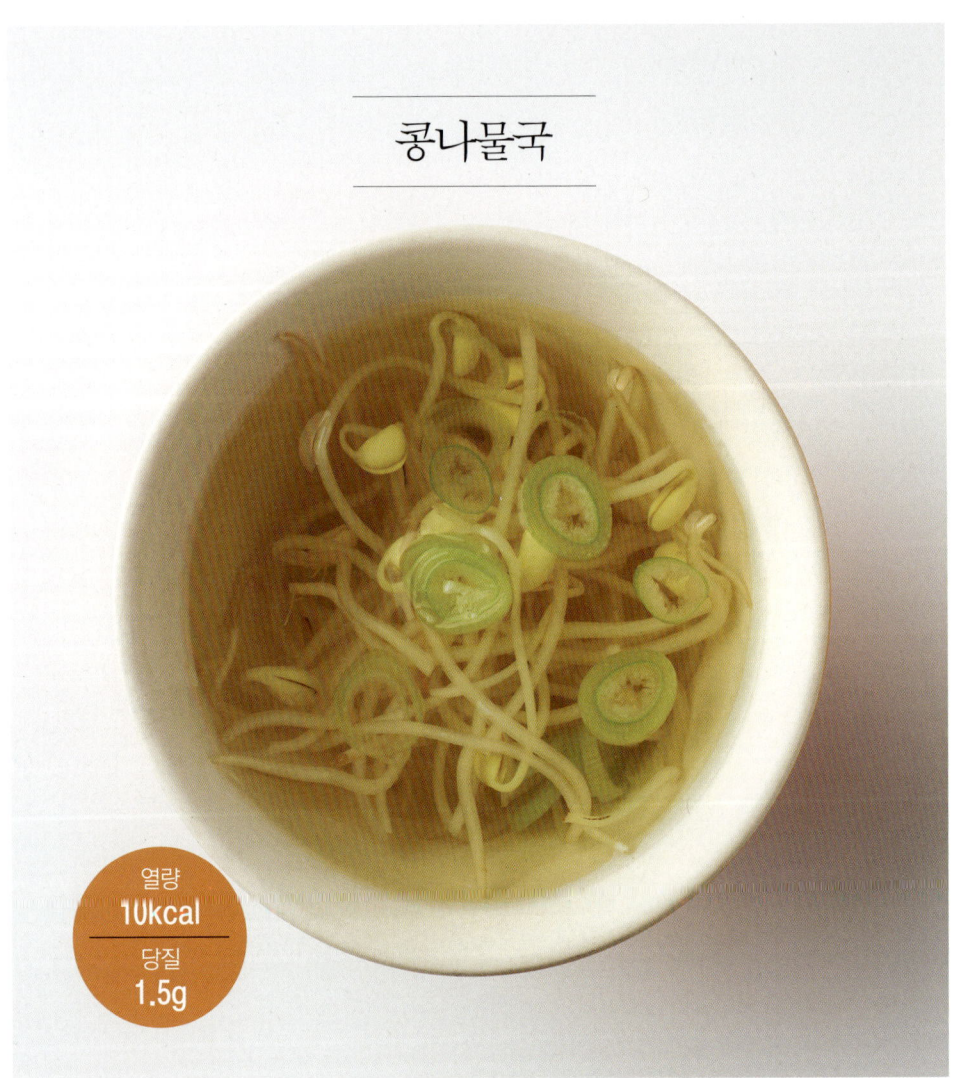

열량 **10kcal**
당질 **1.5g**

교환단위 채소군 1/2교환(콩나물 35g)

재료
콩나물 ·································· 35g
다시멸치/ 다시마/ 마늘/ 파/ 소금
······································ 각 약간

만드는 법
1 콩나물은 깨끗하게 씻어 준비한다.
2 대파는 통으로 썰어 준비한다.
3 냄비에 물을 붓고 다시멸치와 다시마를 넣고 끓여 다시육수를 만든 후에 다시멸치, 다시마는 건져낸다.
4 다시육수에 마늘과 콩나물을 넣고 끓이다가 파를 넣고 한소끔 끓으면 소금으로 간을 하여 끓여낸다.

우엉볶음

재료
우엉 ········· 40g 참기름 ········· 1g
식용유 ········· 1g 참깨 ········· 약간

만드는 법
1. 우엉은 썰어서 찬물에 담근 뒤 끓는 물에 식초를 넣고 1~2분 정도 데친다.
2. 프라이팬에 식용유를 두르고 볶아낸 후 참기름과 참깨를 넣어 마무리한다.

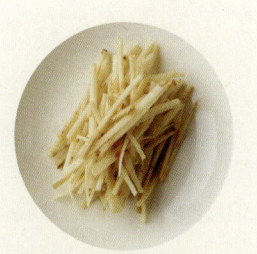

열량 28kcal
당질 1.5g
교환단위 채소군 0.5교환(우엉 20g), 지방군 0.4교환(식용유 1g, 참기름 1g)

현미밥

열량 300kcal
당질 69g
교환단위 곡류군 3교환(현미밥 210g)

재료
현미밥 ········· 210g

TIP 전곡이나 잡곡과 쌀의 비율은 3:7~5:5를 권장하나, 기호에 따라 다양한 잡곡밥을 제시된 섭취량만큼 대체하여 섭취해도 좋다.

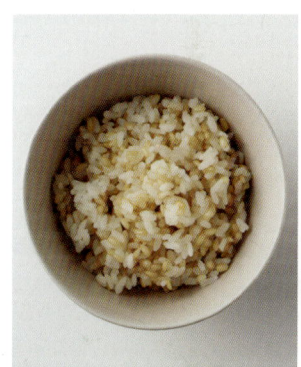

포기김치

열량 10kcal
당질 1.5g
교환단위 채소군 0.5교환(포기김치 25g)

재료
포기김치 ········· 25g

TIP 포기김치는 알타리김치, 깍두기, 갓김치 등 다양한 김치류로 기호에 따라 제시된 분량을 대체하여 섭취해도 좋다.

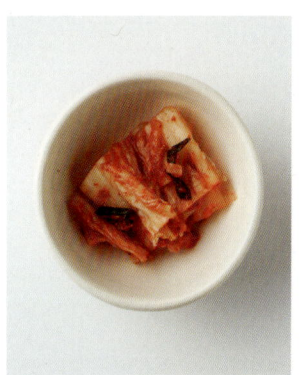

PART 5 당뇨를 다스리는 기적의 밥상

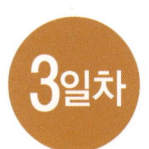 3일차 1,500kcal 기본 식단표

끼니	아침	점심	저녁
하루 섭취 식단	눌은밥과 장조림	소고기숙주볶음과 양배추다시마쌈	소고기콩나물밥과 관자아스파라거스볶음

식품군		교환수		
곡류군	7	2 눌은밥 1그릇 누룽지 30g×2교환=60g	3 팥밥 1공기 팥밥 70g×3교환=210g	2 소고기콩나물밥 1공기 콩나물밥 70g×2교환=140g
어육류군	5	1 돼지고기장조림 돼지고기 40g×1교환=40g	2 소고기숙주볶음 소고기 40g×1교환=40g 꽁치알타리조림 꽁치 50g×1교환=50g (60g으로 준비)	2 소고기콩나물밥 소고기 40g×1교환=40g 관자아스파라거스구이 관자 70g×1교환=70g

		2	2	3
채소군	7	**실파무침** 실파 70g×1교환=70g **건강야채구이** 가지, 호박, 통마늘 등 70g×0.5교환=35g **열무김치** 열무김치 50g×0.5교환=25g	**시금치냉이국** 시금치, 냉이 70g×0.5교환=35g **양배추다시마쌈** 양배추, 다시마 70g×0.5교환=35g **도라지생채** 도라지 40g×0.5교환=20g **포기김치** 포기김치 50g×0.5교환=25g	**관자아스파라거스볶음** 아스파라거스 70g×0.5교환=35g **버섯초절임** 엄지송이버섯 50g×0.5교환=25g **소고기콩나물밥** 콩나물 70g×1교환=70g **열무된장무침** 열무 70g×0.5교환=35g **깍두기** 깍두기 50g×0.5교환=25g
		1	1.5	1.5
지방군	4	**돼지고기장조림** 식용유 5g×0.2교환=1g	**소고기숙주볶음, 꽁치알타리조림** 식용유, 참기름 5g×0.4교환=2g	**소고기콩나물밥 등** 참기름 5g×0.6교환=3g
			1	
우유군	1		**오전 간식** 저지방 우유 1컵 저지방 우유 200mL×1교환=200mL	
			1	
과일군	1		**오후 간식** 배 110g 배 110g×1교환=110g	

3일차
눌은밥과 장조림

아침 | 점심 | 저녁

총열량 **305kcal**
당질 **53g**
단백질 **18g**
지방 **3g**

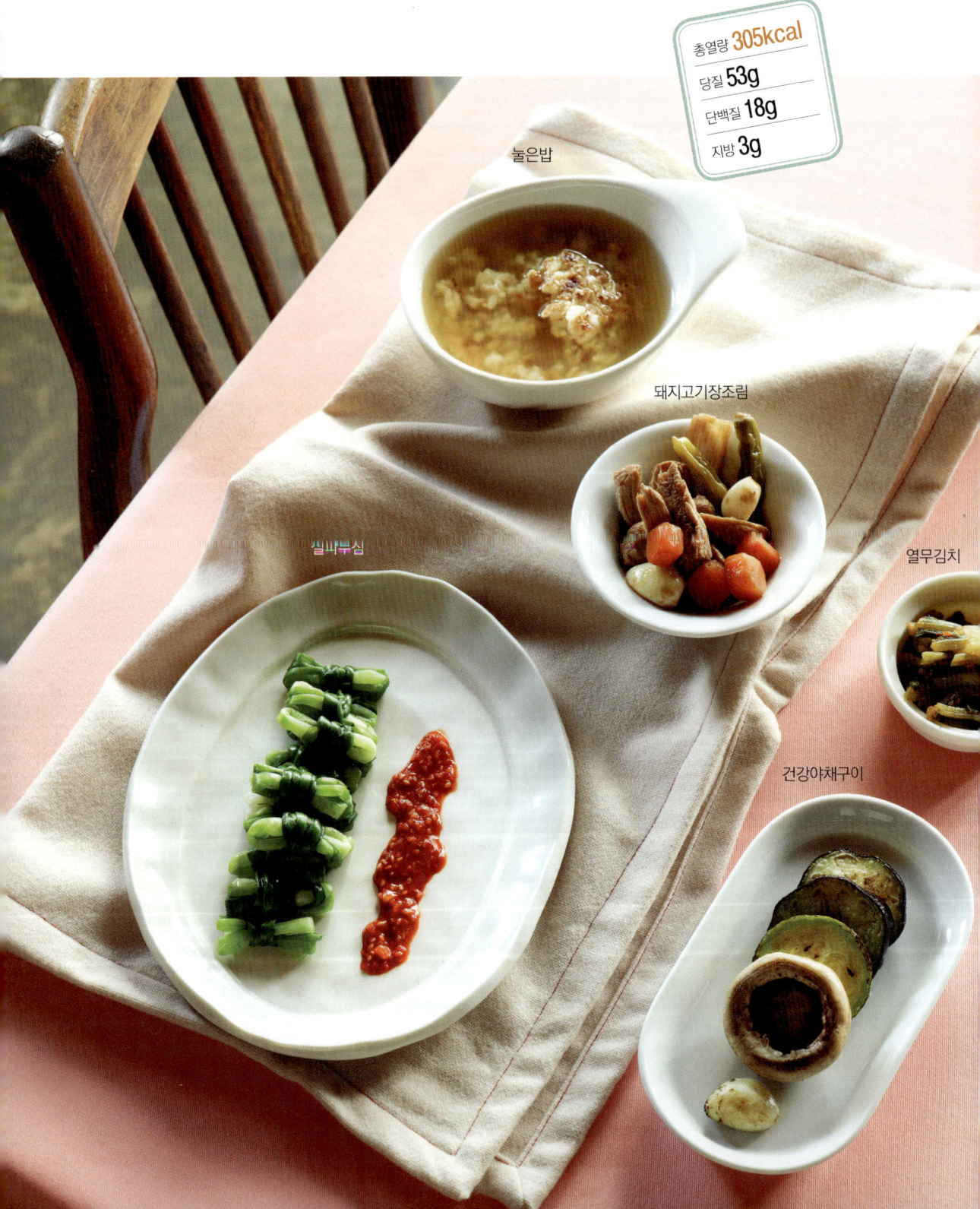

눌은밥
돼지고기장조림
열무김치
건강야채구이
찔파부침

돼지고기장조림

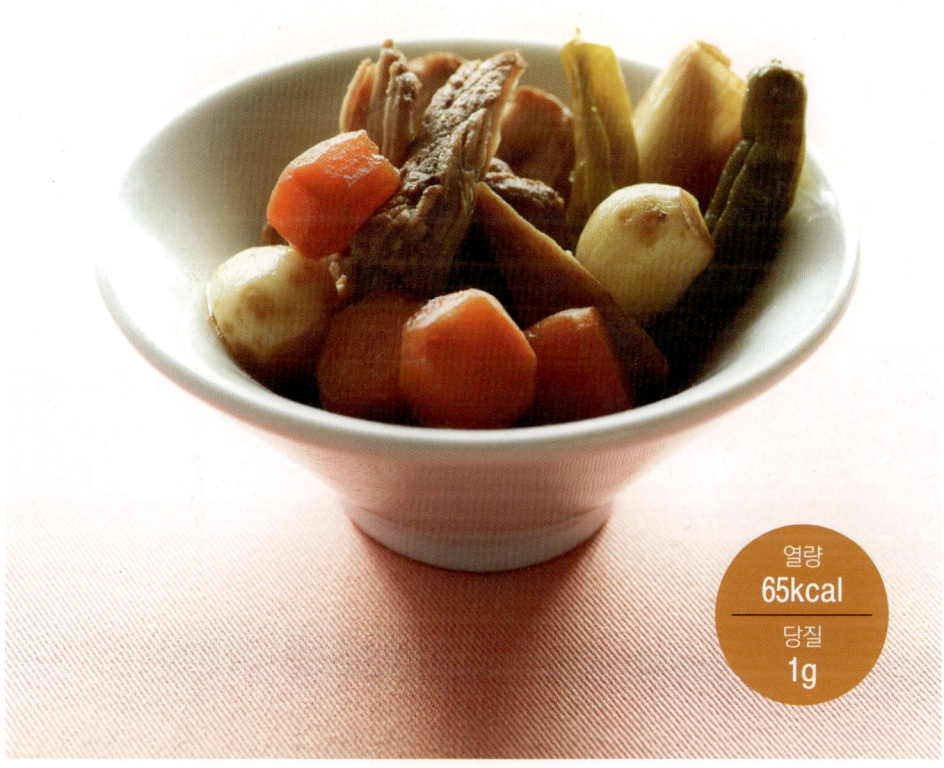

열량 **65kcal**
당질 **1g**

교환단위 어육류군 1교환(돼지고기 40g), 채소군 0.3교환(통마늘 2개, 꽈리고추 2개, 당근 10g), 지방군 0.2교환(식용유 1g)

재료

돼지고기	40g
통마늘	2개
꽈리고추	2개
당근	10g
파	10g
후추	약간

조림간장

간장	1g
물	1g
식용유	1g
그린스위트	0.1g

만드는 법

1. 돼지고기는 찬물에 넣고 후추, 파 등을 넣고 삶아내어 적당한 크기로 찢어둔다.
2. 두꺼운 냄비 또는 프라이팬에 간장, 물, 식용유를 넣고 끓이다가 삶은 돼지고기, 통마늘, 꽈리고추, 당근, 파를 넣고 국물이 거의 없어질 때까지 약한 불에 졸인다.
3. 마지막에 그린스위트를 넣고 담아낸다.

TIP 달지 않은 맛에 익숙해지려면 그린스위트를 넣지 않는다.

PART 5 당뇨를 다스리는 기적의 밥상

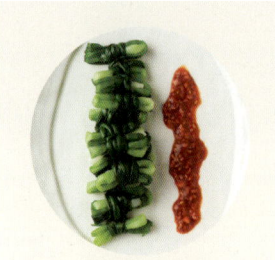

열량 20kcal
당질 3g
교환단위 채소군 1교환(실파 70g)

실파무침

재료
실파 ································ 70g
초고추장
고추장 ···························· 3g
마늘 ······························ 2g
식초 ······························ 2g
그린스위트 ··················· 0.1g
참깨 ···························· 약간

만드는 법
1 실파는 끓는 물에 소금과 함께 넣어 살짝 데친 후 찬물에 헹궈 식힌다.
2 접시에 담고 초고추장을 곁들여낸다.

TIP 한 뿌리씩 리본과 같이 잘 말면 예쁜 실파무침이 된다.

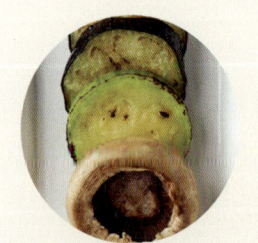

열량 10kcal
당질 1.5g
교환단위 채소군 0.5교환(가지 10g, 호박 10g, 통마늘 5g, 양송이버섯 10g)

건강야채구이

재료
가지 ······························ 10g
호박 ······························ 10g
통마늘 ···························· 5g
양송이버섯 ···················· 10g

만드는 법
1 가지, 호박은 약간 두꺼운 두께로 슬라이스 한다.
2 프라이팬을 약간 달군 후 가지, 호박, 통마늘, 양송이버섯을 굽는다.

TIP 오븐을 사용할 경우에는 200℃에서 2분 정도가 좋다.

TIP 먹기 직전에 소금, 후추를 살짝 뿌려도 좋지만, 그냥 먹어도 채소 원래의 맛을 즐길 수 있을 뿐만 아니라 건강한 섭취방법이 되어 당뇨병 합병증 예방에도 도움이 된다.

눌은밥

재료
누룽지 ·· 60g

만드는 법
1 누룽지를 준비한다.
2 물은 충분히 잡아 끓이다가 누룽지를 넣고 한소끔 끓여낸다.
   TIP 밥을 프라이팬에 아주 넓게 펴서 약한 불에 앞뒤로 딱딱하게 익혀 누룽지를 만들어 냉동실에 보관해 두면 편하게 만들 수 있다.

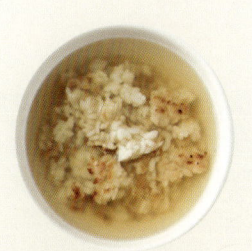

열량 200kcal
당질 46g
교환단위 곡류군 2교환(누룽지 60g)

열무김치

열량 10kcal
당질 1.5g
교환단위 채소군 0.5교환(열무김치 25g)

재료
열무김치 ·· 25g
   TIP 열무김치는 알타리김치, 깍두기, 갓김치 등 다양한 김치류로 기호에 따라 제시된 분량을 대체하여 섭취해도 좋다.

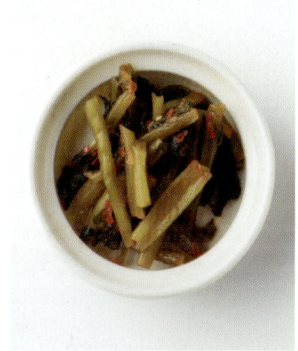

오전 간식

저지방 우유

열량 80kcal
당질 10g
교환단위 저지방 우유군 1교환(저지방 우유 200mL)

재료
저지방 우유 ·· 1컵(200mL)

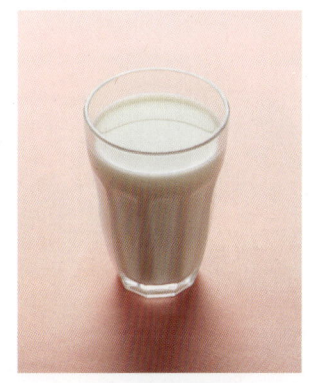

3일차

소고기숙주볶음과 양배추다시마쌈

아침 | **점심** | 저녁

총열량 **518kcal**
당질 **80g**
단백질 **30g**
지방 **9g**

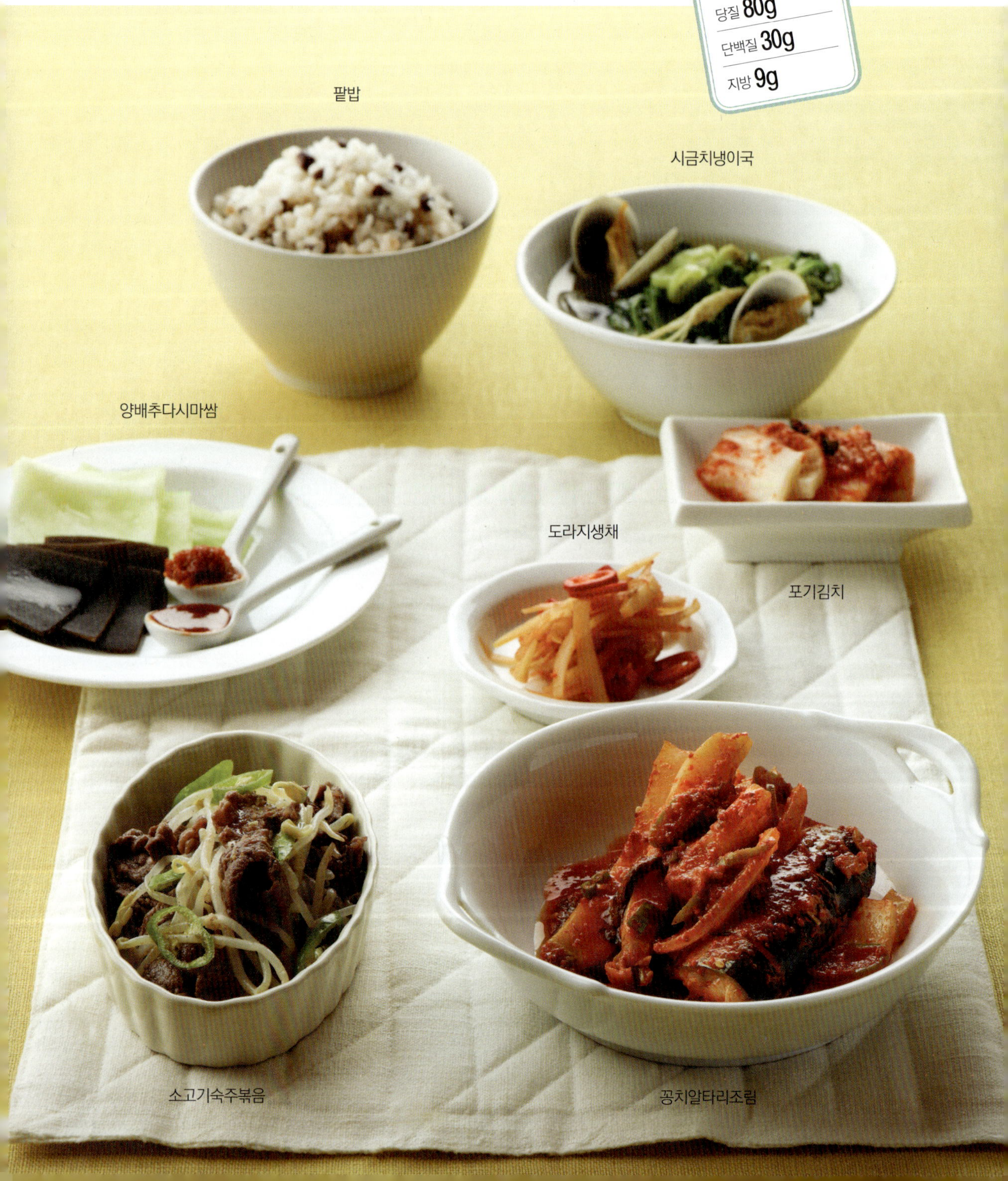

- 팥밥
- 시금치냉이국
- 양배추다시마쌈
- 도라지생채
- 포기김치
- 소고기숙주볶음
- 꽁치알타리조림

소고기숙주볶음

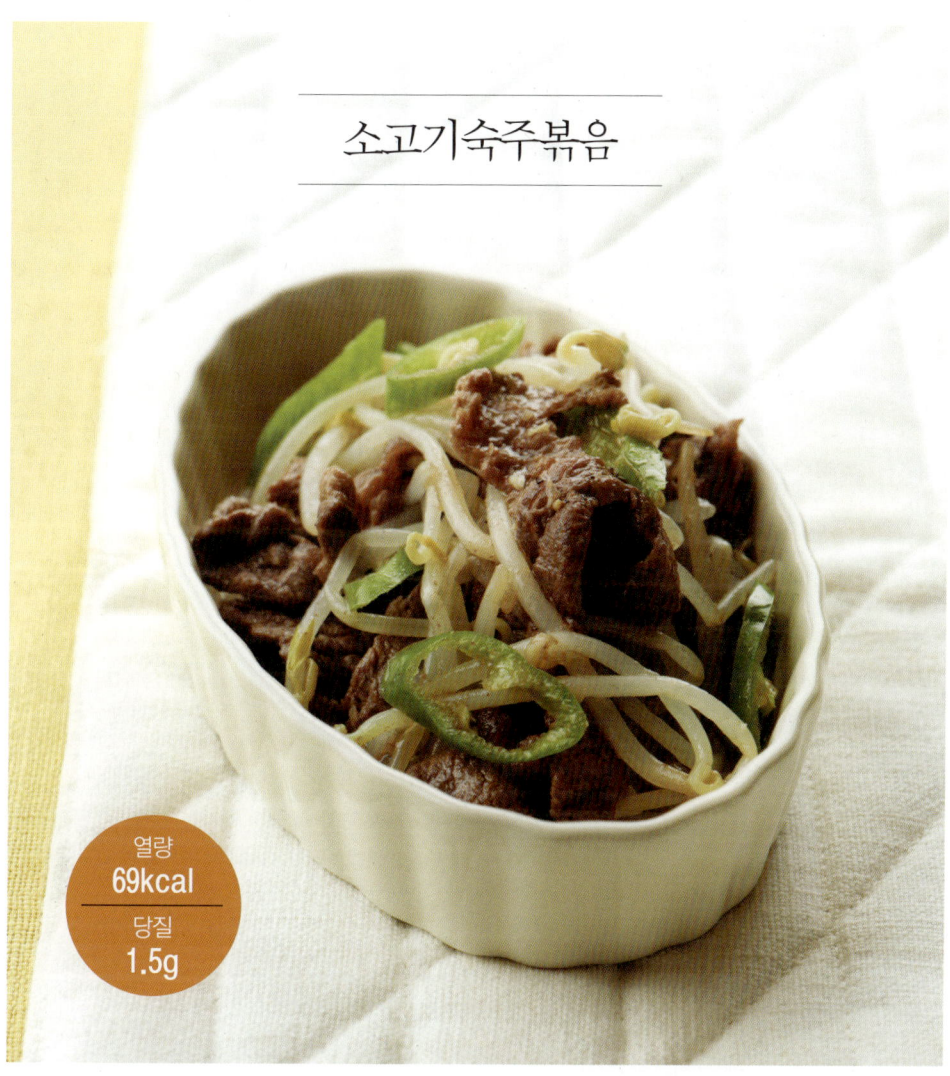

열량 **69kcal**
당질 **1.5g**

교환단위 어육류군 1교환(소고기 40g), 채소군 0.5교환(숙주 30g, 풋고추 1개), 지방군 0.2교환(참기름 1g)

재료

소고기 ········· 40g	마늘 ········· 2g
숙주 ········· 30g	간장 ········· 1g
풋고추 ········· 1개	물 ········· 1g
마늘 ········· 1g	양파 ········· 5g
후추 ········· 약간	참기름 ········· 1g
양념장	참깨 ········· 약간

만드는 법

1. 소고기는 마늘, 후추에 밑간을 해두었다가 살짝 볶아낸다.
2. 숙주는 살짝 데친다.
3. 풋고추는 어슷썬다.
4. 소고기, 숙주, 풋고추를 잘 섞어 접시에 담아낸다.
5. 마늘, 간장, 물, 양파, 참기름, 참깨 등을 잘 섞는 양념장을 곁들여 먹는다.

TIP 고기 및 해물요리에 야채를 많이 넣어서 먹으면 열량밀도가 낮아 음식섭취량은 줄이지 않으면서 열량섭취를 줄일 수 있어 당뇨병 조절에 도움이 된다.

PART 5 당뇨를 다스리는 기적의 밥상

양배추다시마쌈

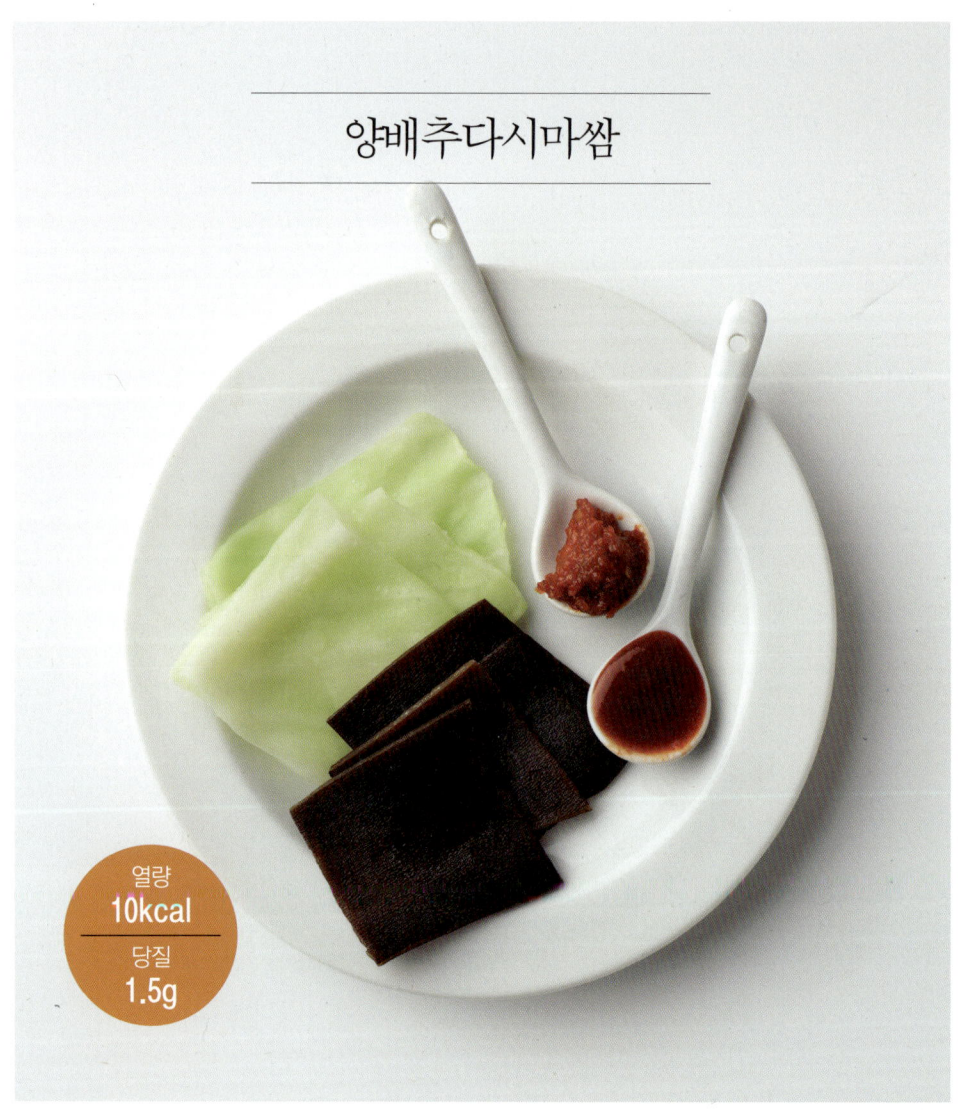

열량 **10kcal**
당질 **1.5g**

교환단위 채소군 0.5교환(양배추 25g, 다시마 1장)

재료
양배추 ······ 25g	참깨 ······ 약간
다시마 ······ 1장	**초고추장**
쌈장	고추장 ······ 3g
된장 ······ 3g	식초 ······ 1큰술
마늘 ······ 1g	마늘 ······ 1g
참기름 ······ 1g	그린스위트 ······ 0.1g

만드는 법
1. 양배추는 아삭할 정도로 살짝 삶아서 물기를 뺀다.
2. 다시마는 찬물에 충분히 헹군 후 찬물에 30분 정도 담근 후 건져둔다.
3. 기호에 따라 쌈장이나 초고추장을 곁들인다.

TIP 쌈장이나 초고추장은 미음, 두부, 견과류 등 여러 가지 재료를 섞어 만들어 먹으면 싱거우면서도 다양한 영양소의 섭취로 당뇨병 합병증 예방에 도움이 된다.

꽁치알타리조림

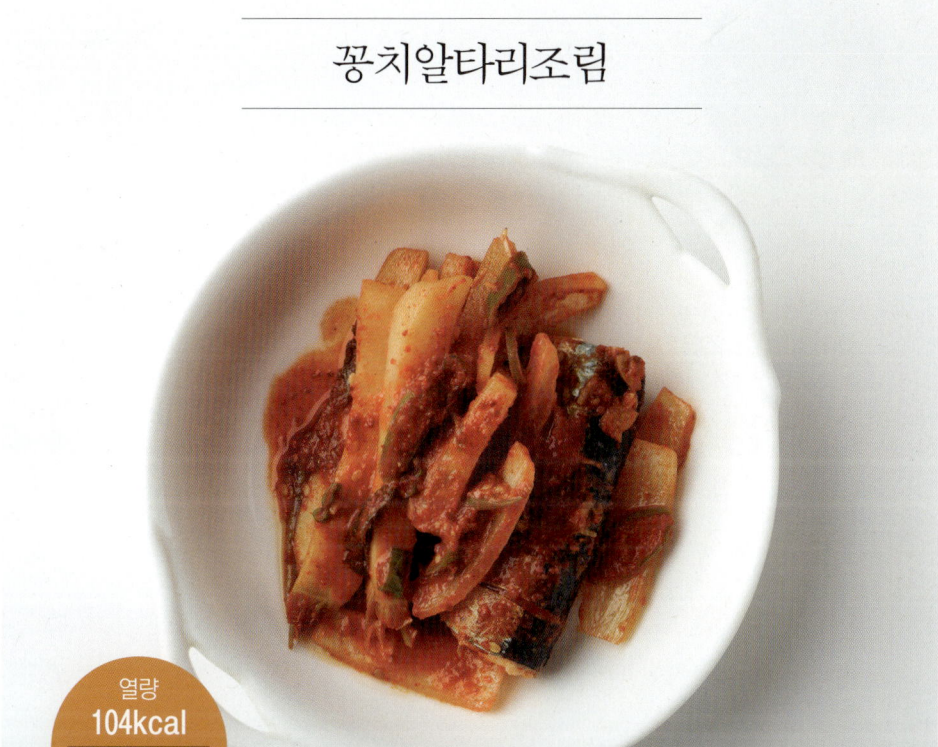

열량 **104kcal**
당질 **3g**

교환단위 어육류군 1교환(꽁치 50g: 60g으로 준비), 채소군 1교환(알타리김치 20g, 무 20g, 양파 10g, 풋고추 5g, 파 5g), 지방군 0.2교환(참기름 1g)

재료

꽁치 ······················ 60g
알타리김치 ············· 20g
무 ·························· 20g
양파 ······················ 10g
풋고추 ···················· 5g
파 ··························· 5g

양념장

고추장 ···················· 2g
고춧가루 ········· 1/2작은술
간장 ························ 1g
물 ···················· 1작은술
마늘 ······················· 2g
참기름 ···················· 1g
참깨 ······················ 약간

만드는 법

1 꽁치는 내장을 뺀 다음 잘 씻고 어슷하게 칼집을 넣는다.
2 알타리김치, 무, 양파, 풋고추, 파는 적당한 크기로 썬다.
3 양념장의 2/3 정도에 재워둔다.
4 어느 정도 간이 배면 나머지 양념을 마저 넣고 졸인다.

TIP 꽁치는 뼈가 포함되어 있으므로 뼈 무게를 고려하여 60g 토막으로 준비한다.

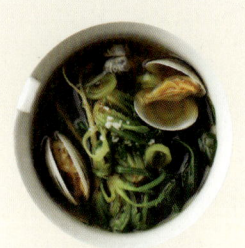

열량 **15kcal**
당질 **1.5g**
교환단위 어육류군 0.1교환(모시조개 7g), 채소군 0.5교환(시금치 25g, 냉이 10g 등)

시금치냉이국

재료

냉이 ·················· 10g 된장 ·················· 1작은술
모시조개 ············ 7g   마늘 ·················· 2g
시금치 ··············· 25g 파 ····················· 5g

만드는 법

1 냉이는 뿌리 부분을 깨끗이 손질하고, 잎 부분은 잘 다듬어 씻는다.
2 모시조개는 해감을 한 후 잘 씻어준다.
3 냄비에 찬물을 붓고 마늘, 모시조개를 넣고 끓인다.
4 조개가 입을 모두 벌리면, 된장을 넣고 한소끔 더 끓인다.
5 시금치, 냉이를 넣고 끓이다가 파를 넣어 다시 한소끔 끓인다.

TIP 시금치 냉이 등의 녹황색 채소는 비타민C 및 카로티노이드 등의 피토케미컬 섭취로 당뇨병 합병증 예방에 도움이 되므로 건더기를 충분히 섭취하도록 한다.

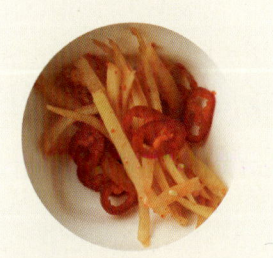

열량 **10kcal**
당질 **1.5g**
교환단위 채소군 0.5교환(도라지 20g)

도라지생채

재료

도라지 ········ 20g   식초 ········ 1작은술   참깨 ········ 약간
고춧가루 ······ 0.3g 마늘 ················ 1g
간장 ············ 0.3g 홍고추 ········ 1/4개

만드는 법

1 도라지는 먹기 좋은 크기로 잘 갈라낸 후 굵은 소금으로 주물러준다.
2 소금에 절여지면 찬물로 헹군 후 찬물에 10분 정도 담가둔다.
3 찬물에 담가둔 도라지는 건져서 물기를 꼭 짜낸다.
4 고춧가루, 간장, 식초, 마늘을 분량대로 넣고 잘 섞어준다.
5 양념에 도라지를 넣고 버무려준 다음 홍고추와 참깨를 넣고 한 번 더 버무린다.

팥밥

열량 **300kcal**
당질 **69g**
교환단위 곡류군 3교환(팥밥 210g)

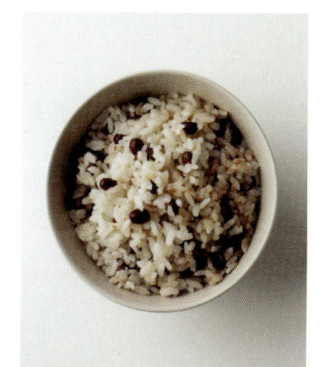

재료

팥밥 ··· 210g

> **TIP** 팥밥은 팥:백미의 비율을 3:7~5:5를 권장하나 기호에 따라 조정이 가능하며, 다양한 잡곡밥으로 제시된 분량만큼 섭취하면 된다.

포기김치

열량 **10kcal**
당질 **1.5g**
교환단위 채소군 0.5교환(포기김치 25g)

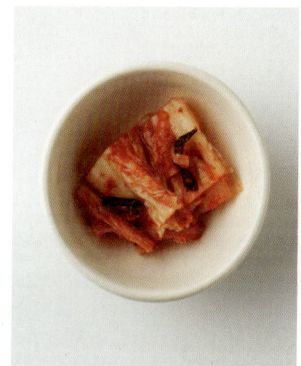

재료

포기김치 ··· 25g

> **TIP** 포기김치는 알타리김치, 깍두기, 갓김치 등 다양한 김치류로 기호에 따라 제시된 분량을 대체하여 섭취해도 좋다.

오후 간식

배

열량 **50kcal**
당질 **12g**
교환단위 과일군 1교환(배 110g)

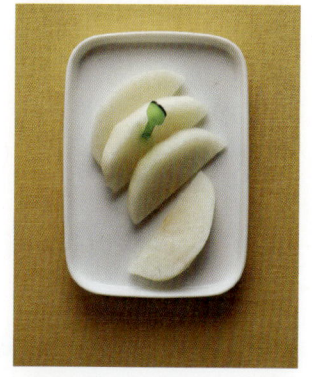

재료

배 ·· 110g

3일차

아침 점심 **저녁**

소고기콩나물밥과 관자아스파라거스볶음

총열량 **387kcal**
당질 **55g**
단백질 **28g**
지방 **7g**

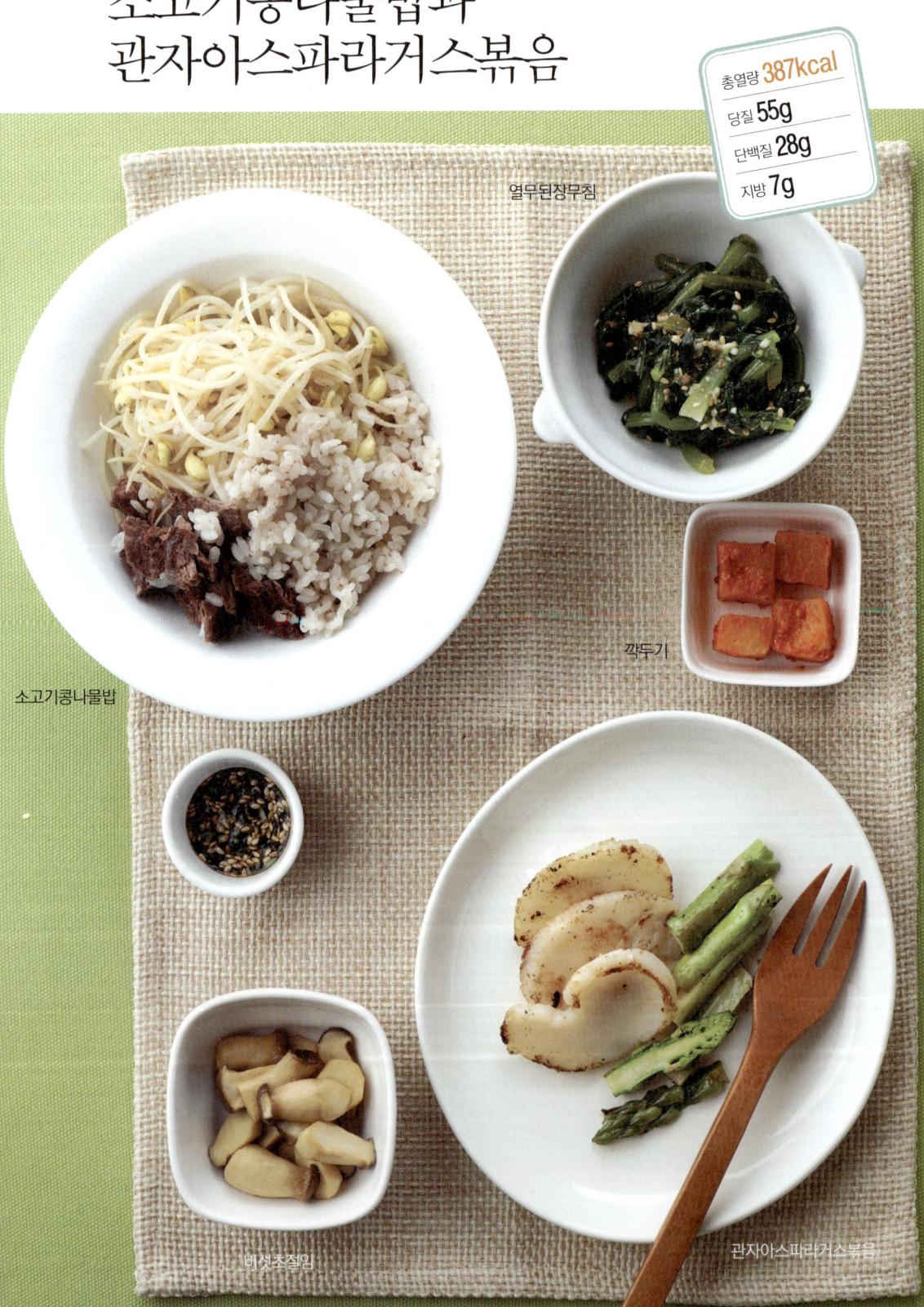

열무된장무침

깍두기

소고기콩나물밥

버섯초절임

관자아스파라거스볶음

소고기콩나물밥

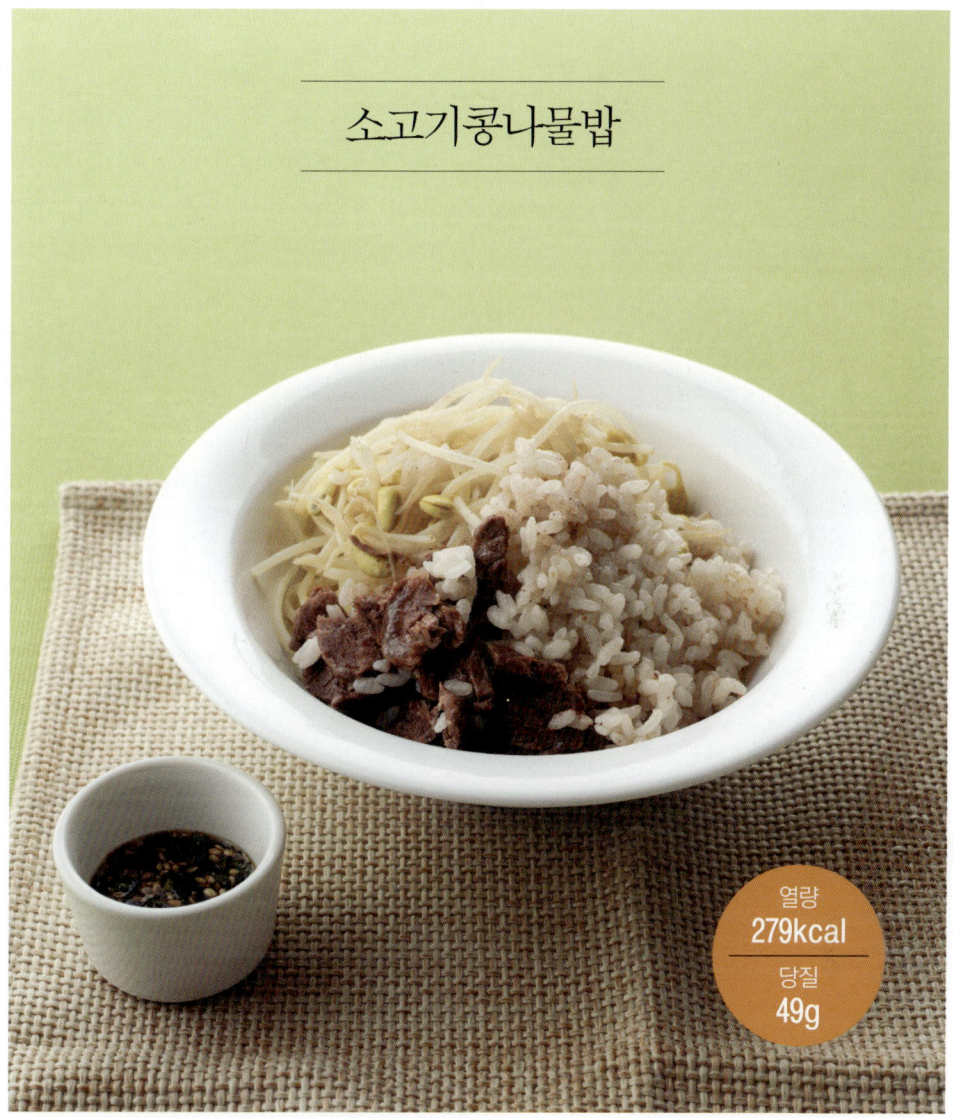

열량 **279kcal**
당질 **49g**

교환단위 곡류군 2교환(쌀 60g), 어육류군 1교환(소고기 40g), 채소군 1교환(콩나물 70g), 지방군 0.2교환(참기름 1g)

재료
소고기	40g	물	1작은술
콩나물	70g	파	5g
쌀	60g	참깨	1g
양념장		참기름	1g
간장	1작은술		

만드는 법
1. 소고기는 채썰고, 콩나물은 깨끗이 씻어 둔다.
2. 쌀과 쌀의 양에 따른 물을 넣은 후 소고기와 콩나물을 얹어 밥을 한다.
3. 양념장을 곁들여낸다.

PART 5 당뇨를 다스리는 기적의 밥상

관자아스파라거스볶음

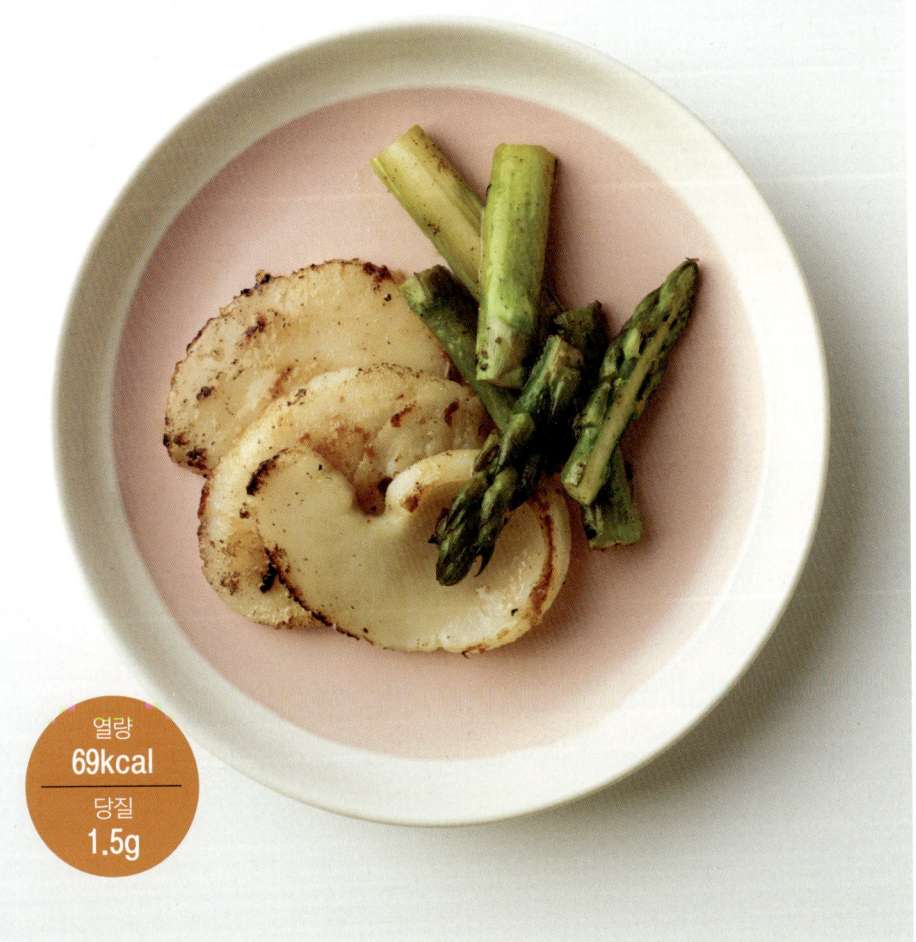

열량
69kcal
당질
1.5g

교환단위 어육류군 1교환 (관자 70g), 채소군 0.5교환(아스파라거스 2대), 지방군 0.2교환(식용유 1g)

관자 ·································· 70g
아스파라거스 ················· 2대
식용유 ······························· 1g
후추 ································ 약간

만드는 법
1 관자의 껍질과 내장을 제거한 후 두툼하게 슬라이스 한다.
2 아스파라거스는 밑동을 잘라낸 후 반으로 잘라준다.
3 관자는 후추를 살짝 뿌린 후 프라이팬에 아주 살짝 앞뒤로 구워낸다.
4 프라이팬에 식용유를 두르고 아스파라거스를 볶아낸다.
5 관자와 아스파라거스를 함께 담아낸다.

버섯초절임

재료
엄지송이버섯 ·············· 25g
소금 ······················· 1g
절임소스
식초 ······················· 1g
간장 ······················· 1g
물 ························· 1g

만드는 법
1 엄지송이버섯은 소금을 살짝 넣은 물에 데쳐낸다.
2 식초, 간장, 물을 섞은 후 데친 버섯을 넣고 끓여준다.
3 차갑게 식혀서 먹는다.

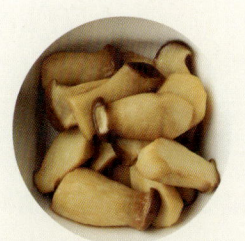

열량 10kcal
당질 1.5g
교환단위 채소군 0.5교환(엄지송이버섯 25g)

열무된장무침

재료
열무 ····················· 35g
파 ························ 3g
마늘 ······················ 1g
된장 ······················ 3g
참깨 ····················· 약간
참기름 ···················· 1g

만드는 법
1 열무는 다듬은 다음 깨끗이 씻어서 살짝 데쳐낸 후 차가운 물에 식혀낸다.
2 데친 열무를 꼭 짠 후 파, 마늘, 된장을 넣고 무친다.
3 참깨와 참기름을 넣고 다시 한 번 살짝 무친다.

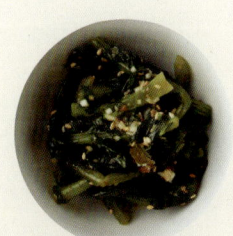

열량 19kcal
당질 1.5g
교환단위 채소군 0.5교환(열무 35g), 지방군 0.2교환(참기름 1g)

깍두기

열량 10kcal
당질 1.5g
교환단위 채소군 0.5교환단위(깍두기 25g)

재료
깍두기 ···················· 25g

TIP 깍두기는 알타리김치, 포기김치, 갓김치 등 다양한 김치류로 기호에 따라 제시된 분량을 대체하여 섭취해도 좋다.

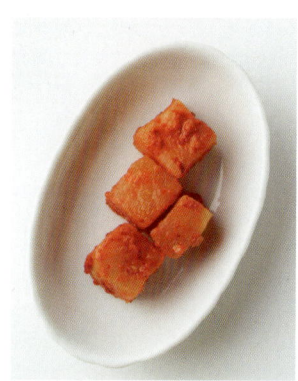

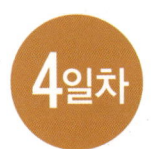

4일차 1,500kcal 기본 식단표

끼니	아침	점심	저녁
하루 섭취 식단	순두부들깨탕과 동태조림	육개장과 모듬야채스틱	버섯제육볶음과 양배추다시마쌈

식품군		교환수		
곡류군	7	2 강낭콩밥 2/3공기 강낭콩밥 70g×2교환=140g	3 혼합잡곡밥 1공기 혼합잡곡밥 30g×3교환=210g	2 현미보리밥 2/3공기 현미보리밥 70g×2교환=140g
어육류군	5	1 동태조림 동태 50g×1교환=50g (60g으로 준비)	2 육개장 소고기 40g×1교환=40g 계란 1개×0.2교환=1/5개	2 버섯제육볶음 돼지고기 40g×1교환=40g
		순두부들깨탕 순두부 150g×0.5교환=80g	대구전 대구전 50g×1교환=50g	조기지짐 조기 50g×1교환=50g (60g으로 준비)

		2	2	3
채소군	7	**동태조림** 무 70g×0.3교환=20g **순두부들깨탕** 팽이버섯 50g×0.3교환=20g **콩나물무침** 콩나물 70g×0.5교환=35g **김구이** 김 2g×0.5교환=1g **오이지무침** 오이지 70g×0.5교환=35g	**육개장** 고사리, 숙주 등 65g×1교환=65g **모듬야채스틱** 오이, 풋고추 등 70g×0.5교환=35g **깍두기** 깍두기 50g×0.5교환=25g	**버섯제육볶음** 느타리버섯, 표고버섯 50g×0.5교환=25g **꽈리고추찜** 꽈리고추 70g×0.5교환=35g **양배추다시마쌈** 호박잎 70g×1교환=70g **배추겉절이** 배추겉절이 50g×1교환=50g
		1	1.5	1.5
지방군	4	**순두부들깨탕** 들깨 8g×0.5교환=4g **동태조림, 김구이, 오이지무침** 참기름 5g×1교환=5g	**육개장, 모듬야채스틱, 대구전** 식용유, 참기름 5g×1.2교환=6g	**버섯제육볶음, 조기지짐, 꽈리고추찜** 참기름 5g×1교환=5g
		1		
우유군	1	**오전 간식** 저지방 우유 1컵 저지방 우유 200mL×1교환=200mL		
		1		
과일군	1	**오후 간식** 귤 150g 귤 150g×1교환=150g		

PART 5 당뇨를 다스리는 기적의 밥상

4일차

순두부들깨탕과 동태조림

아침 점심 저녁

총열량 **398kcal**
당질 **53g**
단백질 **22g**
지방 **11.5g**

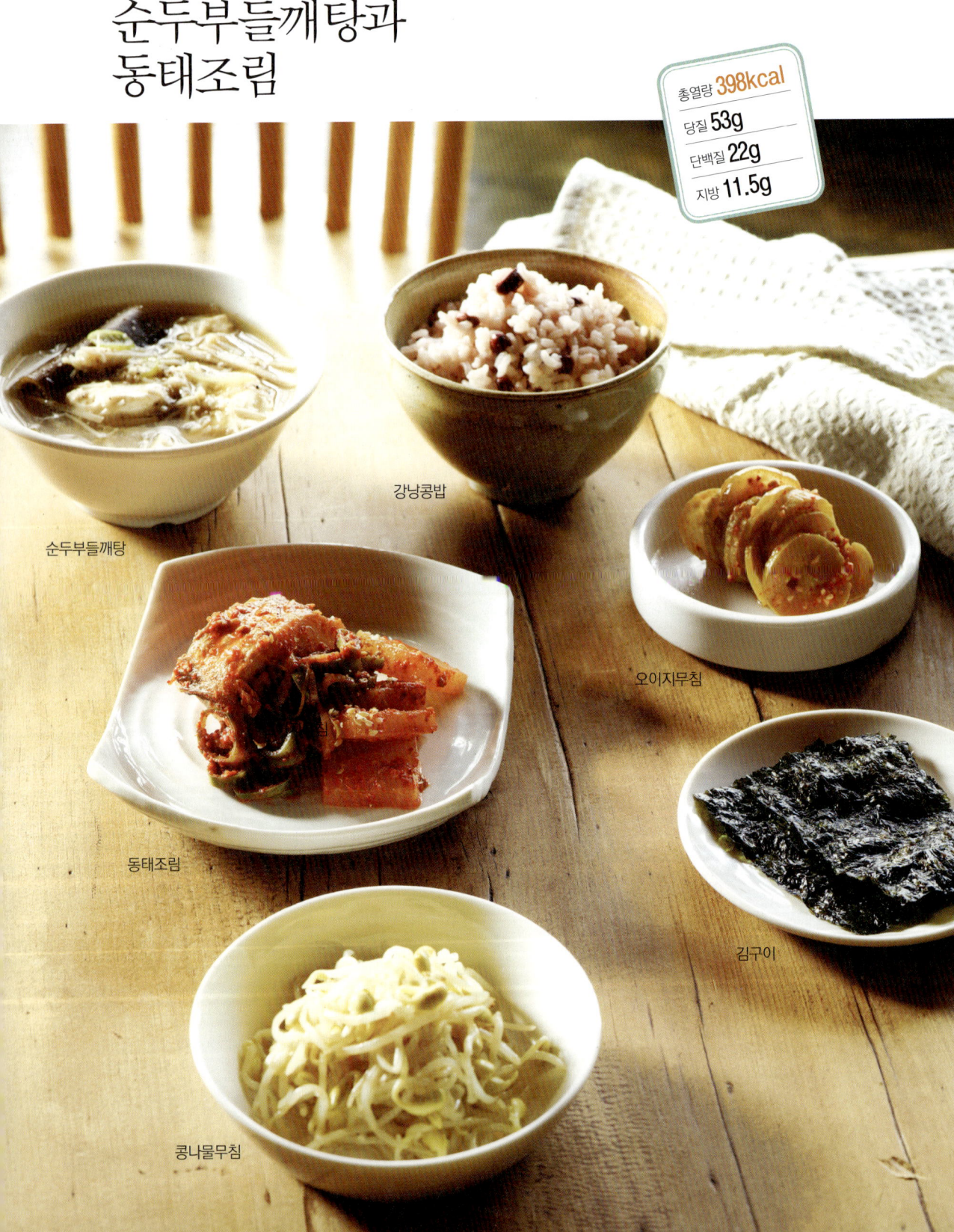

순두부들깨탕
강낭콩밥
오이지무침
동태조림
김구이
콩나물무침

동태조림

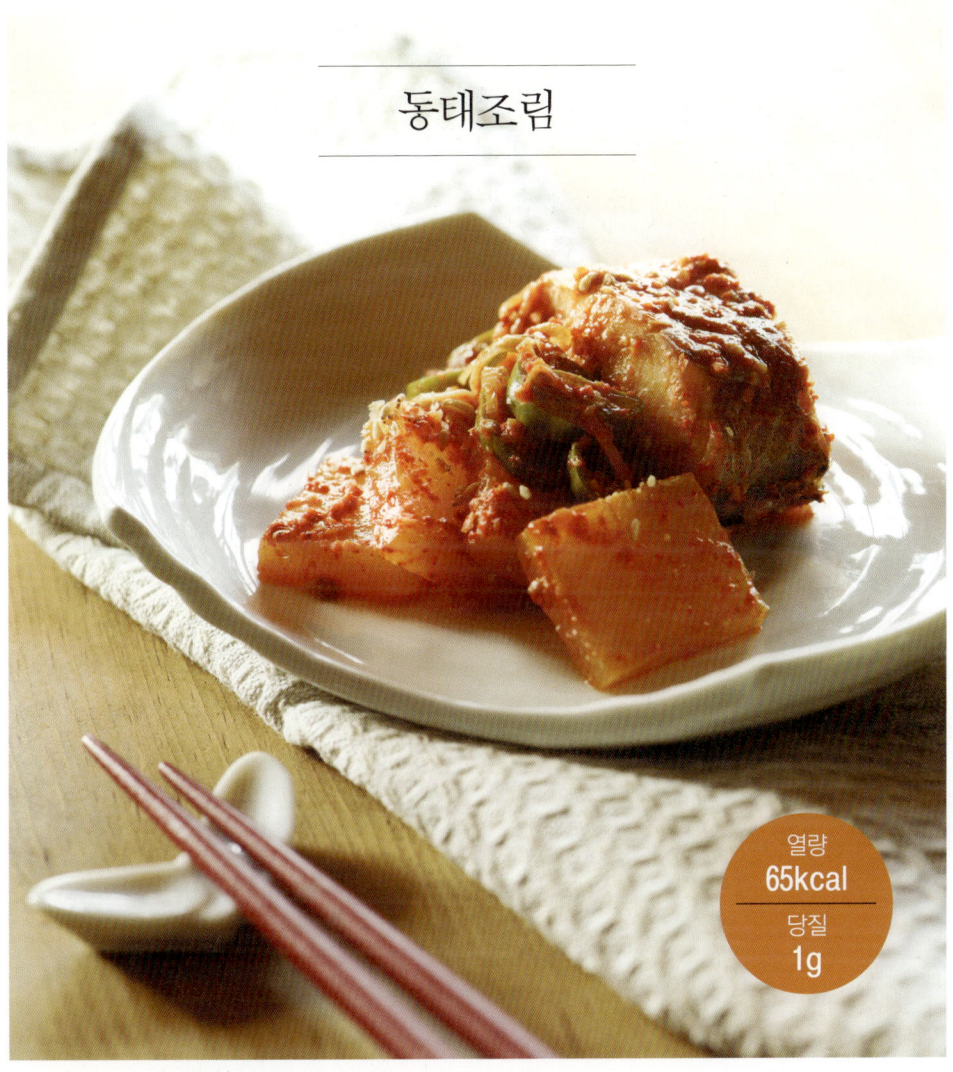

열량 **65kcal**
당질 **1g**

교환단위 어육류군 1교환(동태 50g: 60g으로 준비), 채소군 0.3교환(무 20g), 지방군 0.2교환 (참기름 1g)

재료
동태 ········· 60g	간장 ········· 1g
무 ··········· 20g	물 ·········· 1작은술
파 ············ 5g	마늘 ········· 2g
풋고추 ······· 10g	참깨 ········· 약간
	참기름 ······· 1g

양념장
고춧가루 ······ 1/2작은술

만드는 법
1. 동태는 잘 손질한 후 소금을 살짝 뿌려 밑간을 약하게 한다.
2. 고춧가루, 간장, 물, 마늘, 참깨, 참기름으로 양념장을 만든다.
3. 무는 먹기 좋은 크기로 도톰하게 사각썰기한다.
4. 냄비에 동태와 무를 넣고 파, 풋고추를 얹은 후 양념을 얹어 끓여낸다.

TIP 동태는 1교환량이 50g이지만 뼈가 포함되어 있으므로 뼈 무게를 고려하여 60g 토막으로 준비한다.

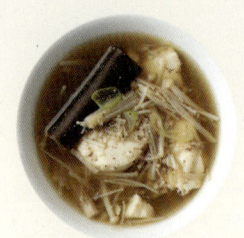

열량 67kcal
당질 1g
교환단위 어육류군 0.5교환(순두부 80g), 채소군 0.3교환(팽이버섯 20g), 지방군 0.5교환(들깨 4g)

순두부들깨탕

재료
순두부	80g	멸치	5g
팽이버섯	20g	다시마	1장
파	5g	마늘	2g
들깨	4g		

만드는 법
1 멸치, 다시마, 마늘을 함께 끓여서 멸치다시를 만든다.
2 팽이버섯은 적당한 크기로 갈라놓고, 파는 어슷썰고, 들깨는 가루를 낸다.
3 멸치다시 국물을 끓이다가 순두부와 팽이버섯을 넣고 한소끔 끓여낸다.
4 들깨와 파를 넣고 마무리로 끓여낸다.

> **TIP** 간장 양념장과 곁들여 먹어도 좋으나, 순두부와 들깨의 맛을 그대로 즐기는 습관을 들이는 것이 염분섭취량을 줄일 수 있어서 합병증 예방에 도움을 줄 수 있다.

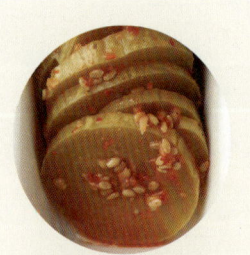

열량 19kcal 당질 1.5g
교환단위 채소군 0.5교환(오이지 35g), 지방군 0.2교환(참기름 1g)

오이지무침

재료
오이지	35g	고춧가루	0.2g
파	3g	참기름	1g
마늘	2g	참깨	약간

만드는 법
1 오이지는 둥글게 슬라이스하여 물로 씻은 후 꼭 짠다.
2 파, 마늘, 고춧가루를 넣고 무친 후 참기름과 참깨를 넣어 마무리한다.

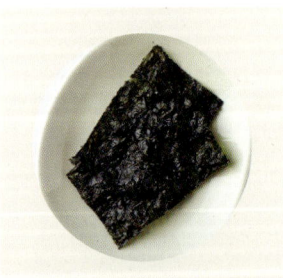

열량 28kcal 당질 1.5g
교환단위 채소군 0.5교환(김 1g), 지방군 0.4교환(참기름 2g)

김구이

재료
김	1g	소금	약간
들기름	2g		

만드는 법
1 김에 들기름을 바르고 소금을 뿌린다.
2 프라이팬에 굽는다.

콩나물무침

재료
- 콩나물 35g
- 파 2g
- 마늘 2g
- 참기름 1g
- 참깨 1/3작은술

만드는 법
1 콩나물은 다듬어서 깨끗이 씻은 후 소금을 조금만 넣고 데쳐 낸 후 남은 물은 따라낸다.
2 데친 콩나물에 파, 마늘을 넣고 무친다.
3 참깨와 참기름을 넣고 다시 한 번 살짝 무친다.

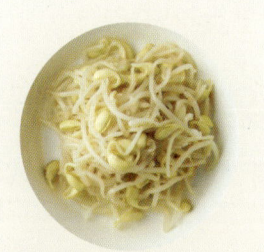

열량 19kcal
당질 1.5g
교환단위 채소군 0.5교환(콩나물 35g), 지방군 0.2교환(참기름 1g)

강낭콩밥

열량 200kcal
당질 46g
교환단위 곡류군 2교환(강낭콩밥 140g)

재료
- 강낭콩밥 140g

TIP 전곡이나 잡곡과 쌀의 비율은 3:7~5:5를 권장하나, 기호에 따라 다양한 잡곡밥을 제시된 섭취량만큼 대체하여 섭취해도 좋다.

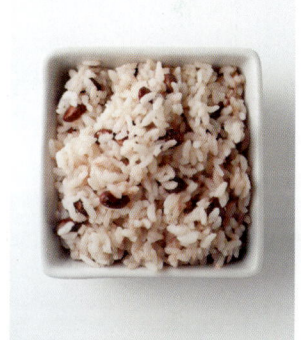

오전 간식

저지방 우유

열량 80kcal
당질 10g
교환단위 저지방 우유군 1교환(저지방 우유 200mL)

재료
- 저지방 우유 1컵(200mL)

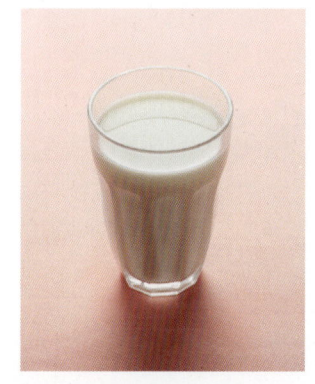

4일차

아침 | **점심** | 저녁

육개장과 모듬야채스틱

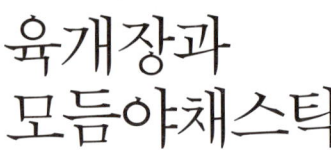

총열량 **551kcal**
당질 **80g**
단백질 **30.4g**
지방 **12.5g**

육개장

혼합잡곡밥

깍두기

모듬야채스틱

대구전

육개장

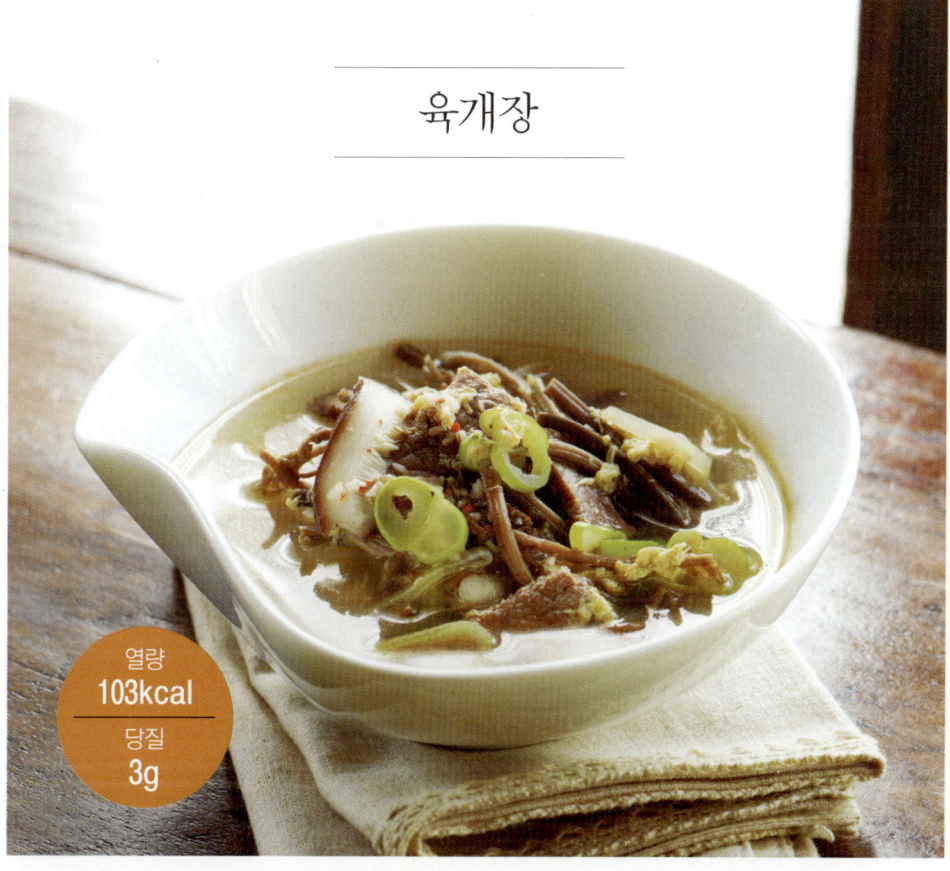

열량 **103kcal**
당질 **3g**

교환단위 어육류군 1.2교환(소고기 40g, 계란 1/5개), 채소군 1교환(고사리 20g, 표고버섯 10g, 느타리버섯 10g, 파 15g, 숙주 10g, 지방군 0.4교환(참기름 2g)

재료

소고기	40g	숙주	10g
마늘	2g	계란	1/5개
고사리	20g	고춧가루	0.1g
표고버섯	10g	참기름	2g
느타리버섯	10g	소금	약간
파	15g		

만드는 법

1. 소고기는 조금 큰 덩어리로 잘라 찬물에 넣은 후 마늘을 함께 넣어 삶는다.
2. 고사리는 3~4cm 길이로 잘라주고, 표고버섯은 채썬다.
3. 느타리버섯은 잘게 찢고, 파는 조금 길게 어슷 썬다.
4. 숙주는 잘 씻어 물기를 빼둔다.
5. 소고기가 잘 익으면 건져내어 잘게 찢는다.
6. 고춧가루, 마늘, 참기름은 분량만큼 잘 섞어서 잘게 찢은 소고기와 버무린다.
7. 국물에 야채를 넣고 끓이다가 양념에 버무린 소고기를 넣고 한소끔 끓인다.
8. 한소끔 끓으면 계란을 풀어 마무리한다.

TIP 소금은 먹기 직전에 간을 보면서 넣도록 한다. 뜨거운 상태에서의 소금간은 짠맛을 덜 느끼게 되어 염분섭취량을 증가시킬 수 있다.

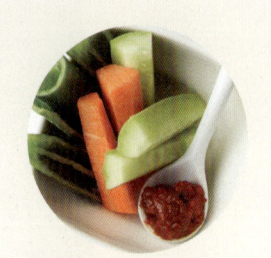

열량 19kcal
당질 1.5g
교환단위 채소군 0.5교환(오이 15g, 당근 10g, 풋고추 10g), 지방군 0.2교환(참기름 1g)

모듬야채스틱

재료
오이	15g	고추장	1g
당근	10g	마늘	1g
풋고추	10g	참기름	1g
쌈장		참깨	약간
된장	2g		

만드는 법
1 오이와 당근은 스틱 모양으로 썬다.
2 풋고추는 잘 씻어서 통째로 낸다.
3 기호에 따라 쌈장을 곁들인다.

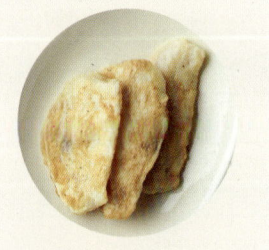

열량 119kcal
당질 4.6g
교환단위 곡류군 0.2교환(부침가루 5g), 어육류군 1.3교환(대구살 50g, 계란 1/3개), 지방군 0.6교환(식용유 3g)

대구전

재료
대구살	50g	소금/ 후추	각 약간
계란	1/3개	식용유	3g
부침가루	5g		

만드는 법
1 대구살은 소금물에 씻은 후 건져서 후추를 살짝 뿌리고 물기를 빼둔다.
2 계란은 잘 풀어둔다
3 물기가 빠진 대구살에 부침가루를 아주 살짝 뿌린다.
4 계란을 입혀서 프라이팬에 식용유를 두르고 지져낸다.

> **TIP** 프라이팬에 식용유를 두른 후 키친타월로 살짝 닦아내면서 지져내면 기름의 흡수량을 줄일 수 있어서 섭취하게 되는 열량을 줄일 수 있다.

혼합잡곡밥

열량 **300kcal**
당질 **69g**
교환단위 곡류군 3교환(혼합잡곡밥 210g)

재료

혼합잡곡밥 ·············· 210g

TIP 전곡이나 잡곡과 쌀의 비율은 3:7~5:5를 권장하나, 기호에 따라 다양한 잡곡밥을 제시된 섭취량만큼 대체하여 섭취해도 좋다.

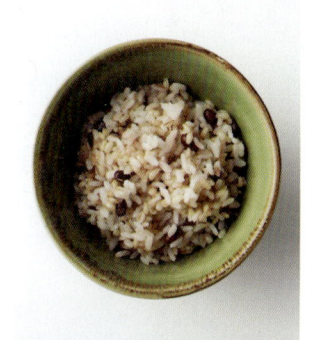

깍두기

열량 **10kcal**
당질 **1.5g**
교환단위 채소군 0.5교환단위(깍두기 25g)

재료

깍두기 ·············· 25g

TIP 깍두기는 알타리김치, 포기김치, 갓김치 등 다양한 김치류로 기호에 따라 제시된 분량을 대체하여 섭취해도 좋다.

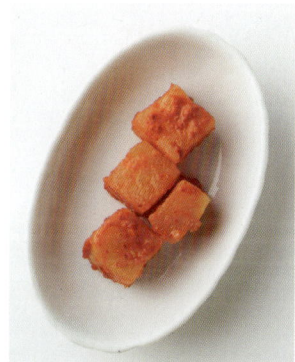

오후 간식

귤

열량 **50kcal**
당질 **12g**
교환단위 과일군 1교환(귤 150g)

재료

귤 ·············· 150g

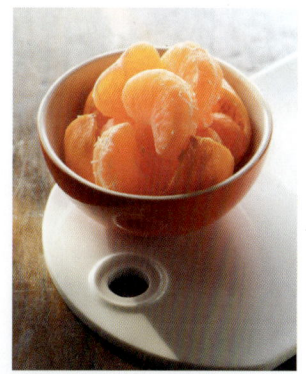

4일차

아침 점심 **저녁**

버섯제육볶음과 양배추다시마쌈

총열량 **450kcal**
당질 **59g**
단백질 **26g**
지방 **12.3g**

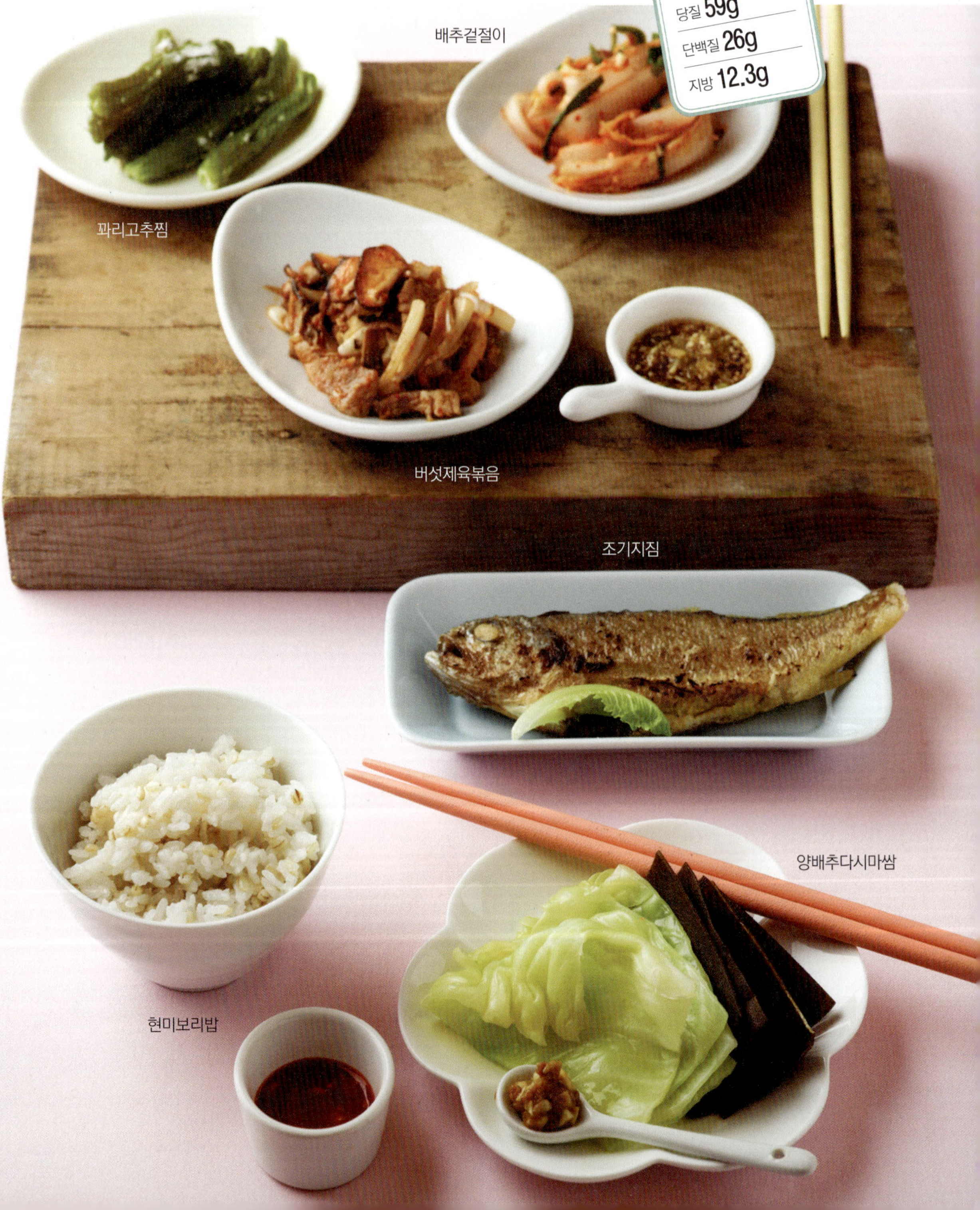

꽈리고추찜

배추겉절이

버섯제육볶음

조기지짐

현미보리밥

양배추다시마쌈

버섯제육볶음

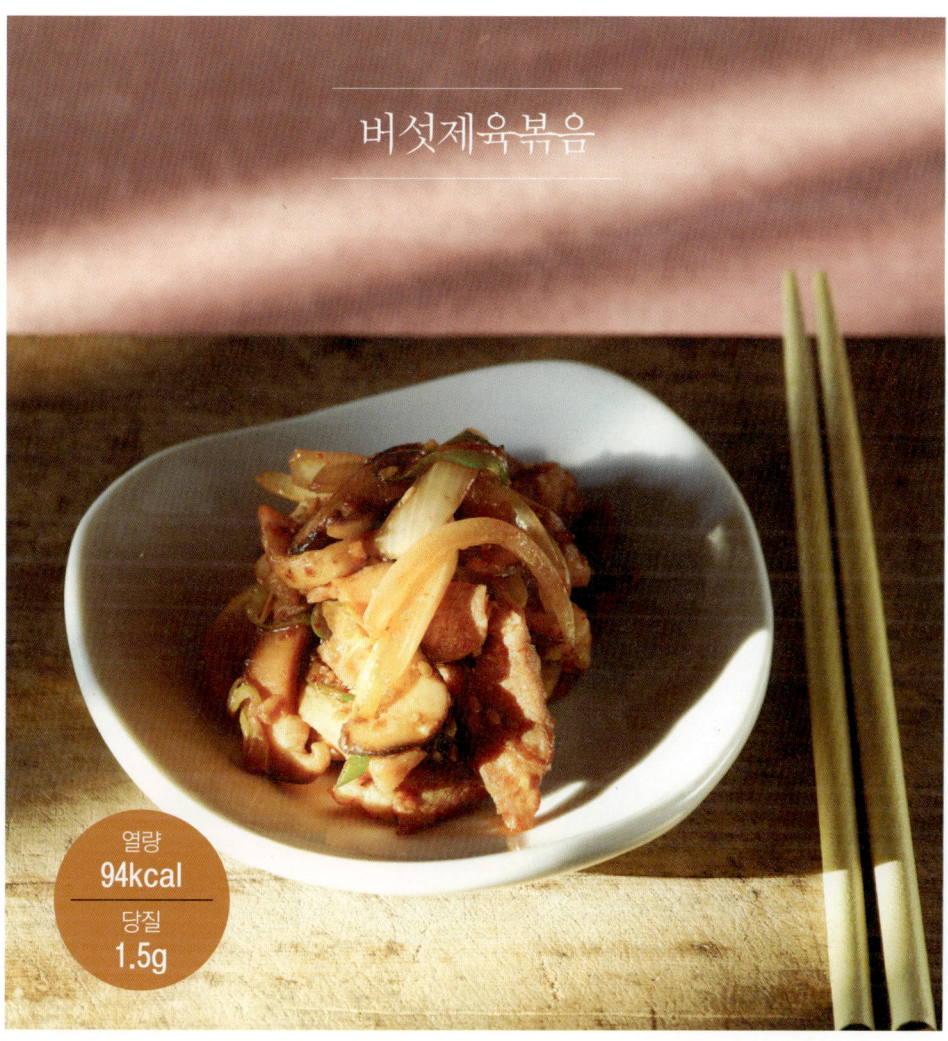

열량 **94kcal**
당질 **1.5g**

교환단위 어육류군 1교환(돼지고기 40g), 채소군 0.5교환(느타리버섯 10g, 표고버섯 10g, 양파 10g, 파 5g), 지방군 0.2교환(참기름 1g)

재료

돼지고기(목살)	40g
참기름	1g
참깨	약간
표고버섯	10g
느타리버섯	10g
양파	10g
파	5g

양념장

고추장	2g
고춧가루	1/2작은술
간장	1작은술
물	1작은술
마늘	2g

만드는 법

1 돼지고기는 고추장, 고춧가루, 간장, 물, 마늘로 만든 양념장으로 버무린 후 참깨와 참기름으로 마무리 양념을 하여 5~10분 정도 재워둔다.
2 표고버섯과 양파는 채썰고, 느타리버섯은 먹기 좋은 크기로 찢고, 파는 어슷썬다.
3 프라이팬에 돼지고기, 버섯, 양파, 느타리버섯, 파를 넣고 볶는다.

PART 5 당뇨를 다스리는 기적의 밥상

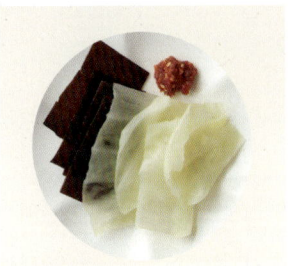

열량 **20kcal**
당질 **3g**
교환단위 채소군 1교환(양배추 60g, 다시마 1장)

양배추다시마쌈

재료

양배추 …… 60g	마늘 …… 1g	식초 …… 1작은술
다시마 …… 1장	참기름 …… 1g	마늘 …… 1g
쌈장	참깨 …… 약간	인공감미료 …… 0.1g
된장 …… 2g	**초고추장**	
고추장 …… 1g	고추장 …… 3g	

만드는 법

1 양배추는 아삭할 정도로 살짝 삶아서 물기를 뺀다.
2 다시마는 찬물에 헹군 후 찬물에 30분 정도 담갔다가 건져둔다.
3 기호에 따라 쌈장이나 초고추장을 곁들인다.

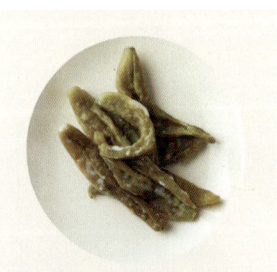

열량 **39kcal**
당질 **5.3g**
교환단위 곡류군 0.2교환(밀가루 5g), 채소군 0.5교환(꽈리고추 35g), 지방군 0.2교환(참기름 1g)

꽈리고추찜

재료

꽈리고추 …… 35g	물 …… 1작은술
밀가루 …… 5g	파 …… 5g
양념장	참깨 …… 1g
간장 …… 1작은술	참기름 …… 1g

만드는 법

1 꽈리고추는 꼭지를 따고 잘 씻은 후 물기를 뺀다.
2 물기를 뺀 꽈리고추에 밀가루를 뿌린 후 잘 섞어준다.
3 찜통에 살짝 김이 올라올 정도로 쪄준다.

TIP 양념장을 곁들여 낸다.

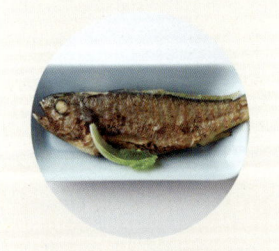

열량 **77kcal** 당질 **0g**
교환단위 어육류군 1교환(조기 50g: 60g으로 준비), 지방군 0.6 교환(식용유 3g)

조기지짐

재료

조기 …… 60g	식용유 …… 3g

만드는 법

1 조기는 깨끗하게 손질하여 물기를 빼둔다.
2 프라이팬에 식용유를 두르고 달군 후 조기를 지져낸다.

TIP 조기는 한 면이 익으면 한번만 뒤집어서 다른 한 면을 익힌 후 바로 먹는다.
TIP 조기는 뼈가 포함되어 있으므로 1교환량은 50g이지만 뼈 무게를 포함하여 60g으로 준비한다.

배추겉절이

재료

배추 ················· 50g	마늘 ················· 4g
부추 ················· 20g	고춧가루/ 새우젓/ 굵은 소금/
풋고추 ··············· 1개	참깨 ············· 각 약간

만드는 법

1 배추는 깨끗하게 씻어 먹기 좋은 크기로 어슷썰고 굵은 소금으로 살짝 절인다.
2 부추는 3~4cm 크기로 썰고 풋고추는 어슷썬다.
3 절여진 배추를 살짝 씻은 후 물기를 뺀다.
4 마늘, 고춧가루, 새우젓으로 양념고춧가루를 만든다.
5 양념고춧가루에 절여진 배추, 부추, 풋고추를 넣고 버무린 후 참깨를 넣고 마무리한다.

TIP 배추겉절이는 김치보다 염도가 낮아서 당뇨병 합병증 예방에 도움이 된다.

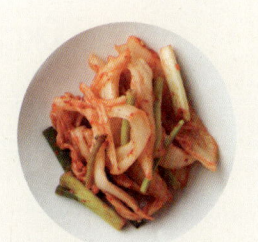

열량 20kcal
당질 3g
교환단위 채소군 1교환(배추겉절이 50g)

현미보리밥

열량 200kcal
당질 46g
교환단위 곡류군 2교환(현미보리밥 140g)

재료

현미보리밥 ··· 140g

TIP 전곡이나 잡곡과 쌀의 비율은 3:7~5:5를 권장하나, 기호에 따라 다양한 잡곡밥을 제시된 섭취량만큼 대체하여 섭취해도 좋다.

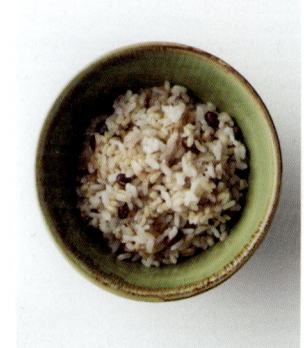

PART 5 당뇨를 다스리는 기적의 밥상

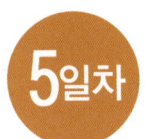

5일차 1,500kcal 기본 식단표

끼니	아침	점심	저녁
하루 섭취 식단	병어된장구이와 무쌈말이	닭살냉채와 미나리강회	추어탕과 두부다시마쌈

식품군		교환수		
곡류군	7	2 **수수밥 2/3공기** 수수밥 70g×2교환=140g	3 **현미보리밥 1공기** 현미보리밥 70g×3교환=210g	2 **팥밥 2/3공기** 팥밥 70g×2교환=140g
어육류군	5	1 **병어된장구이** 병어 50g×1교환=50g (60g으로 준비)	2 **가자미지짐** 가자미 50g×1교환=50g (60g으로 준비) **닭살냉채** 닭고기 40g×1교환=40g	2 **추어탕** 미꾸라지 50g×1.5교환=75g **두부다시마쌈** 두부 80g×0.5교환=40g

		2	2	3
채소군	7	**무쌈말이** 무, 파프리카, 무순 등 70g×1교환=70g	**닭살냉채** 무, 당근, 오이 50g×0.5교환=25g	**추어탕** 우거지, 호박잎, 부추 80g×1교환=80g
		고구마순볶음 고구마순 70g×1교환=70g	**미나리강회** 미나리 70g×1교환=70g	**두부다시마쌈** 다시마 등 70g×0.5교환=35g
		나박김치 나박김치 50g×0.5교환=25g	**포기김치** 포기김치 50g×0.5교환=25g	**오이생채** 오이, 양파, 풋고추, 파 80g×1교환=80g
				열무김치 열무김치 50g×0.5교환=25g
		1	1.5	1.5
지방군	4	**병어된장구이, 고구마순볶음** 식용유, 참기름 5g×0.8교환=4g	**가자미지짐 등** 식용유 5g×0.4교환=2g	**두부다시마쌈, 오이생채** 참기름 5g×0.4교환=2g
		1		
우유군	1	**오전 간식** 저지방 우유 1컵 저지방 우유 200mL×1교환=200mL		
		1		
과일군	1	**오후 간식** 망고 70g 망고 70g×1교환=70g		

5일차

아침 점심 저녁

병어된장구이와 무쌈말이

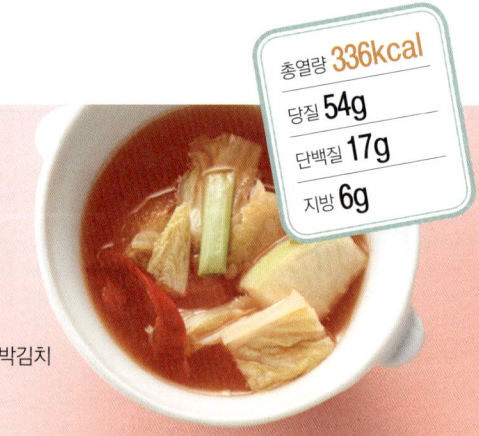

총열량 **336kcal**
당질 **54g**
단백질 **17g**
지방 **6g**

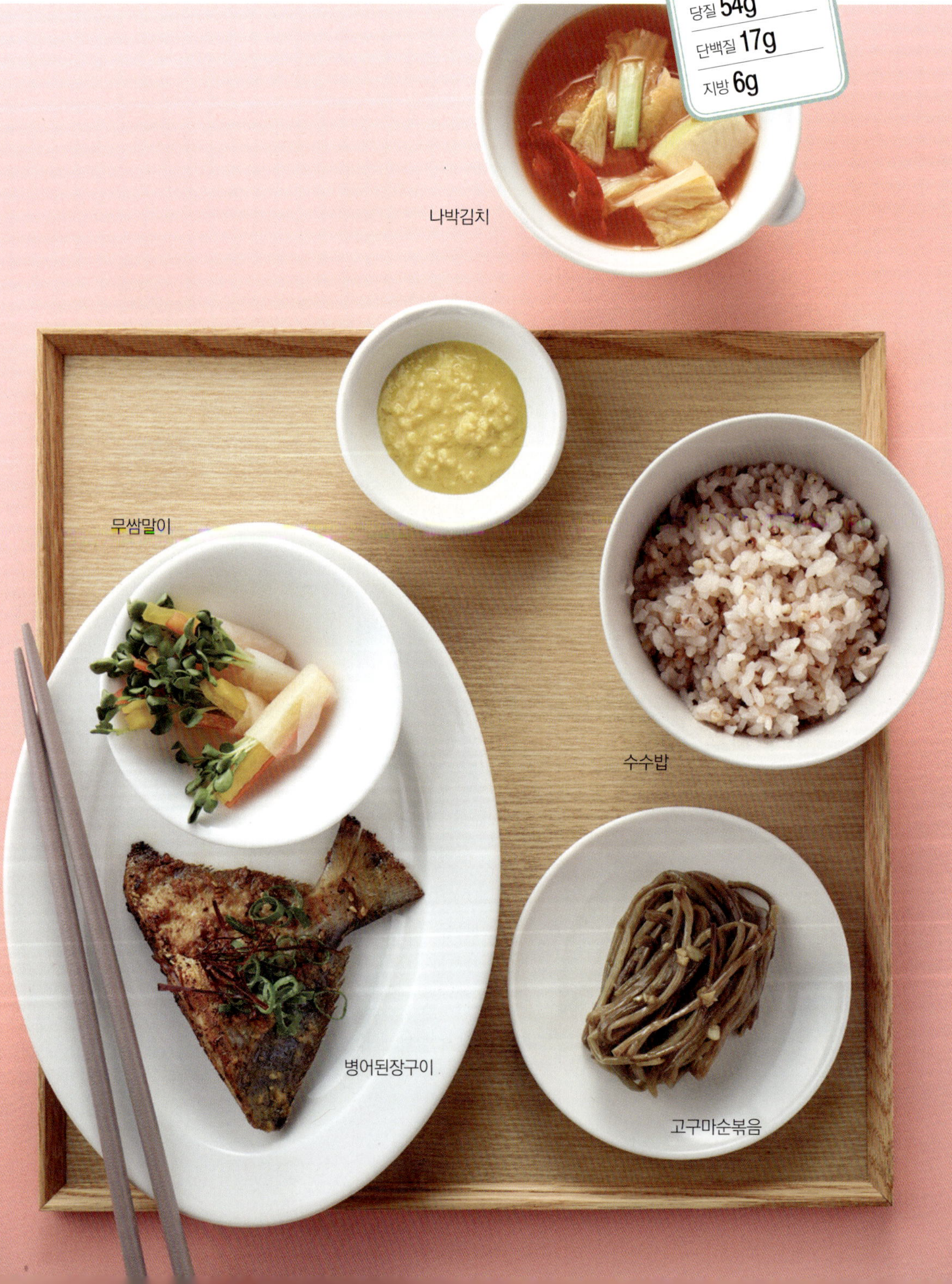

나박김치

무쌈말이

수수밥

병어된장구이

고구마순볶음

병어된장구이

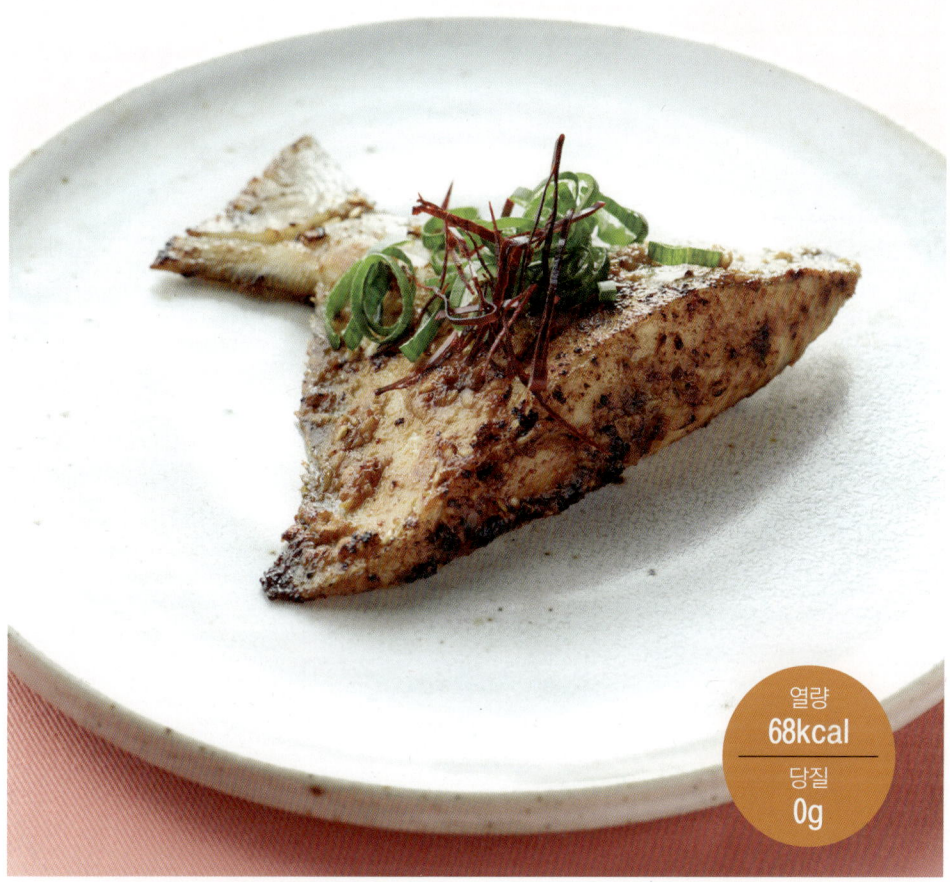

열량 **68kcal**
당질 **0g**

교환단위 어육류군 1교환(병어 50g: 60g으로 준비), 지방군 0.4교환(참기름 1g, 식용유 1g)

재료
병어 ········· 60g	간장 ········· 1g
파 ········· 2g	물 ········· 1작은술
건고추 ········· 1/3개	참깨 ········· 1g
양념장	참기름 ········· 1g
된장 ········· 1작은술	식용유 ········· 1g

만드는 법
1. 병어는 잘 손질하여 칼집을 어슷하게 넣고 소금을 살짝만 뿌려 20분 정도 재워둔다.
2. 된장, 간장, 물, 참깨, 참기름, 식용유를 섞어 양념장을 만든다.
3. 병어에 양념장을 바르고 10분 정도 재워둔다.
4. 가스오븐에 5분 정도 구워낸 후 파와 얇게 썬 건고추를 얹어낸다.

TIP 병어는 1교환량이 50g이지만 뼈가 포함되어 있으므로 뼈 무게를 고려하여 60g 토막으로 준비한다.

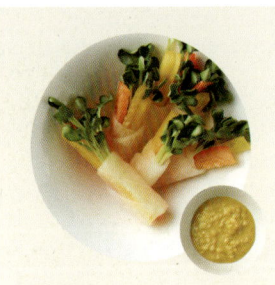

열량 20kcal
당질 3g
교환단위 채소군 1교환(무 35g, 파프리카(빨강, 노랑) 각 10g, 무순 5g)

무쌈말이

재료
무 ······················ 35g
파프리카(빨강, 노랑) ······ 각 10g
무순 ······················ 5g
식초 ···················· 1작은술
마늘 ······················ 2g
그린스위트 ················ 0.1g
소금 ···················· 약간

겨자소스
겨자 ···················· 1작은술
식초 ···················· 1작은술
마늘 ···················· 1작은술
인공감미료 ·············· 0.1g
간장 ···················· 약간

만드는 법
1 무는 얇게 슬라이스하여 식초 1작은술, 마늘 2g, 그린스위트 0.1g, 소금에 재워 차게 둔다.
2 겨자 1작은술, 식초 1작은술, 마늘 1작은술, 인공감미료 0.1g, 간장 약간을 섞어 겨자소스를 만들고 차게 둔다.
3 파프리카는 도톰하게 채썰고, 무순은 잘 씻어 물기를 뺀다.
4 재워두었던 무를 깔고 파프리카, 무순을 넣고 말아낸다.
5 겨자소스와 함께 낸다.

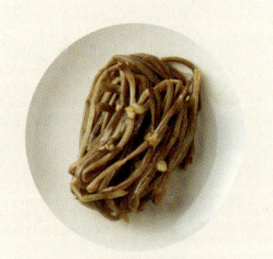

열량 38kcal
당질 3g
교환단위 채소군 1교환(고구마순 70g), 지방군 0.4교환(참기름 1g, 식용유 1g)

고구마순볶음

재료
고구마순 ················ 70g
식용유 ···················· 1g
파 ························ 3g
마늘 ······················ 3g
간장 ···················· 약간
참깨 ···················· 1/3작은술
참기름 ···················· 1g

만드는 법
1 고구마순은 껍질을 벗겨낸 후 물에 데쳐낸다.
2 고구마순을 꼭 짠 후 프라이팬에 식용유를 두르고 파, 마늘, 간장을 넣고 볶는다.
3 참깨와 참기름을 넣고 다시 한 번 살짝 볶아낸다.

수수밥

열량 200kcal
당질 46g
교환단위 곡류군 2교환(수수밥 140g)

재료
수수밥 ·· 140g

> TIP 전곡이나 잡곡과 쌀의 비율은 3:7~5:5를 권장하나, 기호에 따라 다양한 잡곡밥을 제시된 섭취량만큼 대체하여 섭취해도 좋다.

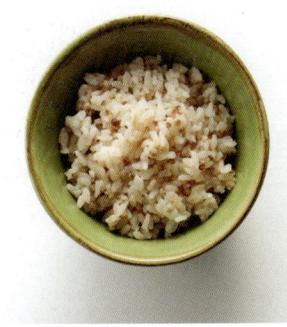

나박김치

열량 10kcal
당질 1.5g
교환단위 채소군 0.5교환 (나박김치 25g)

재료
나박김치 ·· 25g

> TIP 나박김치는 열무물김치, 돗나물김치 등 다양한 물김치류로 기호에 따라 제시된 분량을 대체하여 섭취해도 된다.

> TIP 물김치류는 국물보다는 야채건더기 위주로 섭취하는 것이 당 조절에 도움이 된다.

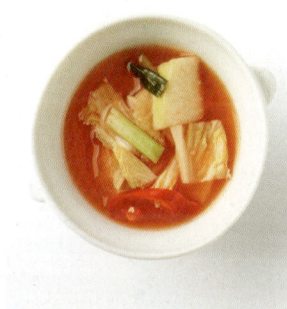

오전 간식

저지방 우유

열량 80kcal
당질 10g
교환단위 저지방 우유군 1교환(저지방 우유 200mL)

재료
저지방 우유 ·· 1컵(200mL)

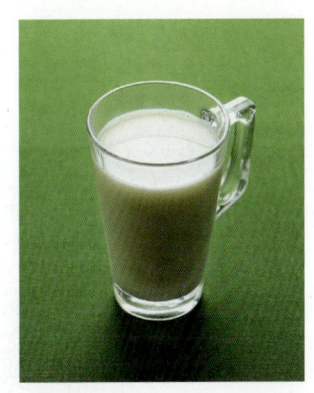

PART 5 당뇨를 다스리는 기적의 밥상

5일차
닭살냉채와 미나리강회

아침 **점심** 저녁

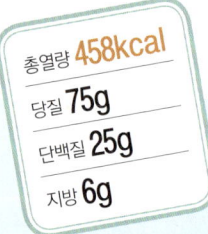
총열량 **458kcal**
당질 **75g**
단백질 **25g**
지방 **6g**

현미보리밥

닭살냉채

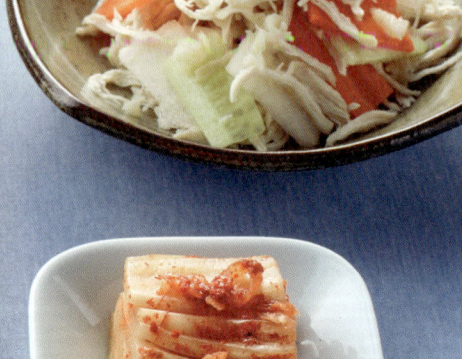

가자미지짐

포기김치

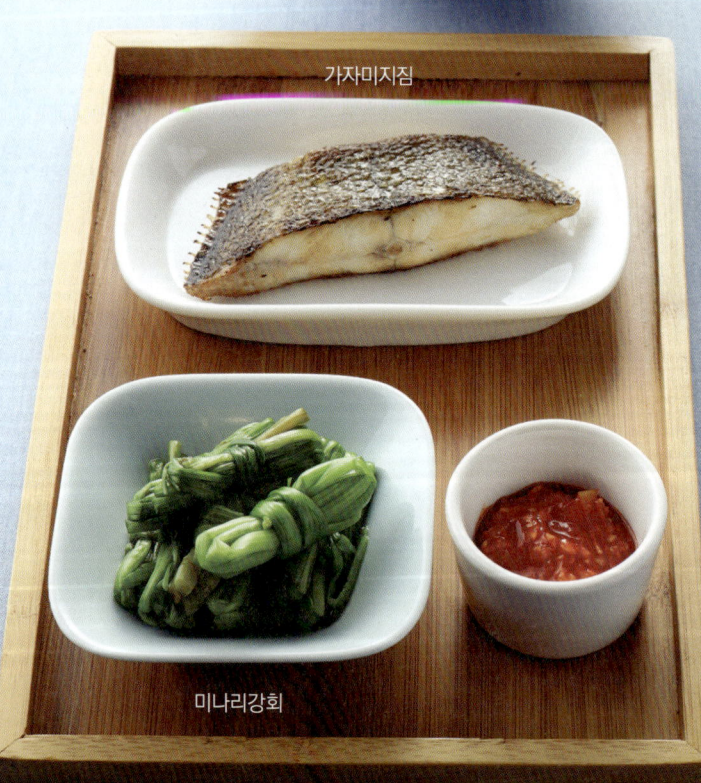

미나리강회

가자미지짐

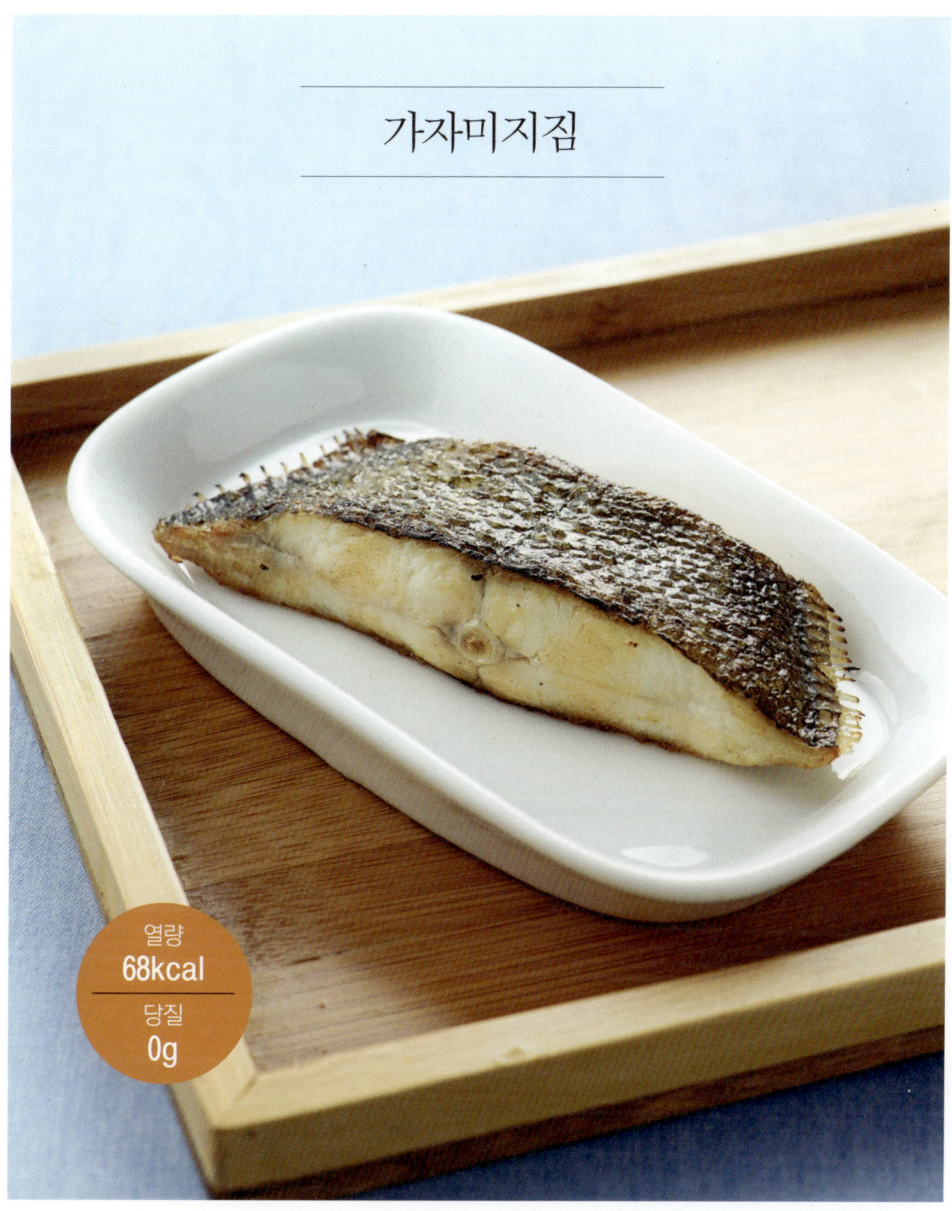

열량
68kcal
당질
0g

교환단위 어육류군 1교환(가자미 50g: 60g으로 준비), 지방군 0.4교환(식용유 2g)

재료
가자미 ·································· 60g
식용유 ·································· 2g

만드는 법
1 가자미는 잘 손질하여 소금을 살짝 뿌려둔다.
2 프라이팬에 식용유를 두르고 지져낸다.

TIP 가자미는 1교환량이 50g이지만 뼈가 포함되어 있으므로 뼈 무게를 고려하여 60g 토막으로 준비한다.

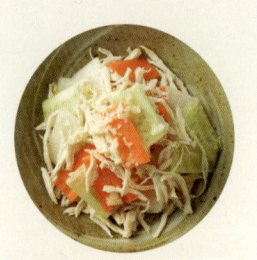

열량 60kcal
당질 1.5g
교환단위 어육류군 1교환(닭고기 40g), 채소군 0.5교환(무 10g, 당근 5g, 오이 10g)

닭살냉채

재료
닭고기	40g
무	10g
배	10g
당근	5g
오이	10g

냉채소스
식초	1작은술
마늘	1g
레몬즙	1작은술

만드는 법
1 닭고기는 삶아서 살을 잘게 찢는다.
2 무, 배, 당근, 오이는 1×3cm 정도로 납작하게 썬다.
3 식초, 마늘, 레몬즙을 섞어 냉채소스를 만든다.

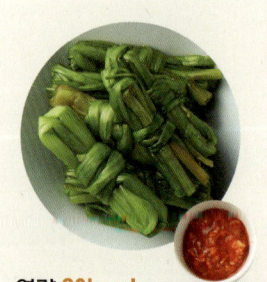

열량 20kcal
당질 3g
교환단위 채소군 1교환(미나리나물 70g)

미나리강회

재료
미나리	70g

초고추장 양념
고추장	1작은술
식초	1작은술

마늘	3g
파	0g
참깨/ 간장	각 약간

만드는 법
1 미나리는 소금물에 데쳐서 리본처럼 만든다.
2 고추장, 식초, 마늘, 파, 참깨, 간장을 섞어 초고추장 양념을 만든다.
3 미나리를 접시에 담고 초고추장 양념과 곁들여낸다.

현미보리밥

열량 300kcal
당질 69g
교환단위 곡류군 3교환(현미보리밥 210g)

재료
현미보리밥 ··· 210g

> **TIP** 전곡이나 잡곡과 쌀의 비율은 3:7~5:5를 권장하나, 기호에 따라 다양한 잡곡밥을 제시된 섭취량만큼 대체하여 섭취해도 좋다.

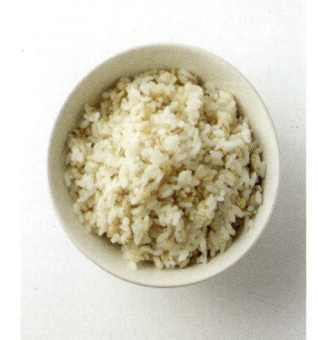

포기김치

열량 10kcal
당질 1.5g
교환단위 채소군 0.5교환(포기김치 25g)

재료
포기김치 ··· 25g

> **TIP** 포기김치는 알타리김치, 깍두기, 갓김치 등 다양한 김치류로 기호에 따라 제시된 분량을 대체하여 섭취해도 좋다.

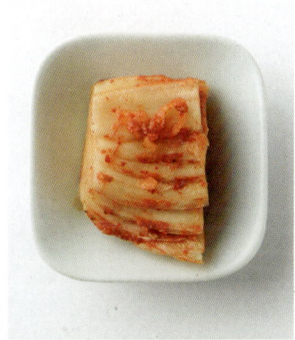

오후 간식

망고

열량 50kcal
당질 12g
교환단위 과일군 1교환(망고 70g)

재료
망고 ··· 70g

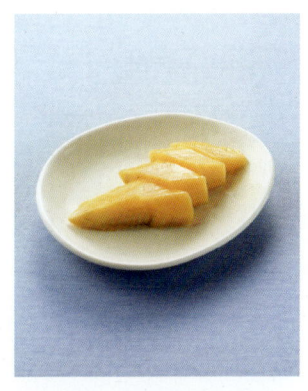

5일차

추어탕과 두부다시마쌈

아침 점심 **저녁**

총열량 **391kcal**
당질 **55g**
단백질 **28g**
지방 **8g**

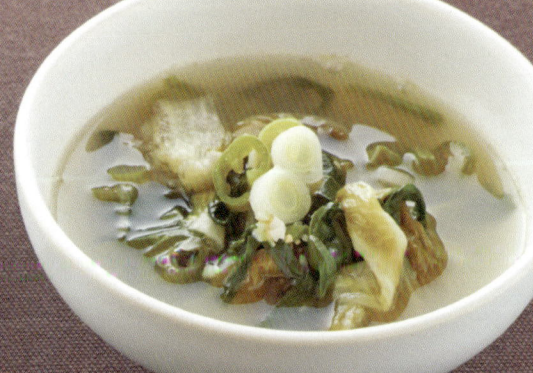
열무김치

팥밥

두부다시마쌈

추어탕

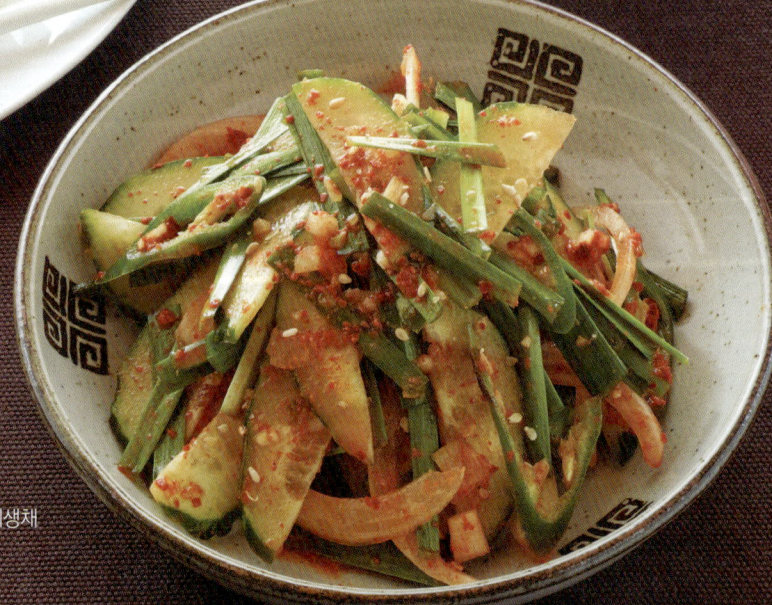
오이생채

추어탕

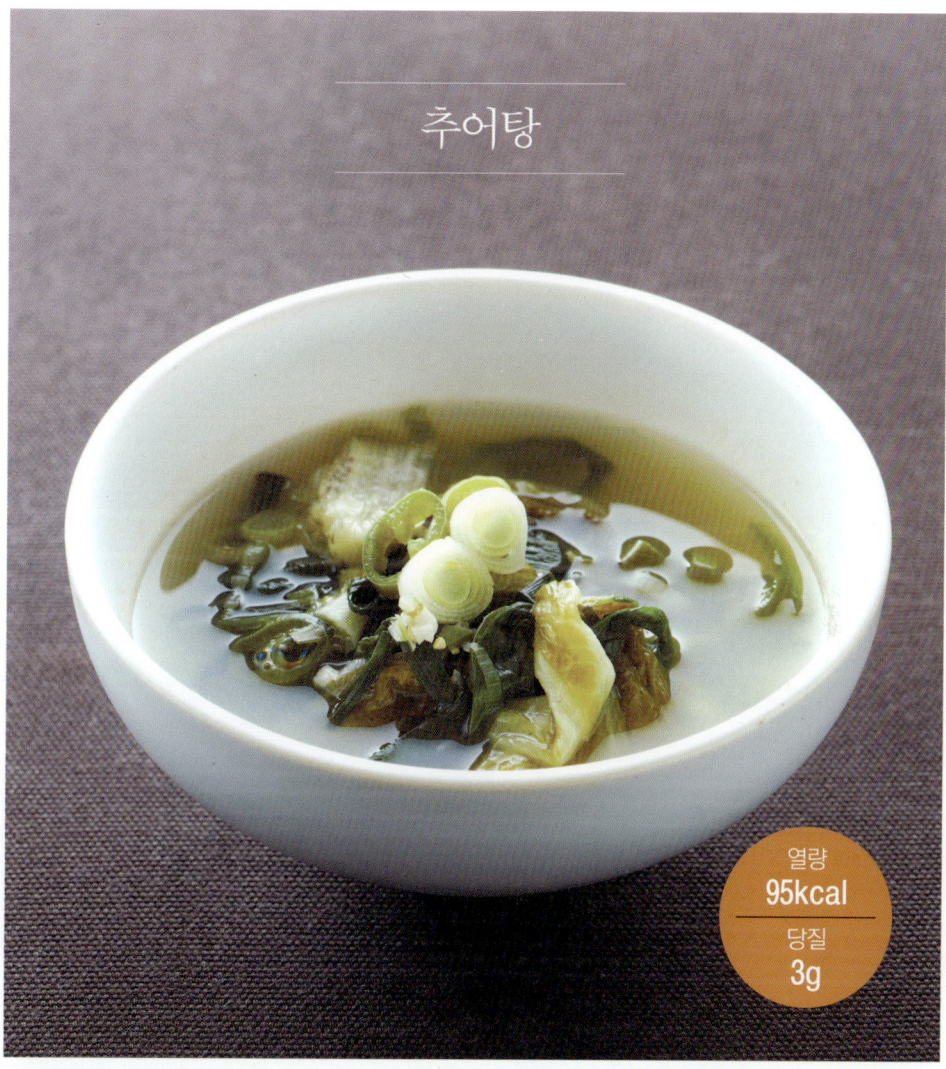

열량
95kcal

당질
3g

교환단위 어육류군 1.5교환(미꾸라지 75g), 채소군 1교환(우거지 30g, 호박잎 30g, 부추 20g, 파 5g, 청양고추 1/2개)

재료

미꾸라지	75g	된장	5g
소금	약간	산초	5g
호박잎	30g	청양고추	1/2개
우거지	30g	부추	20g
생강	1조각	파	5g
마늘	2g		

만드는 법

1. 미꾸라지는 소금과 호박잎을 함께 넣어두었다가 문질러 씻는다.
2. 미꾸라지를 생강과 마늘을 함께 넣고 끓인 후 건져서 믹서에 넣고 갈아 걸러준다.
3. 우거지와 호박잎은 삶아 된장에 무쳐둔다.
4. 냄비에 걸러낸 미꾸라지를 넣고 우거지, 호박잎, 파, 산초, 마늘을 넣고 끓인다.
5. 먹기 전에 파, 청양고추, 부추를 넣어 먹는다.

두부다시마쌈

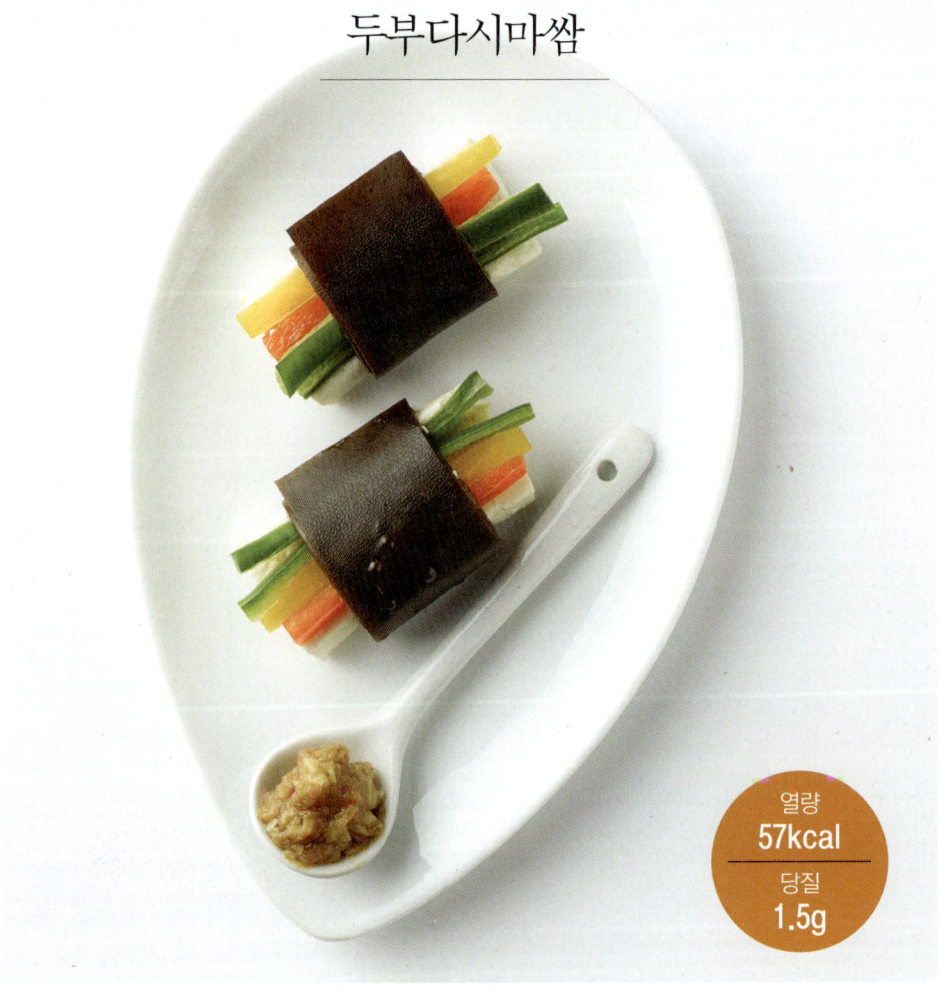

열량 **57kcal**
당질 **1.5g**

교환단위 어육류군 0.5교환(두부 40g), 채소군 0.5교환(다시마 1/2장, 풋고추 1/2개, 파프리카(빨강, 노랑) 각 10g), 지방군 0.2교환(참기름 1g)

재료
두부	40g
다시마	1장
풋고추	1/2개
파프리카(빨강, 노랑)	각 10g

쌈장
된장	3g
마늘	1g
참기름	1g
참깨	약간

만드는 법
1 다시마는 물에 15~20분 정도 담갔다가 물기를 제거한다.
2 두부는 2×4cm 정도로 납작하게 썬다.
3 풋고추, 파프리카(빨강, 노랑)는 약간 도톰하게 채썬다.
4 다시마는 2cm 폭으로 길게 썰어서 깔고 그 위에 두부와 채썬 풋고추, 파프리카(빨강, 노랑)를 올리고 말아낸다.
5 접시에 담고 쌈장을 곁들여낸다.

오이생채

재료
오이	60g	마늘	2g
양파	10g	그린스위트	0.1g
풋고추	1/2개	참기름	1g
파	5g	참깨/ 고춧가루	각 약간

만드는 법
1. 오이, 양파, 풋고추는 깨끗하게 씻은 후 물기를 뺀다.
2. 오이는 어슷썰고, 부추는 3~4cm 길이로 썬다.
3. 양파는 채썰고, 풋고추는 어슷썬다.
4. 준비된 야채를 섞고 마늘, 고춧가루, 그린스위트를 넣고 조물조물 무친다.
5. 참깨와 참기름을 넣고 마무리한다.

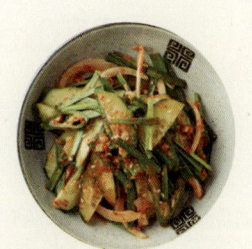

열량 29kcal
당질 3g
교환단위 채소군 1교환(오이 60g, 양파 10g, 풋고추 1/2개), 지방군 0.2교환(참기름 1g)

팥밥

열량 200kcal
당질 46g
교환단위 곡류군 2교환(팥밥 140g)

재료
팥밥 ································· 140g

TIP 전곡이나 잡곡과 쌀의 비율은 3:7~5:5를 권장하나, 기호에 따라 다양한 잡곡밥을 제시된 섭취량만큼 대체하여 섭취해도 좋다.

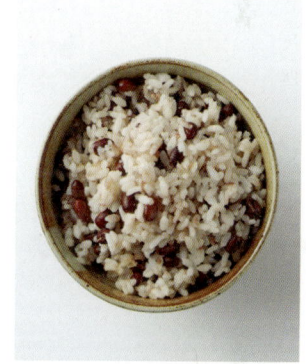

열무김치

열량 10kcal
당질 1.5g
교환단위 채소군 0.5교환(열무김치 25g)

재료
열무김치 ································· 25g

TIP 열무김치는 알타리김치, 깍두기, 갓김치 등 다양한 김치류로 기호에 따라 제시된 분량을 대체하여 섭취해도 좋다.

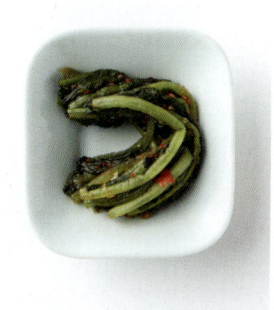

PART 5 당뇨를 다스리는 기적의 밥상

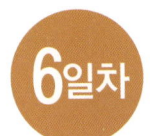

6일차 1,500kcal 기본 식단표

끼니	아침	점심	저녁
하루 섭취 식단	눌은밥과 시래기된장국	냉모밀국수와 녹두전	수삼안심찜과 가지냉국

식품군		교환수		
곡류군	7	2 **눌은밥 1그릇** 누룽지 30g×2교환=60g	3 **모밀국수 2/3그릇** 모밀국수 60g×2교환=120g **녹두전** 깐녹두 30g×1교환=30g	2 **혼합잡곡밥 1공기** 혼합잡곡밥 70g×2교환=140g
어육류군	5	1 **두부조림** 두부 80g×0.5교환=40g **건새우마늘쫑볶음** 건새우 15g×0.5교환=8g	2 **녹두전** 돼지고기 40g×1교환=40g **샤브샤브샐러드** 소고기 40g×1교환=40g	2 **수삼안심찜** 소고기안심 40g×1교환=40g **갈치양념구이** 갈치 50g×1교환=50g (60g으로 준비)

		2	2	3
채소군	7	**시래기된장국** 시래기 70g×0.5교환=35g **건새우마늘쫑볶음** 마늘쫑 70g×0.5교환=35g **참나물겉절이** 참나물 70g×0.5교환=35g **돗물김치** 돗물김치 50g×0.5교환=25g	**녹두전** 숙주 60g×0.5교환=30g 포기김치 50g×0.5교환=25g **샤브샤브샐러드** 시금치, 양상추 등 60g×1교환=60g **피클** 피클 50g×0.5교환=25g	**수삼안심찜** 수삼 등 70g×0.5교환=35g **가지냉국** 가지 70g×0.5교환=35g **호박나물** 호박 70g×1교환=70g **오이소박이** 오이소박이 50g×1교환=50g
		1	1.5	1.5
지방군	4	**두부조림, 건새우마늘쫑볶음, 참나물겉절이** 참기름, 식용유 5g×0.8교환=4g	**녹두전 및 드레싱** 식용유 5g×0.8교환=4g	**수삼안심찜, 갈치양념구이, 호박나물** 참기름 5g×1교환=5g
		1		
우유군	1		**오전 간식** 저지방 우유 1컵 저지방 우유 200mL×1교환=200mL	
		1		
과일군	1		**오후 간식** 토마토 350g 토마토 350g×1교환=350g	

6일차

눌은밥과 시래기된장국

아침 | 점심 | 저녁

총열량 **339kcal**
당질 **52g**
단백질 **16g**
지방 **8g**

시래기된장국

눌은밥

참나물겉절이

돗물김치

건새우마늘쫑볶음

두부조림

시래기된장국

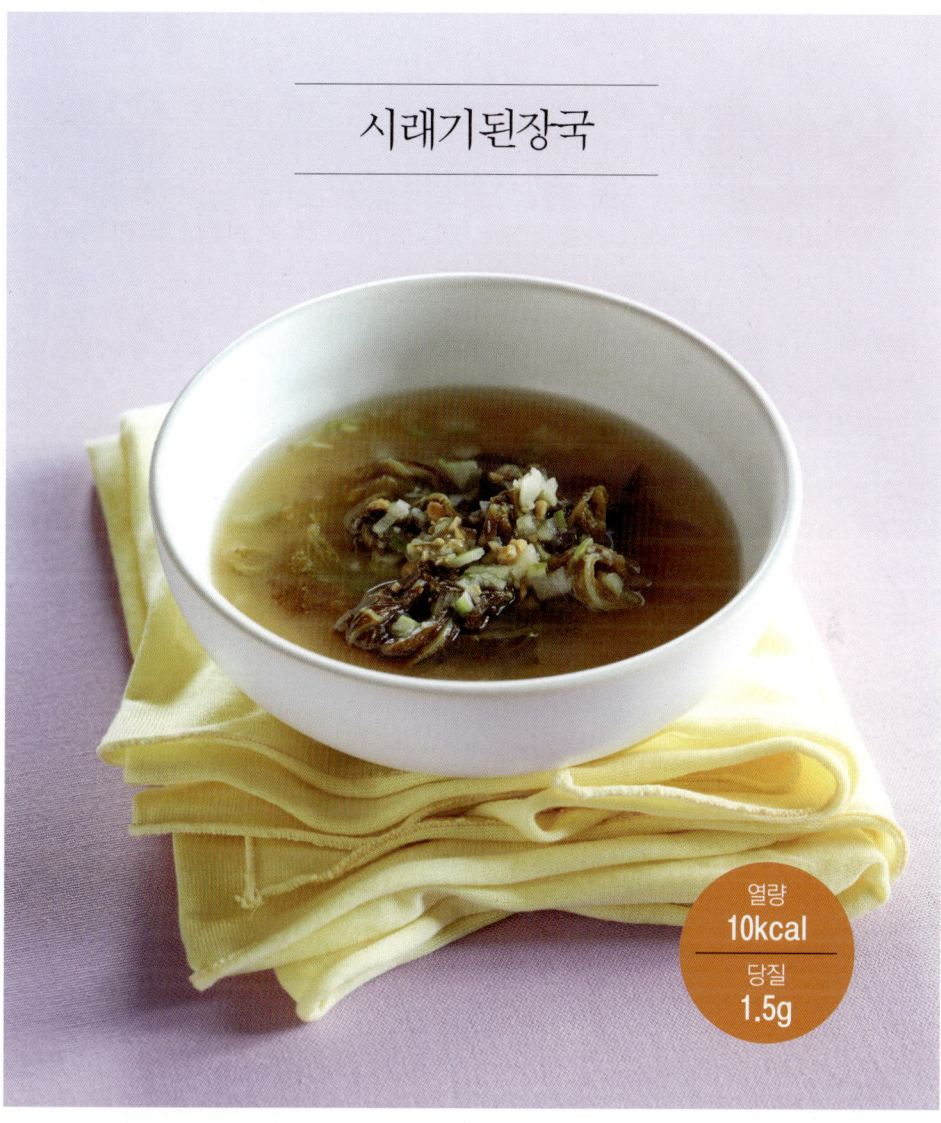

열량 **10kcal**
당질 **1.5g**

교환단위 채소군 0.5교환
(시래기 35g, 파 10g)

재료
멸치	10g
다시마	2g
시래기	35g
파	10g
마늘	2g
된장	10g

만드는 법
1 멸치는 배를 갈라 잘 손질해둔다.
2 냄비에 물 1/3컵을 넣고 손질한 멸치와 다시마를 넣고 끓이다가 멸치와 다시마를 건져내고 시래기, 파, 마늘, 된장을 넣고 끓인다.
3 자작하게 될 때까지 끓여낸다.

TIP 다시마는 기호에 따라 섭취하면 섬유소 섭취를 보강할 수 있으므로 당뇨병 조절에 도움이 된다.

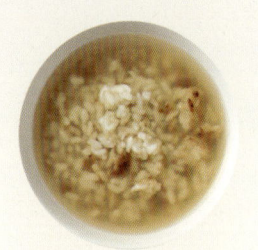

열량 200kcal 당질 46g
교환단위 곡류군 2교환(누룽지 60g)

눌은밥

재료
누룽지 ·· 60g

만드는 법
1 누룽지를 준비한다.
2 물은 충분히 잡아 끓이다가 누룽지를 넣고 한소끔 끓여낸다.

> **TIP** 밥을 프라이팬에 아주 넓게 펴서 약한 불에 앞뒤로 딱딱하게 익혀 누룽지를 만들어 냉동실에 보관해 두면 편하게 만들 수 있다.

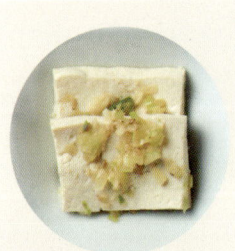

열량 56kcal
당질 0g
교환단위 어육류군 0.5교환(두부 40g), 지방군 0.4교환(식용유 1g, 참기름 1g)

두부조림

재료
두부	40g	파	5g
식용유	1g	간장	1g
양념장		참기름	1g
마늘	2g	참깨	약간

만드는 법
1 두부는 납작하게 사각썰기하여 프라이팬에 식용유를 두르고 지져낸다.
2 마늘, 파, 간장, 참기름, 참깨를 섞어 양념장을 만든다.
3 냄비에 지져낸 두부를 깔고 양념장을 얹어 살짝 끓인다.

> **TIP** 양념장은 간장:물을 1:1의 비율로 하고 갖은 양념을 넣으면 싱겁게 먹을 수 있어 당뇨병 합병증 예방에 도움이 된다.

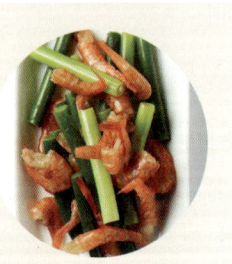

열량 44kcal
당질 1.5g
교환단위 어육류군 0.5교환(건새우 8g), 채소군 0.5교환(마늘쫑 35g), 지방군 0.2교환(참기름 1g)

건새우마늘쫑볶음

재료
마늘쫑	35g	물	1작은술
건새우	8g	참기름	1g
간장	1g	참깨	약간

만드는 법
1 마늘쫑은 소금물에 살짝 데친다.
2 건새우는 프라이팬에 살짝 말리듯이 볶는다.
3 간장, 물, 참기름, 참깨를 섞어 양념장을 만든다.
4 프라이팬에 양념장을 넣고 마늘쫑과 건새우를 볶아낸다.

당뇨, 기적의 밥상

참나물겉절이

재료

참나물 ········· 35g	물 ········· 1작은술
부추 ········· 10g	그린스위트 ········· 0.1g
풋고추 ········· 1/2개	고춧가루/ 참깨 ········· 각 약간
마늘 ········· 2g	참기름 ········· 1g
간장 ········· 1g	

만드는 법

1. 참나물, 부추, 풋고추는 깨끗하게 씻은 후 물기를 뺀다.
2. 풋고추는 어슷썰고, 부추는 3~4cm 길이로 썬다.
3. 준비된 야채를 섞고 마늘, 간장, 물, 그린스위트, 고춧가루를 넣고 살짝 무친다.
4. 참깨와 참기름을 넣고 마무리한다.

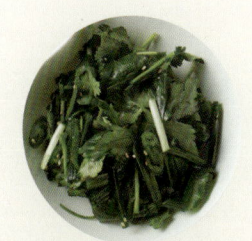

열량 19kcal
당질 1.5g
교환단위 채소군 0.5교환 (참나물 35g), 지방군 0.2 교환(참기름 1g)

돗물김치

열량 10kcal
당질 1.5g
교환단위 채소군 0.5교환(돗물김치 25g)

재료

돗물김치 ········· 25g

TIP 돗물김치는 알타리김치, 깍두기, 갓김치 등 다양한 김치류로 기호에 따라 제시된 분량을 대체하여 섭취해도 좋다.

TIP 물김치류는 국물보다는 야채건더기 위주로 섭취하는 것이 당 조절에 도움이 된다.

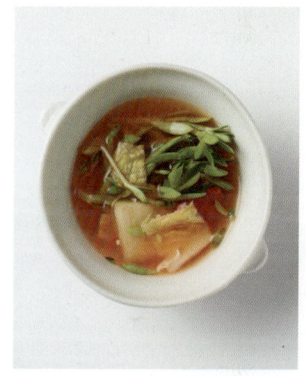

오전 간식

저지방 우유

열량 80kcal
당질 10g
교환단위 저지방 우유군 1교환(저지방 우유 200mL)

재료

저지방 우유 ········· 1컵(200mL)

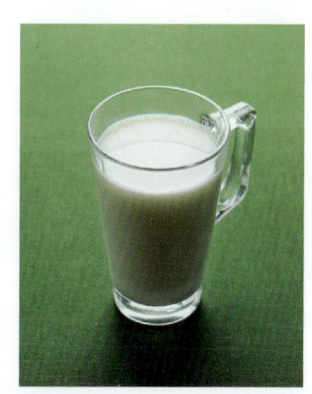

6일차

냉모밀국수와 녹두전

아침 **점심** 저녁

총열량 **596kcal**
당질 **55g**
단백질 **28g**
지방 **14g**

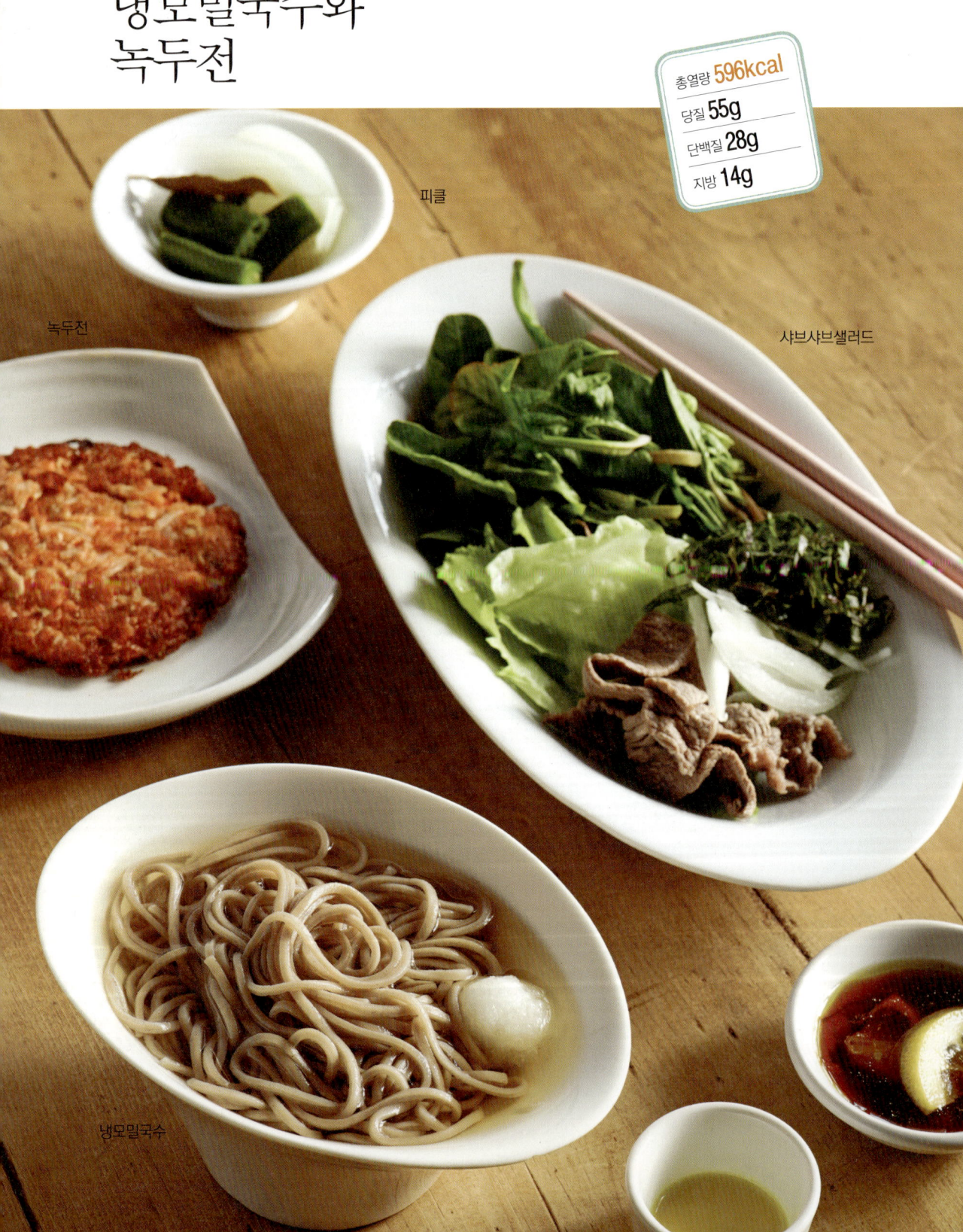

피클
녹두전
샤브샤브샐러드
냉모밀국수

냉모밀국수

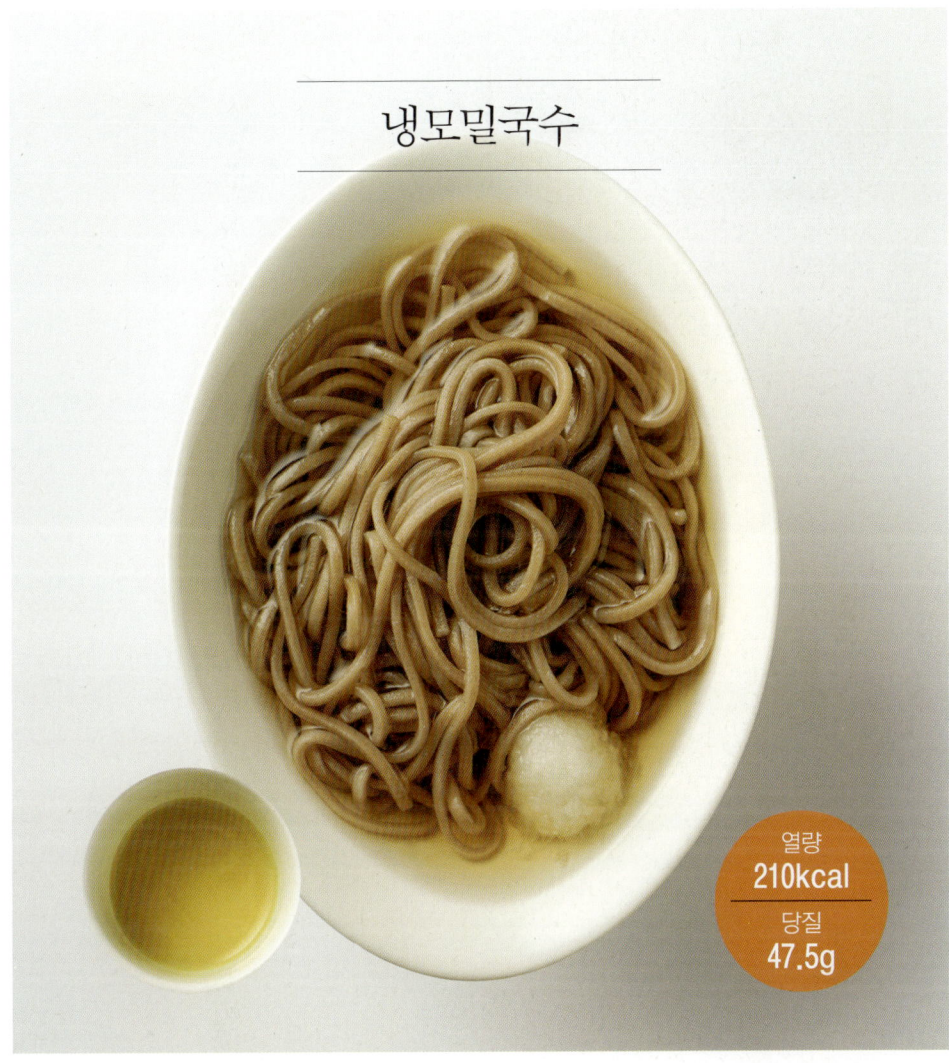

열량 **210kcal**
당질 **47.5g**

교환단위 곡류군 2교환(메밀국수 60g), 채소군 0.5교환(무 30g)

재료

메밀국수 ········ 60g	가스오부시 ········ 5g
무 ········ 30g	마늘 ········ 1g
국물	간장 ········ 약간
멸치 ········ 10g	**겨자소스**
다시마 ········ 1장	겨자 ········ 1g
양파 ········ 1/3개	식초 ········ 1g
풋고추 ········ 2개	물 ········ 1작은술

만드는 법

1 냄비에 찬물을 넣고 멸치, 다시마, 양파, 풋고추, 마늘, 간장을 넣고 끓이다가 가스오부시를 넣어 국물을 만들고 차게 식혀둔다.
2 무는 다소 거칠게 간다.
3 찬물이 끓으면 메밀국수를 넣고 삶은 후 바로 찬물에 헹궈 물기를 뺀다.
4 그릇에 삶은 국수를 담고 국물을 담아낸다.
5 먹을 때 무를 곁들여 먹는다.

TIP 겨자소스는 기호에 따라 곁들여 먹는다.

PART 5 당뇨를 다스리는 기적의 밥상

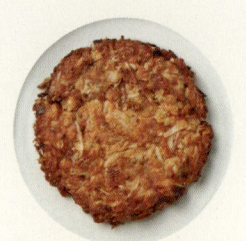

열량 281kcal
당질 3g
교환단위 곡류군 1교환(깐녹두 30g), 어육류군 1교환(돼지고기 40g), 채소군 1교환(숙주 30g, 포기김치 25g, 파 5g), 지방군 0.8교환(참기름 1g, 식용유 3g)

녹두전

재료
깐녹두	30g	참깨	1g
돼지고기	40g	참기름	1g
숙주	30g	식용유	3g
포기김치	25g	소금/ 후추	각 약간
파	5g		
마늘	2g		

만드는 법
1 깐녹두는 전날 물에 충분히 불려서 여러 번 문질러 씻어서 껍질을 모두 제거한다.
2 껍질을 모두 제거한 녹두는 믹서에 다소 거칠게 간다.
3 돼지고기는 잘게 썬 후 믹서에 갈아서 마늘, 소금, 후추를 넣고 프라이팬에 볶는다.
4 숙주는 소금을 넣고 삶아 마늘, 참깨, 참기름을 넣어 무친다.
5 잘 익은 포기김치는 송송 썬다.
6 갈은 녹두에 익힌 돼지고기, 양념한 숙주나물, 포기김치 등을 넣고 잘 섞는다.
7 프라이팬에 식용유를 두르고 한 면이 노릇노릇하게 익으면 뒤집어서 노릇노릇 지져낸다.

TIP 한 번만 뒤집어 익힐 수 있도록 한 면이 노릇노릇 익은 다음에 뒤집는 것이 맛있게 지지는 방법이다.
TIP 양념장은 기호에 따라 곁들여 먹는다.

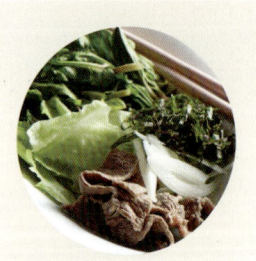

열량 95kcal
당질 3g
교환단위 어육류군 1교환(소고기 40g), 채소군 1교환(시금치 30g, 양상추 20g, 깻잎 5g, 양파 5g)

샤브샤브샐러드

재료
소고기	40g	간장드레싱	
깻잎	5g	간장	1작은술
양파	5g	물	1작은술
시금치	30g	식초	1작은술
양상추	20g	그린스위트	0.1g
		레몬	한 조각

만드는 법
1 깻잎, 양파는 깨끗이 씻어서 채썬 후 물에 담가둔다.
2 시금치와 양상추는 깨끗이 씻어 물기를 뺀다.
3 간장드레싱 재료를 섞은 후 레몬을 담가둔다.
4 소고기는 끓는 물에 살짝 데쳐낸다.
5 데친 소고기를 접시에 담고 야채를 옆에 곁들여낸다.
6 드레싱을 곁들여먹는다.

피클

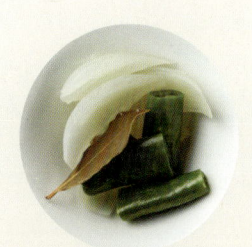

열량 10kcal
당질 1.5g
교환단위 채소군 0.5교환
(양파 20g, 고추 2개)

재료
양파 ······ 20g	식초 ······ 1/2컵
고추 ······ 2개	그린스위트 ······ 0.1g
피클소스	소금 ······ 1/3작은술
피클링스파이스 ······ 1/2큰술	물 ······ 1컵
월계수잎 ······ 1장	

만드는 법
1 양파와 고추는 깨끗이 씻어낸 후 물기를 없애준다.
2 냄비에 물, 그린스위트, 식초, 소금, 피클링스파이스, 월계수잎을 넣고 끓여 피클소스를 만든다.
3 양파와 고추를 먹기 좋은 크기로 썰어서 병에 넣는다.
4 끓는 피클소스를 무를 담은 병에 붓는다.
5 마개를 잘 닫아 두었다가 다음날 냉장고에 넣어두고 시원하게 먹는다.

오후 간식

토마토

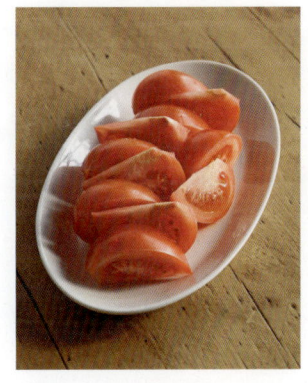

열량 50kcal
당질 12g
교환단위 과일군 1교환(토마토 350g)

재료
토마토 ······ 350g

6일차

수삼안심찜과 가지냉국

총열량 **455kcal**
당질 **55g**
단백질 **24g**
지방 **15g**

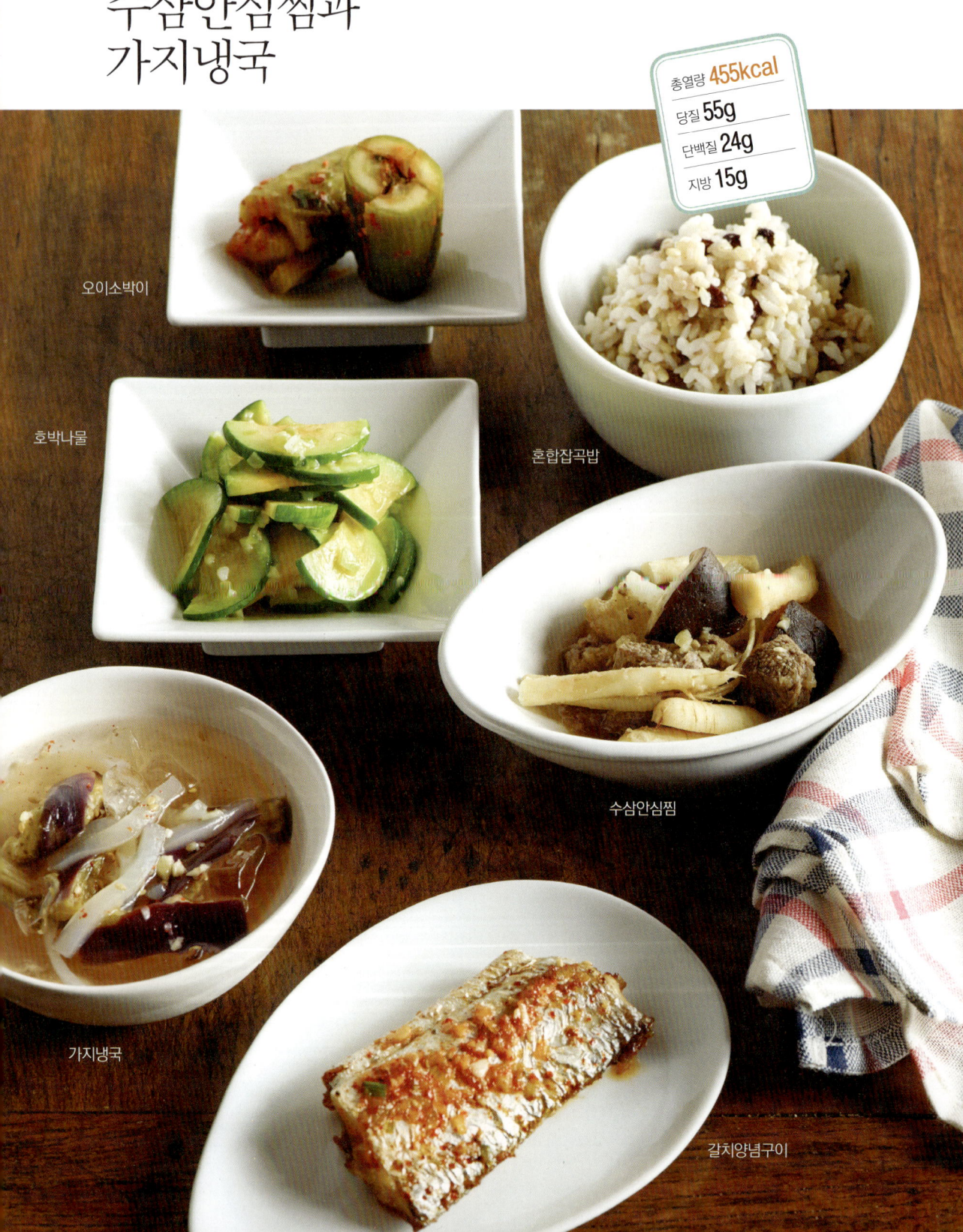

오이소박이
호박나물
혼합잡곡밥
수삼안심찜
가지냉국
갈치양념구이

수삼안심찜

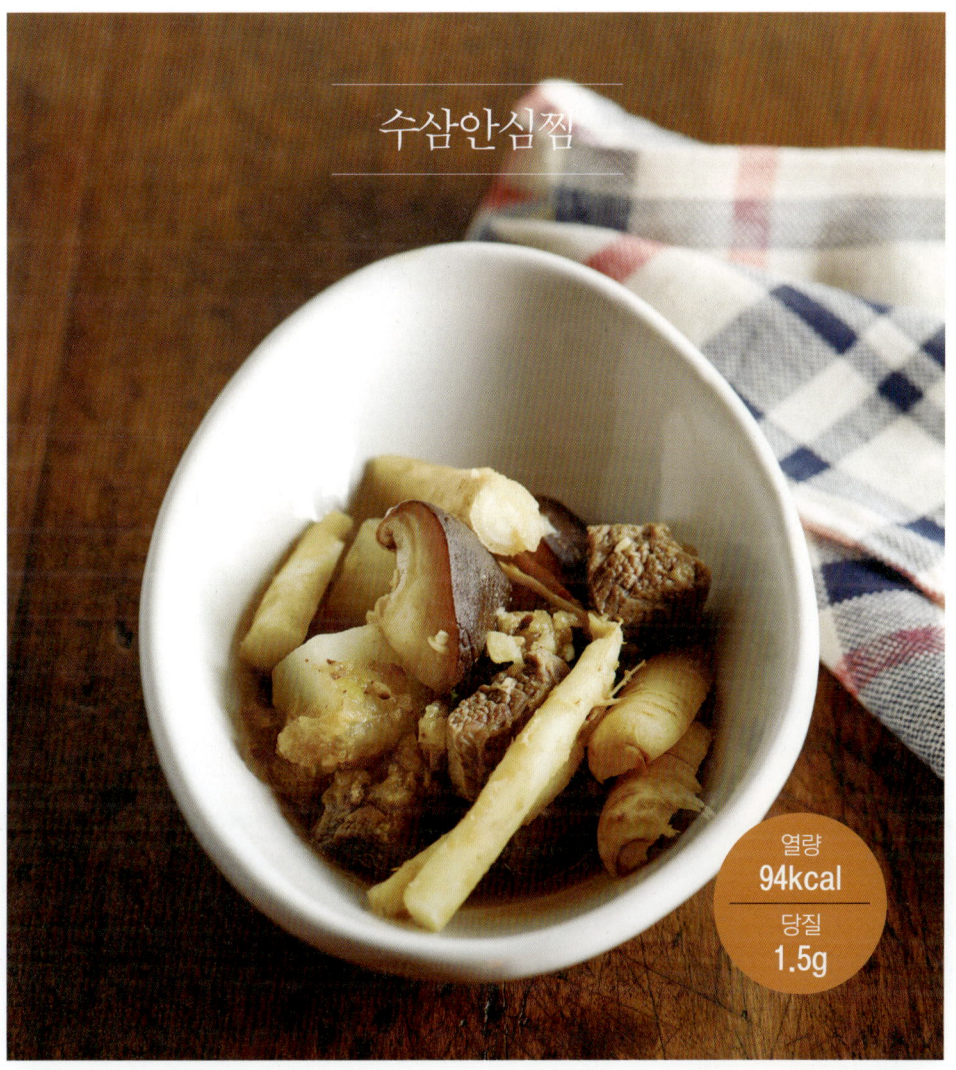

열량 **94kcal**
당질 **1.5g**

교환단위 어육류군 1교환(소고기안심 40g), 채소군 0.5교환(표고버섯 10g, 무 20g, 수삼 2개), 지방군 0.2교환(참기름 1g)

재료
- 소고기안심 ········ 40g
- 배 ·············· 20g
- 표고버섯 ········ 10g
- 무 ·············· 20g
- 수삼 ············ 2개

양념장
- 마늘 ············ 2g
- 간장 ·········· 1작은술
- 물 ············ 1작은술
- 참기름 ·········· 1g
- 참깨 ············ 약간

만드는 법
1. 소고기안심은 육면체로 잘라 배를 갈아 넣고 마늘, 간장, 물, 참기름, 참깨 등의 양념장(1/3 정도)에 재워둔다.
2. 표고버섯은 적당한 크기로 자르고, 무는 육면체로 자르고, 수삼은 손질해둔다.
3. 냄비에 표고버섯, 무, 수삼을 넣고 양념의 2/3 정도를 넣고 끓이다가 안심을 넣고 한 번 더 졸여준다.

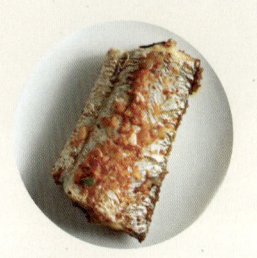

열량 **93kcal**
당질 **0g**
교환단위 어육류군 1교환 (갈치 50g: 60g 토막으로 준비), 지방군 0.4교환(식용유 2g)

갈치양념구이

재료
갈치 ········· 60g	고춧가루 ······· 약간	참깨 ······ 1/3작은술
양념장	마늘 ········· 2g	식용유 ········· 1g
간장 ········· 1g	파 ··········· 3g	
물 ······· 1작은술	참기름 ········ 1g	

만드는 법
1 갈치는 잘 손질하여 소금을 살짝 뿌려둔다.
2 간장, 물, 고춧가루, 마늘, 파, 참기름, 참깨, 식용유를 섞어 양념장을 만든다.
3 갈치를 200℃ 오븐에서 5분 정도 구운 후 양념장을 발라 살짝 구워낸다.

TIP 갈치는 1교환량이 50g이지만 뼈가 포함되어 있으므로 뼈 무게를 고려하여 60g 토막으로 준비한다.

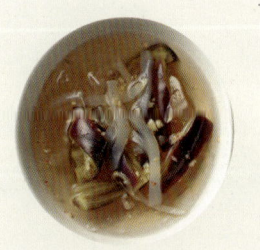

열량 **10kcal**
당질 **1.5g**
교환단위 채소군 0.5교환(가지 35g)

가지냉국

재료
가지 ········· 35g	간장 ········· 1g	고춧가루/ 참깨 ··· 각
곤약 ········· 20g	식초 ······· 1작은술	약간
마늘 ········· 2g	그린스위트 ···· 0.1g	

만드는 법
1 가지는 5cm 길이로 토막내어 반으로 갈라 찜통에 쪄낸다.
2 찐 가지는 식혀서 잘게 찢는다.
3 곤약은 채썬다.
4 가지와 곤약에 마늘, 간장, 식초, 그린스위트, 고춧가루, 참깨를 넣어 재워 차게 둔다.
5 먹기 직전에 물과 얼음을 넣어 먹는다.

TIP 곤약은 열량이 없으므로 제시된 양보다 더 섭취해도 혈당 조절에 영향을 미치지 않는다.

호박나물

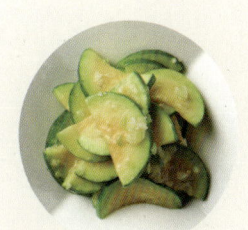

열량 38kcal
당질 3g
교환단위 채소군 1교환(호박 70g), 지방군 0.4교환(식용유 1g, 참기름 1g)

재료
호박 ······················· 70g
식용유 ······················ 1g
마늘 ························· 2g
새우젓 ······················ 1g
참깨 ······················ 약간
물 ······················ 1작은술
참기름 ······················ 1g

만드는 법
1 호박은 반달썰기를 한다.
2 호박을 냄비에 넣고 식용유, 마늘의 양념과 물 1작은술 정도를 넣고 볶듯이 익힌다.
3 살짝 익으면 새우젓을 넣고 익혀낸다.
4 참기름과 참깨를 넣고 마무리한다.

혼합잡곡밥

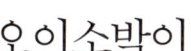

열량 200kcal
당질 46g
교환단위 곡류군 2교환(혼합잡곡밥 140g)

재료
혼합잡곡밥 ·························· 140g

TIP 전곡이나 잡곡과 쌀의 비율은 3:7~5:5를 권장하나, 기호에 따라 다양한 잡곡밥을 제시된 섭취량만큼 대체하여 섭취해도 좋다.

오이소박이

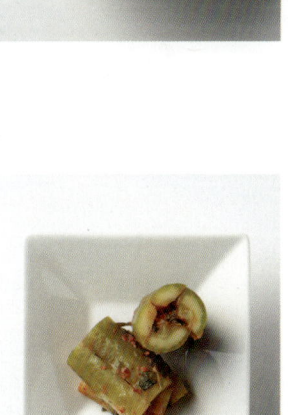

열량 20kcal
당질 3g
교환단위 채소군 1교환(오이소박이 50g)

재료
오이소박이 ·························· 50g

TIP 오이소박이는 알타리김치, 깍두기, 갓김치 등 다양한 김치류로 기호에 따라 제시된 분량을 대체하여 섭취해도 좋다.

PART 5 당뇨를 다스리는 기적의 밥상

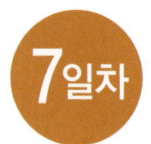

7일차 1,500kcal 기본 식단표

끼니	아침	점심	저녁
하루 섭취 식단	모닝빵과 두부브로콜리샐러드	버섯전골과 잣즙해물냉채	닭가슴살데리야끼와 깻잎채소말이

식품군		교환수		
		2	3	2
곡류군	7	모닝빵 2개 모닝빵 35g×2교환=70g	보리밥 1공기 보리밥 70g×3교환=210g	차조밥 2/3공기 차조밥 70g×2교환=140g
		1	2	2
어육류군	5	두부브로콜리샐러드 두부 80g×0.5교환=40g	버섯전골 소고기 40g×1교환=40g	닭가슴살데리야끼 닭가슴살 40g×1교환=40g
		야채오믈렛 계란 50g×0.5교환=25g	잣즙해물냉채 해물 80g×1교환=80g	옥돔구이 옥돔 50g×1교환=50g (60g으로 준비)

군	교환단위			
채소군	7	2	2	3
		두부브로콜리샐러드 브로콜리, 파프리카 등 70g×1교환=70g	**버섯전골** 느타리버섯 등 40g×1교환=40g	**부추무침** 부추 70g×1교환=70g
		야채오믈렛 양파, 피망 등 70g×0.5교환=35g	**잣즙해물냉채** 무, 당근, 오이 등 50g×0.5교환=25g	**깻잎채소말이** 깻잎 등 45g×1교환=45g
		피클 무, 양파 70g×0.5교환=35g	**취나물무침** 취나물 70g×0.5교환=35g	**알타리김치** 알타리김치 50g×1교환=50g
			배추겉절이 배추 70g×0.5교환=35g	
지방군	4	1	1.5	1.5
		두부브로콜리샐러드, 야채오믈렛 식용유, 올리브오일 5g×1교환=5g	**잣즙해물냉채** 잣 1큰술×1교환=8g **취나물무침** 참기름 5g×0.2교환=1g	**옥돔구이 등** 참기름 5g×0.2교환=1g
우유군	1	1		
		오전 간식 저지방 우유 1컵 저지방 우유 200mL×1교환=200mL		
과일군	1	1		
		오후 간식 배 110g 배 110g×1교환=110g		

7일차

모닝빵과 두부브로콜리샐러드

아침 점심 저녁

총열량 **370kcal**
당질 **52g**
단백질 **16g**
지방 **11g**

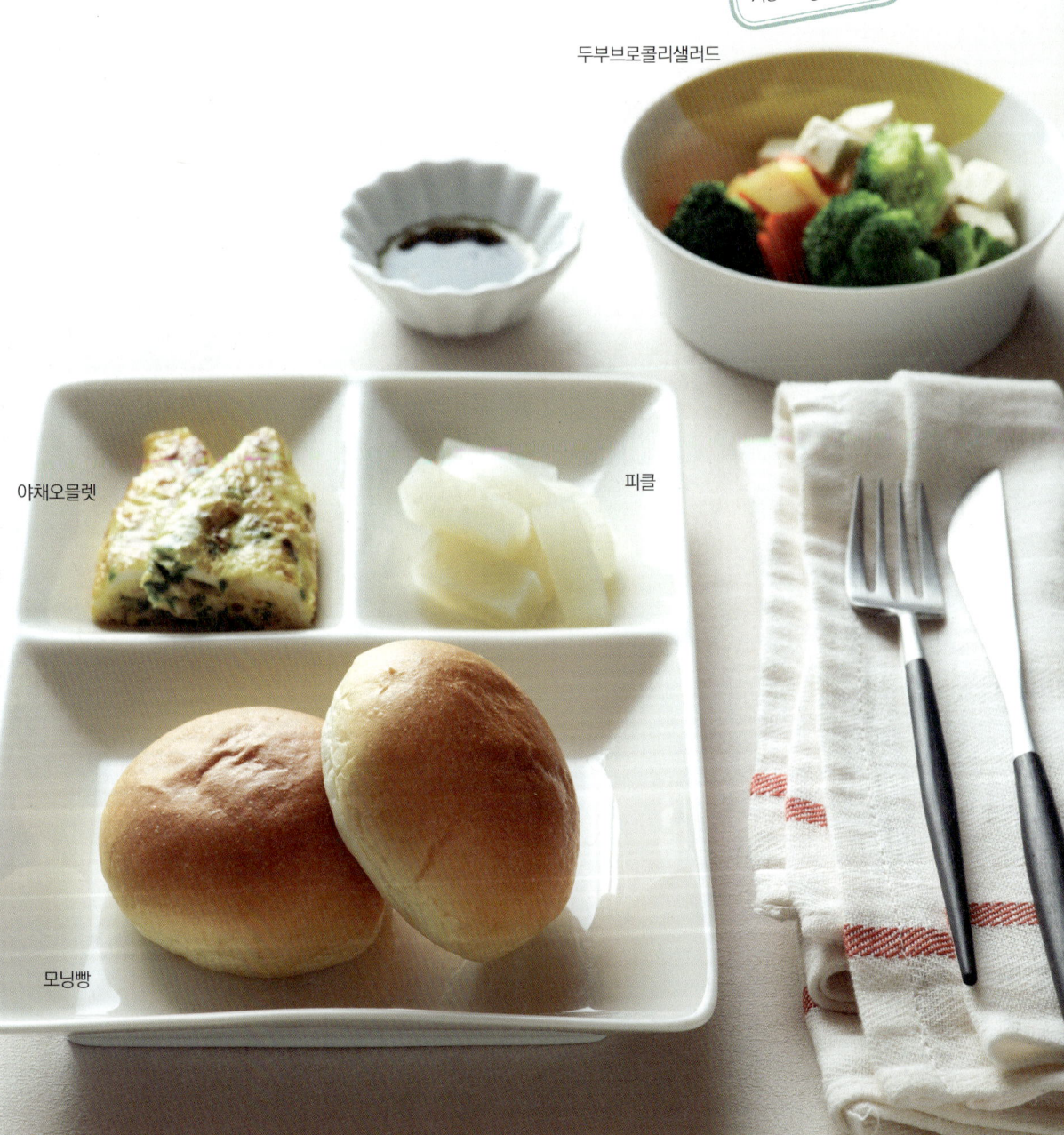

두부브로콜리샐러드

야채오믈렛   피클

모닝빵

두부브로콜리샐러드

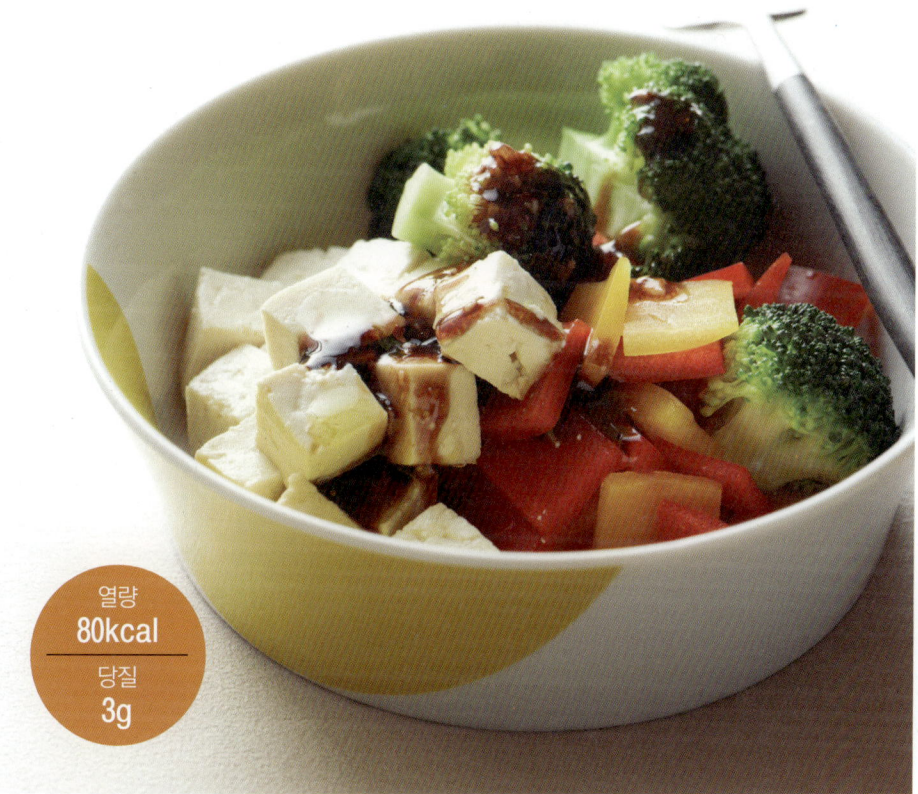

열량
80kcal

당질
3g

교환단위 어육류군 0.5교환(두부 40g), 채소군 1교환(브로콜리 30g, 빨강 피망 20g, 노랑 파프리카 20g), 지방군 0.5교환(올리브오일 1/2 작은술)

재료

브로콜리	30g
빨강 피망	20g
노랑 파프리카	20g
두부	40g

발사믹드레싱

발사믹소스	1작은술
올리브오일	1/2작은술
그린스위트	0.1g
마늘	1g
소금/ 후추	각 약간

만드는 법

1 브로콜리는 소금물에 데치고, 피망과 파프리카는 사각으로 썬다.
2 두부는 1cm 정도의 육면체로 썬다.
3 접시에 두부를 담고 옆에 채소를 담아낸다.
4 채소에는 드레싱을 곁들여낸다.

TIP 두부는 콜레스테롤 함량은 0이면서 섬유소 함량이 높고 불포화지방산/포화지방산의 비율이 높아 당뇨병 합병증 예방에 도움이 된다. 특히 갱년기 여성의 경우 갱년기 증상 완화에도 도움이 된다.

PART 5 당뇨를 다스리는 기적의 밥상

야채오믈렛

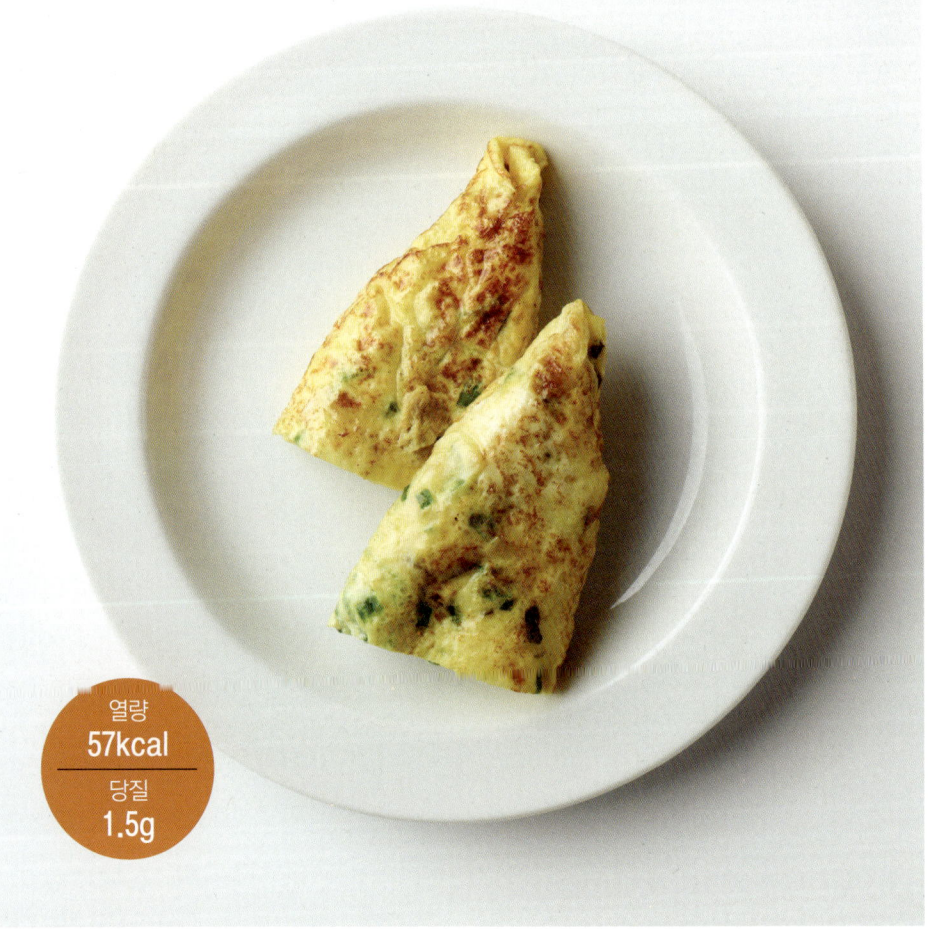

열량 **57kcal**
당질 **1.5g**

교환단위 어육류군 0.5교환(계란 1/2개), 채소군 0.5교환(양파 10g, 표고버섯 10g, 피망 10g, 파 5g), 지방군 0.2교환(식용유 1g)

재료

양파 ········· 10g	계란 ········· 1/2개
표고버섯 ····· 10g	저지방우유 ····· 10cc
피망 ········· 10g	물 ··········· 1큰술
파 ············ 5g	식용유 ········· 1g

만드는 법

1 양파, 표고버섯, 피망, 파는 잘게 다진다.
2 계란은 잘 풀어서 우유와 물을 넣고 잘 섞어준다.
3 프라이팬에 식용유를 아주 조금만 두른 후 계란을 붓고 야채를 넣어 스크램블을 한다.
4 계란이 뭉쳐지면 잘 모아가면서 모양을 만든다.

피클

재료

무	20g	소금	1/3작은술
양파	15g	물	1컵

피클소스

식초	1/2컵	피클링스파이스	1/2큰술
그린스위트	0.1g	월계수잎	1장

만드는 법

1. 무와 양파는 깨끗이 씻어낸 후 물기를 없애준다.
2. 냄비에 물, 그린스위트, 식초, 소금, 피클링스파이스, 월계수 잎을 넣고 끓여준다.
3. 무와 양파를 먹기 좋은 크기로 썰어서 병에 넣는다.
4. 끓는 피클소스를 무와 양파를 담은 병에 붓는다.
5. 마개를 잘 닫아 두었다가 다음날 냉장고에 넣어두고 시원하게 먹는다.

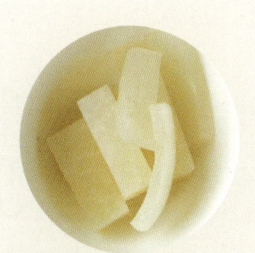

열량 10kcal
당질 1.5g
교환단위 채소군 0.5교환
(무 20g, 양파 15g)

모닝빵

열량 223kcal
당질 46g
교환단위 곡류군 2교환(모닝빵 2개), 지방군 0.5교환(버터 3g)

재료

모닝빵	2개	버터	3g

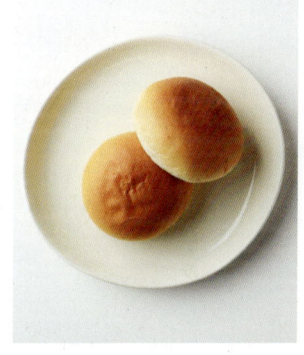

오전 간식

저지방 우유

열량 80kcal
당질 10g
교환단위 저지방 우유군 1교환(저지방 우유 200mL)

재료

저지방 우유	1컵(200mL)

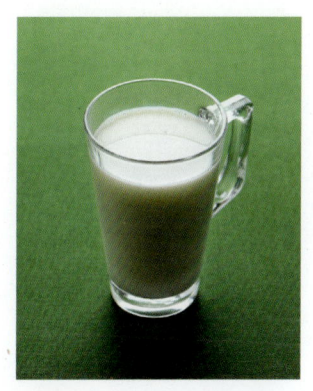

7일차

버섯전골과 잣즙해물냉채

아침 **점심** 저녁

총열량 **529kcal**
당질 **77g**
단백질 **28g**
지방 **10g**

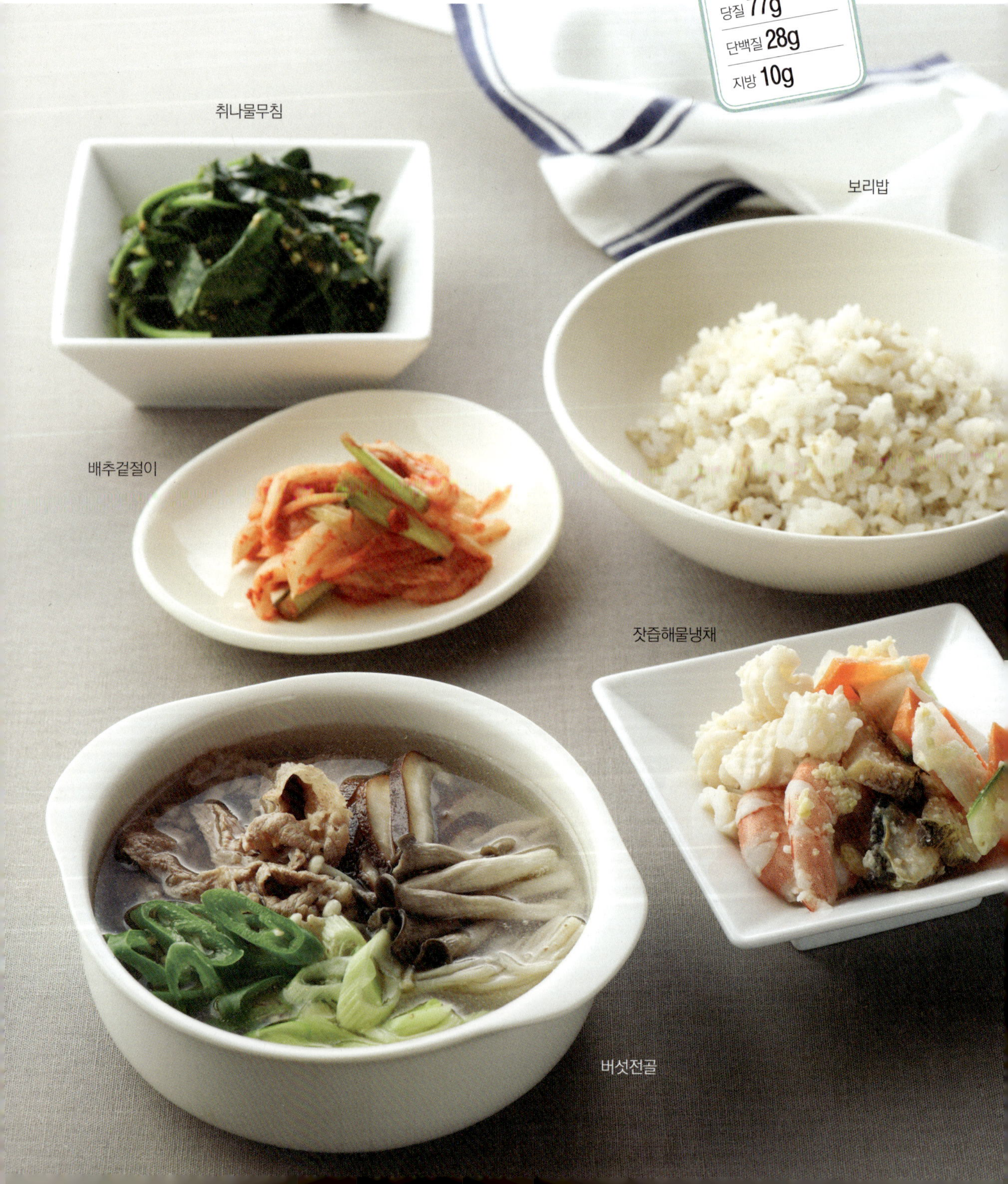

취나물무침

보리밥

배추겉절이

잣즙해물냉채

버섯전골

버섯전골

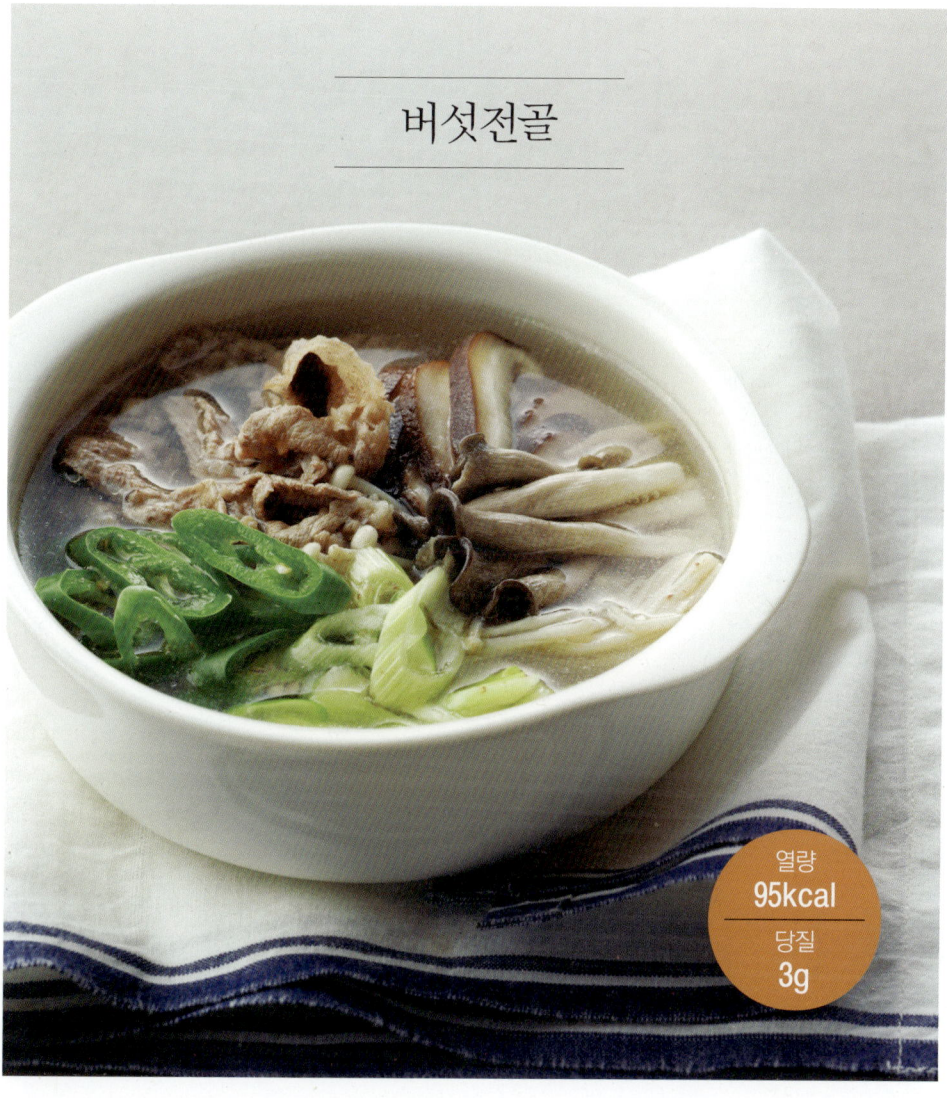

열량 **95kcal**
당질 **3g**

교환단위 어육류 1교환(소고기 40g), 채소군 1교환(느타리버섯 10g, 팽이버섯 10g, 표고버섯 10g, 대파 5g, 풋고추 5g)

재료
소고기 ·············· 40g	풋고추 ·············· 5g
느타리버섯 ········ 10g	멸치 ················ 10g
팽이버섯 ············ 10g	다시마 ················ 1장
표고버섯 ············ 10g	마늘 ··················· 5g
대파 ··················· 5g	

만드는 법
1 멸치와 다시마, 마늘을 찬물에 넣은 후 끓여서 멸치다시를 만든다.
2 느타리버섯과 팽이버섯은 잘게 찢고 표고버섯은 채썬다.
3 대파와 풋고추는 어슷썬다.
4 다시국물에 버섯을 넣고 한소끔 끓으면 풋고추와 대파를 넣고 다시 한소끔 끓여낸다.
5 마지막으로 소고기를 넣어서 바로 먹는다.

PART 5 당뇨를 다스리는 기적의 밥상

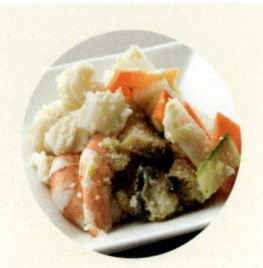

열량 105kcal
당질 1.5g
교환단위 어육류군 1교환 (새우 30g, 갑오징어 30g, 소라살 20g), 채소군 0.5교환(무 10g, 당근 5g, 오이 10g), 지방군 1교환(잣 1큰술)

잣즙해물냉채

재료
새우	30g
갑오징어	30g
소라살	20g
무	10g
배	10g
당근	5g
오이	10g

잣즙소스
잣	1큰술
식초	1작은술
마늘	1g
레몬즙	1작은술
소금	약간

만드는 법
1. 새우는 잘 씻어 물기를 빼고 갑오징어는 칼집을 넣어 1×3cm 정도로 썰고, 소라살은 적당한 크기로 납작납작 썬다.
2. 무, 배, 당근, 오이는 1×3cm 정도로 납작하게 썬다.
3. 잣, 식초, 마늘, 레몬즙, 소금을 믹서로 갈아 잣즙소스를 만든다.
4. 해물과 야채를 잣즙소스로 버무린다.

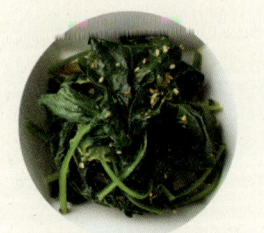

열량 19kcal
당질 1.5g
교환단위 채소군 0.5교환 (취나물 35g), 지방군 0.2교환(참기름 1g)

취나물무침

재료
취나물	35g	파	2g
된장	2g	참깨	1/3작은술
마늘	2g	참기름	1g

만드는 법
1. 취나물은 다듬어서 깨끗이 씻어 데친 후 찬물에 식혀낸다.
2. 데친 취나물을 꼭 짠 후 파, 마늘, 된장을 넣고 무친다.
3. 참깨와 참기름을 넣고 다시 한 번 살짝 무친다.

TIP 취나물은 칼슘과 비타민C가 풍부하며 섬유소도 풍부하여 당뇨병 조절에 도움이 된다.

배추겉절이

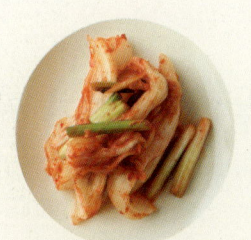

열량 10kcal
당질 1.5g
교환단위 채소군 0.5교환
(배추 35g, 부추 10g, 풋고추 1/2개)

재료
배추 ·········· 35g   마늘 ·········· 2g
부추 ·········· 10g   고춧가루/ 새우젓/ 굵은 소금/ 참
풋고추 ········ 1/2개   깨 ············ 각 약간

만드는 법
1 배추는 깨끗하게 씻어서 먹기 좋은 크기로 어슷썰고 굵은 소금으로 살짝 절인다.
2 부추는 3~4cm 크기로 썰고 풋고추는 어슷썬다.
3 절여진 배추를 살짝 씻은 후 물기를 뺀다.
4 마늘, 고춧가루, 새우젓으로 양념고춧가루를 만든다.
5 양념고춧가루에 절여진 배추, 부추, 풋고추를 넣고 버무린 후 참깨를 넣고 마무리한다.

TIP 배추겉절이는 김치보다 염도가 낮아서 당뇨병 합병증 예방에 도움이 된다.

보리밥

열량 300kcal
당질 69g
교환단위 곡류군 3교환(보리밥 210g)

재료
보리밥 ·········· 210g

TIP 전곡이나 잡곡과 쌀의 비율은 3:7~5:5를 권장하나, 기호에 따라 다양한 잡곡밥을 제시된 섭취량만큼 대체하여 섭취해도 좋다.

오후 간식

배

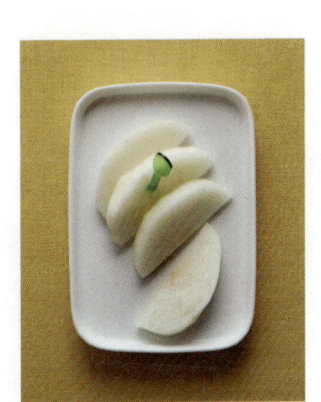

열량 50kcal
당질 12g
교환단위 과일군 1교환(배 110g)

재료
배 ·········· 110g

PART 5 당뇨를 다스리는 기적의 밥상

7일차
닭가슴살데리야끼와 깻잎채소말이

아침 점심 **저녁**

| 총열량 **378kcal** |
| 당질 **55g** |
| 단백질 **25g** |
| 지방 **6g** |

차조밥

옥돔구이

깻잎채소말이

알타리김치

부추무침

닭가슴살데리야키

닭가슴살데리야끼

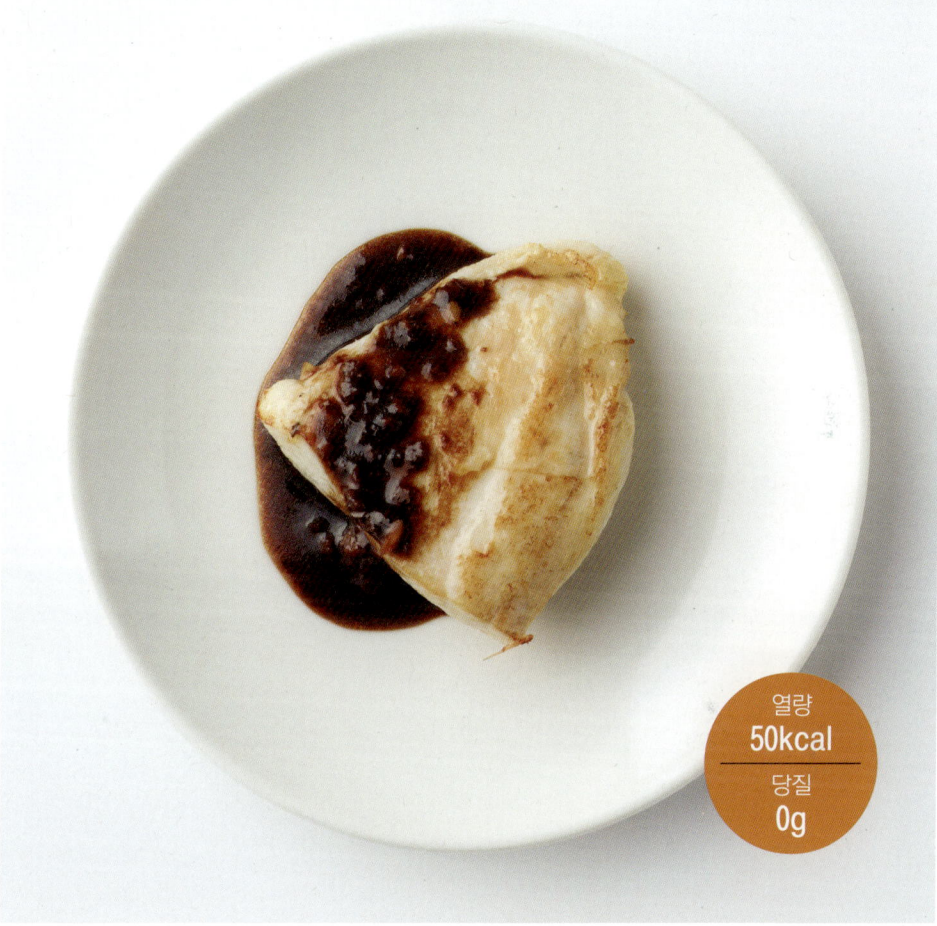

열량
50kcal

당질
0g

교환단위 어육류군 1교환(닭가슴살 40g)

재료
닭가슴살 ········ 40g	생강 ········ 1조각
마늘 ········ 1g	양파 ········ 1/4개
소금/ 후추 ········ 각 약간	풋고추 ········ 1개
데리야키소스	간장 ········ 1g
가스오부시 ········ 1작은술	와인 ········ 1큰술
통마늘 ········ 2개	굴소스 ········ 1g

만드는 법
1. 닭가슴살은 마늘, 소금, 후추에 재워둔다.
2. 찬물에 가스오부시를 살짝 담갔다가 건져낸 후 통마늘, 생강, 양파, 풋고추를 넣고 끓인 후 야채를 건져낸다.
3. 야채를 우려낸 물에 간장, 와인, 굴소스를 넣고 졸여서 데리야키소스를 만든다.
4. 밑양념을 한 닭가슴살을 프라이팬에 구어낸 후 데리야키소스를 얹어낸다.

PART 5 당뇨를 다스리는 기적의 밥상

깻잎채소말이

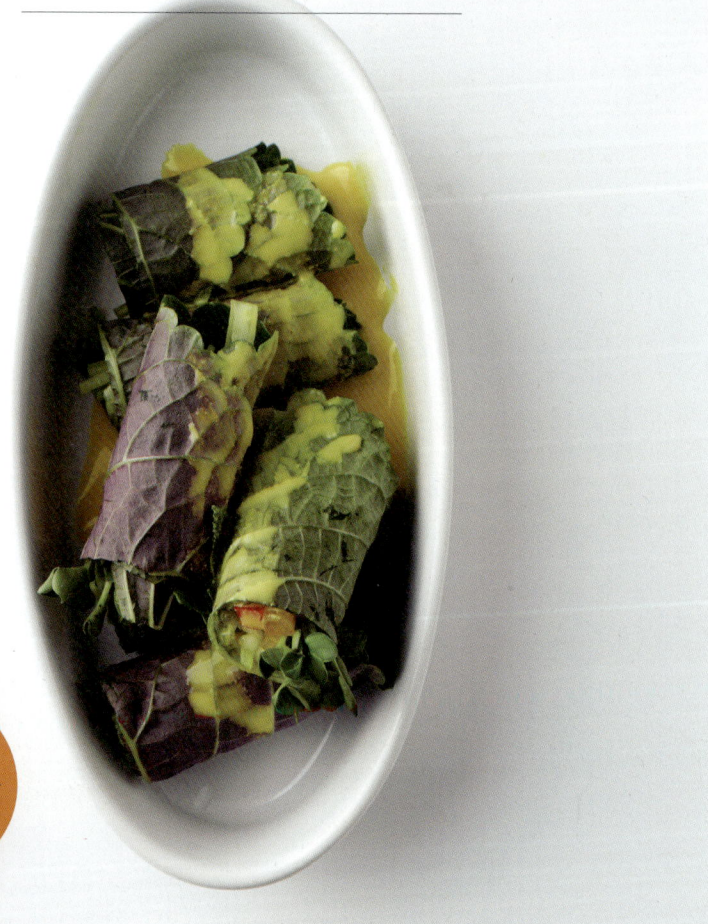

열량 **20kcal**
당질 **3g**

교환단위 채소군 1교환(깻잎 10g, 오이 20g, 파프리카(빨강, 노랑) 10g, 무순 5g)

재료
오이 ·················· 20g
파프리카(빨강, 노랑) · 10g
무순 ···················· 5g
깻잎 ··················· 10g

겨자소스
겨자 ············· 1작은술
물 ··············· 1작은술
식초 ············· 1작은술
소금 ········· 1/3작은술

만드는 법

1 오이는 가늘고 연한 것을 골라 0.5×4cm 정도로 길게 썬다.
2 파프리카는 두툼하게 채썰고, 무순은 씻어서 물기를 뺀다.
3 깻잎은 씻어서 물기를 뺀다.
4 깻잎을 깔고 야채를 얹은 후 말아낸다.

TIP 겨자소스에 찍어 먹는다.
TIP 상큼한 겨자소스가 양념장에 비해 열량과 염분이 적어 당뇨병 조절에 좋다.

옥돔구이

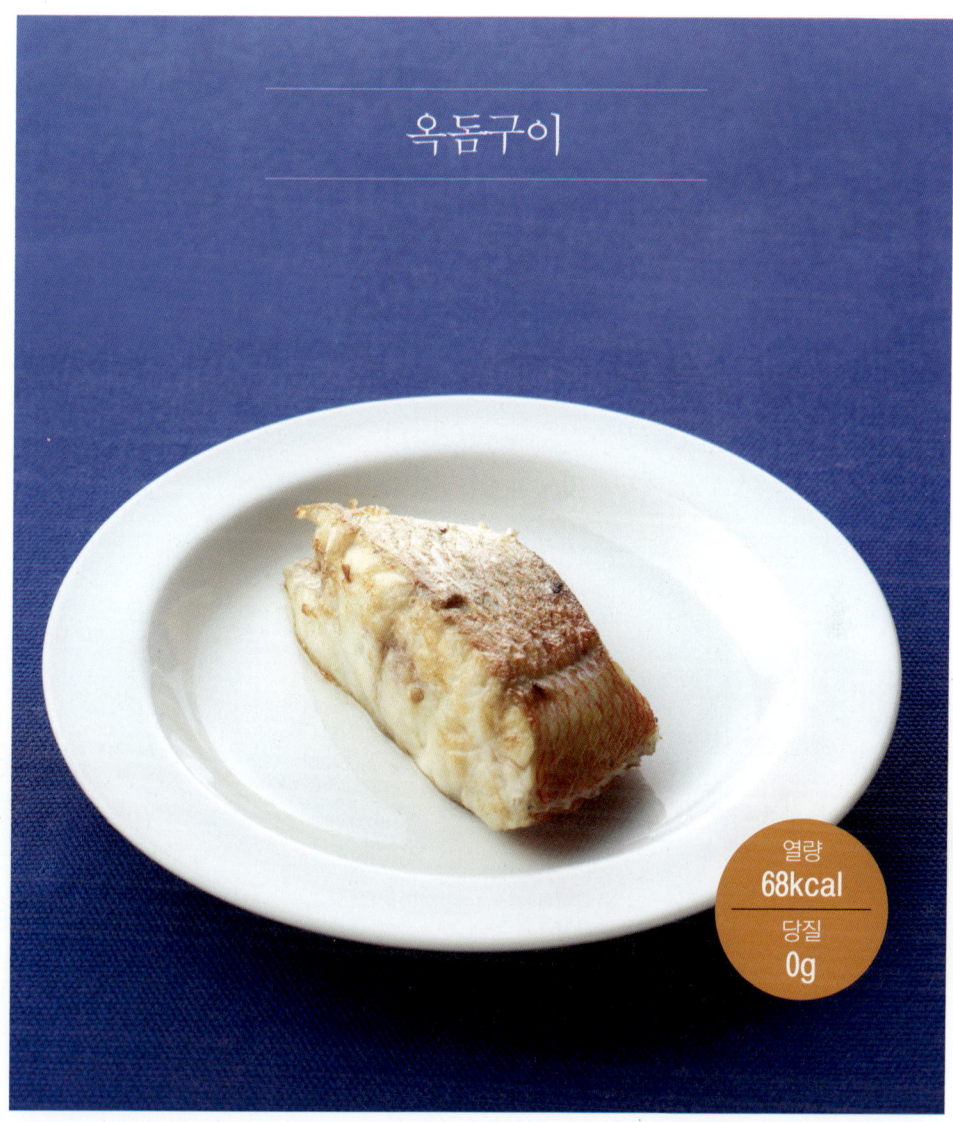

열량 **68kcal**
당질 **0g**

교환단위 어육류군 1교환(옥돔 50g: 60g 토막으로 준비), 지방군 0.2교환(참기름1g)

재료
옥돔 ···································· 60g
참기름 ··································· 1g

만드는 법
1. 옥돔은 냉동 손질제품으로 구입하여 냉동보관하면 굳이 손질이 필요 없다.
2. 220℃ 오븐에서 15분 정도 구워낸다.
3. 구워낸 옥돔에 참기름을 발라낸다.

TIP 옥돔은 뼈가 포함되어 있으므로 1교환량은 50g이지만 뼈 무게를 고려하여 60g으로 준비한다.

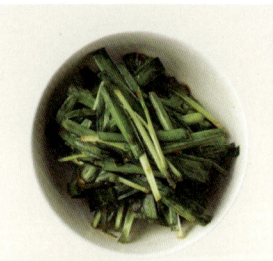

열량 20kcal
당질 3g
교환단위 채소군 1교환(부추 70g), 지방군 0.2교환(참기름 1g)

부추무침

재료
부추	70g	간장	1g
양념장		그린스위트	0.1g
고춧가루	0.3g	참기름	1g
멸치액젓	0.5g	참깨	약간

만드는 법
1 부추는 씻어서 물기를 뺀 후 3~4 cm 크기로 썬다.
2 고춧가루, 멸치액젓, 간장, 그린스위트, 참기름, 참깨를 섞어 양념장을 만든다.
3 부추를 양념장에 무쳐낸다.

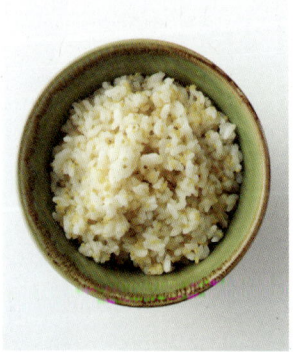

차조밥

열량 200kcal
당질 46g
교환단위 곡류군 2교환(차조밥 140g)

재료
차조밥 ··· 140g

TIP 전곡이나 잡곡과 쌀의 비율은 3:7~5:5를 권장하나, 기호에 따라 다양한 잡곡밥을 제시된 섭취량만큼 대체하여 섭취해도 좋다.

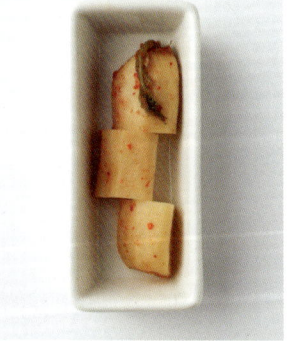

알타리김치

열량 20kcal
당질 3g
교환단위 채소군 1교환(알타리김치 50g)

재료
알타리김치 ··· 50g

TIP 알타리김치는 포기김치, 갓김치 등 다양한 김치류로 기호에 따라 제시된 분량을 대체하여 섭취해도 좋다.

당뇨, 기적의 밥상

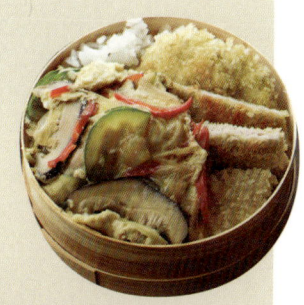

밖에서도 걱정 없는 도시락

일러두기

1. 레시피는 1인분을 기준으로 제시하였다.
2. 식재료는 가식 부분의 날것의 무게로 제시하였다(단, 밥 및 김치류는 완성 형태인 밥, 김치의 섭취량으로 제시하였다.).
3. 생선류와 닭고기류는 비가식 부분인 뼈의 포함을 고려하여 실제 준비해야 할 분량을 제시하였다.
4. 지방군의 섭취가 기준보다 적은 경우는 견과류를 간식으로 섭취해도 좋으나, 체중 조절이 필요한 경우라면 견과류의 추가 섭취는 하지 않는 것이 도움이 될 수 있다.
5. 채소군은 섬유소의 충분한 섭취와 공복감 해소를 위해 기준보다 추가로 섭취해도 좋다. 다만 함께 섭취하게 되는 기름이나 드레싱은 섭취 열량을 증가시킬 수 있으므로 주의해야 한다.

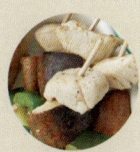
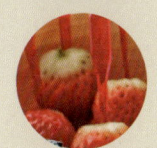
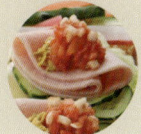

Lunch Box

1

영양균형 만점 도시락 정식

밖에서도 걱정 없는 도시락

총열량 **507kcal**
당질 **75g**
단백질 **29g**
지방 **10g**

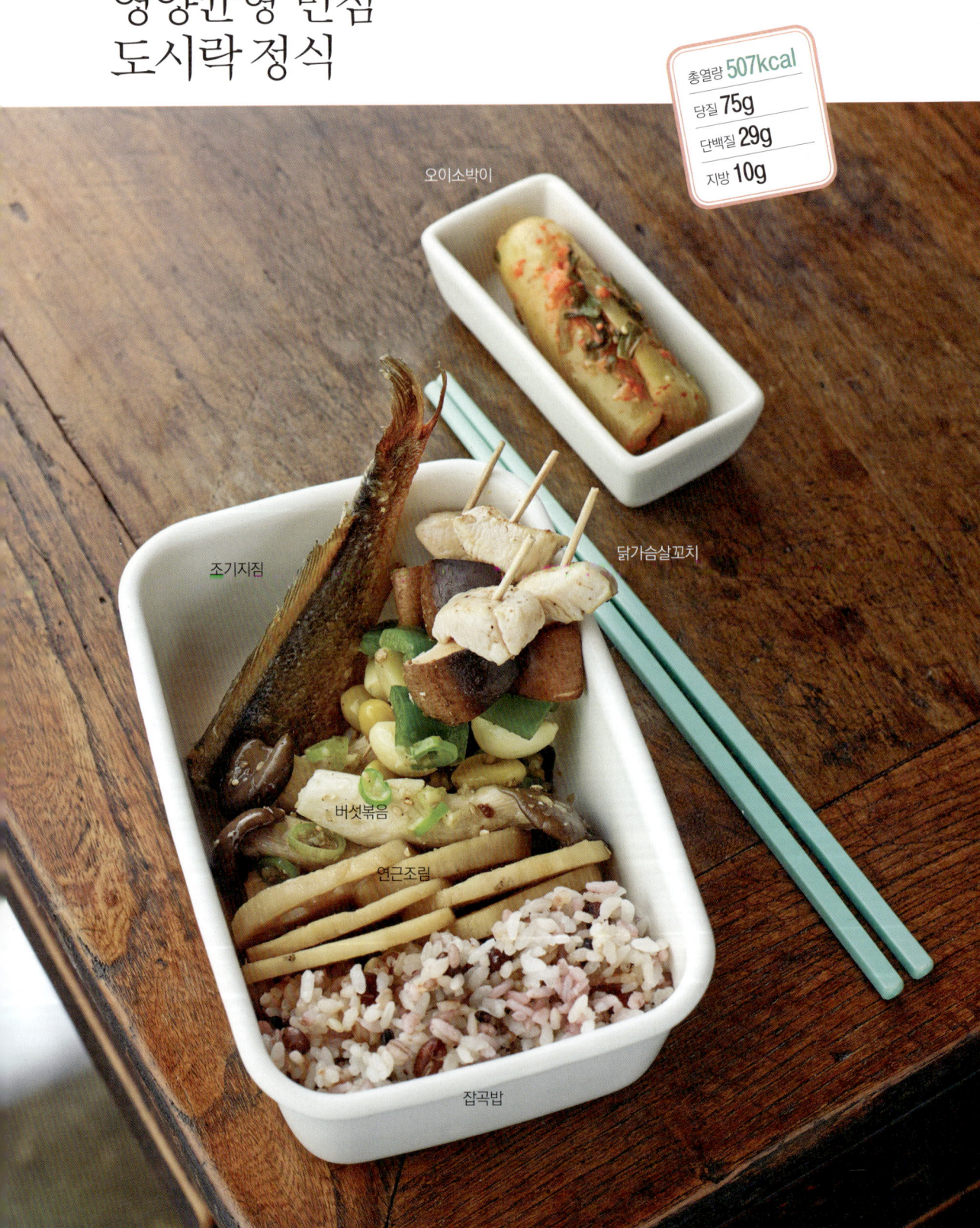

오이소박이
조기지짐
닭가슴살꼬치
버섯볶음
연근조림
잡곡밥

잡곡밥

재료

잡곡밥 ·· 140g

> **TIP** 전곡이나 잡곡과 쌀의 비율은 3:7~5:5를 권장하나, 기호에 따라 다양한 잡곡밥을 제시된 섭취량만큼 대체하여 섭취해도 좋다.

열량 200kcal
당질 46g
교환단위 곡류군 2교환(보리밥 140g)

닭가슴살꼬치

재료

닭가슴살	40g	마늘	7g
표고버섯	20g	은행	10g
피망	20g	소금/ 후추	각 약간

만드는 법

1. 닭가슴살은 깍두기 모양으로 썰어 소금과 후추로 밑간을 하고 프라이팬에 구워낸다.
2. 표고버섯은 잘 씻어서 어슷반달썰기를 하고, 피망은 사각썰기하여 프라이팬에 구워낸다.
3. 마늘과 은행은 프라이팬에 그대로 구워낸다.
4. 닭가슴살과 표고버섯, 피망, 마늘, 은행을 꼬치에 끼운다.

열량 80kcal
당질 5.3g
교환단위 곡류군 0.2교환(은행 5g), 어육류군 1교환(닭가슴살 40g), 채소군 1교환(표고버섯 20g, 빨강 피망 20g, 마늘 4g, 은행 10g)

밖에서도 걱정 없는 도시락

PART 5 당뇨를 다스리는 기적의 밥상

열량 97kcal
당질 4.6g
교환단위 곡류군 0.2교환(밀가루 5g), 어육류군 1교환(조기 50g), 지방군 0.6교환(식용유 3g)

조기지짐

재료
조기 ·············· 50g   식용유 ·············· 3g
밀가루 ············ 5g

만드는 법
1 조기는 깨끗하게 손질하여 밀가루를 묻혀둔다.
2 프라이팬을 달군 후 밀가루를 묻힌 조기를 지져낸다.

TIP 맛있는 조리법: 조기를 한 면이 익으면 한번만 뒤집어서 다른 한 면이 익으면 바로 먹는다.

열량 29kcal
당질 3g
교환단위 채소군 1교환(연근 40g), 지방군 0.2교환(식용유 1g)

연근조림

재료
연근 ·············· 40g   그린스위트 ········ 0.1g
간장 ·············· 1g   식용유 ·············· 1g

만드는 법
1 연근은 끓는 물에 식소를 살짝 넣고 데친 후 찬물에 헹군다.
2 두꺼운 냄비 또는 프라이팬에 간장, 물, 식용유를 넣고 끓이다가 연근을 넣고 국물이 거의 없어질 때까지 약한 불에 졸인다.
3 마지막에 그린스위트를 넣고 담아낸다.

TIP 달지 않은 맛에 익숙해지려면 그린스위트를 넣지 않아도 좋다.

버섯볶음

재료

느타리버섯 ········· 50g	식용유 ············ 1g
마늘 ··············· 3g	참기름 ············ 1g
파 ················· 3g	참깨 ········· 1/3작은술

만드는 법

1 냄비에 물과 소금을 넣고 끓이다가 느타리버섯을 넣고 데쳐 낸 후 찬물에 헹군 다음 식혀서 잘게 찢는다.
2 프라이팬에 느타리버섯과 마늘, 파, 식용유, 후추를 넣고 볶다가 물을 조금 넣고 볶아낸다.
3 참깨와 참기름을 넣고 마무리한다.

TIP 식용유는 처음에 볶을 때만 조금 넣고 나중에는 물을 넣으면서 볶아야 열량을 줄일 수 있다.

열량 31kcal
당질 3g
교환단위 채소군 1교환(느타리버섯 50g), 지방군 0.4교환(참기름 1g, 식용유 1g)

오이소박이

재료

오이소박이 ······················· 50g

TIP 오이소박이는 포기김치, 갓김치 등 다양한 김치류로 기호에 따라 제시된 분량을 대체하여 섭취해도 좋다.

열량 20kcal
당질 3g
교환단위 채소군 1교환(오이소박이 50g)

과일

재료

수박 ···························· 150g

열량 50kcal
당질 10.5g
교환단위 과일군 1교환(수박 150g)

PART 5 당뇨를 다스리는 기적의 밥상

2

밖에서도 걱정 없는 도시락

섬유소가 풍부한 주먹밥

총열량 **487kcal**
당질 **90g**
단백질 **20g**
지방 **5g**

과일

주먹밥

오징어야채무침

주먹밥

재료

보리밥	210g	파	5g
콩나물	30g	깨	약간
시금치	30g	참기름	3g
고사리	30g	구운 김	1g
마늘	1g		

만드는 법

1. 보리와 쌀은 잘 씻어서 밥을 한다.
2. 콩나물, 시금치, 고사리는 데쳐서 마늘과 파를 넣고 무쳐둔다.
3. 소고기는 불고기양념을 하여 볶아낸다.
4. 밥과 콩나물, 밥과 시금치나물, 밥과 고사리나물을 각각 섞은 후 깨, 참기름을 넣고 살짝 섞어준다.
5. 잘 섞은 밥을 먹기 좋은 크기로 동그랗게 빚은 후 구운 김을 겉에 둘러준다.

열량 367kcal
당질 75g
교환단위 곡류군 3교환(보리밥 210g), 채소군 2교환(나물 140g), 지방군 0.6교환(참기름 3g)

오징어야채무침

재료

오징어	50g	무	30g
오이	30g	마늘/ 고춧가루/ 파/ 식초/ 소금/	
당근	10g	그린스위트	각 약간

만드는 법

1. 오징어는 잘 다듬어서 끓는 물에 소금을 넣고 살짝 데쳐낸다.
2. 데친 오징어는 차가운 물에 온기를 살짝 식혀낸다.
3. 오이, 당근, 무는 납작썰기하여 식초, 소금에 재워둔다.
4. 재워둔 오이, 당근, 무는 물기를 따라낸 후 고춧가루로 먼저 버무린다.
5. 고춧가루로 버무린 오이, 당근, 무에 오징어, 마늘, 파, 식초, 그린스위트 등을 넣고 버무린다.

열량 70kcal
당질 3g
교환단위 어육류군 1교환(오징어 50g), 채소군 1교환(오이 30g, 당근 10g, 무 30g)

과일

재료

딸기	80g	바나나	25g

열량 50kcal
당질 12g
교환단위 과일군 1교환(딸기 80g, 바나나 25g)

3
야채가 풍성한 오픈샌드위치

밖에서도 걱정 없는 도시락

총열량 **430kcal**
당질 **62g**
단백질 **23.6g**
지방 **9g**

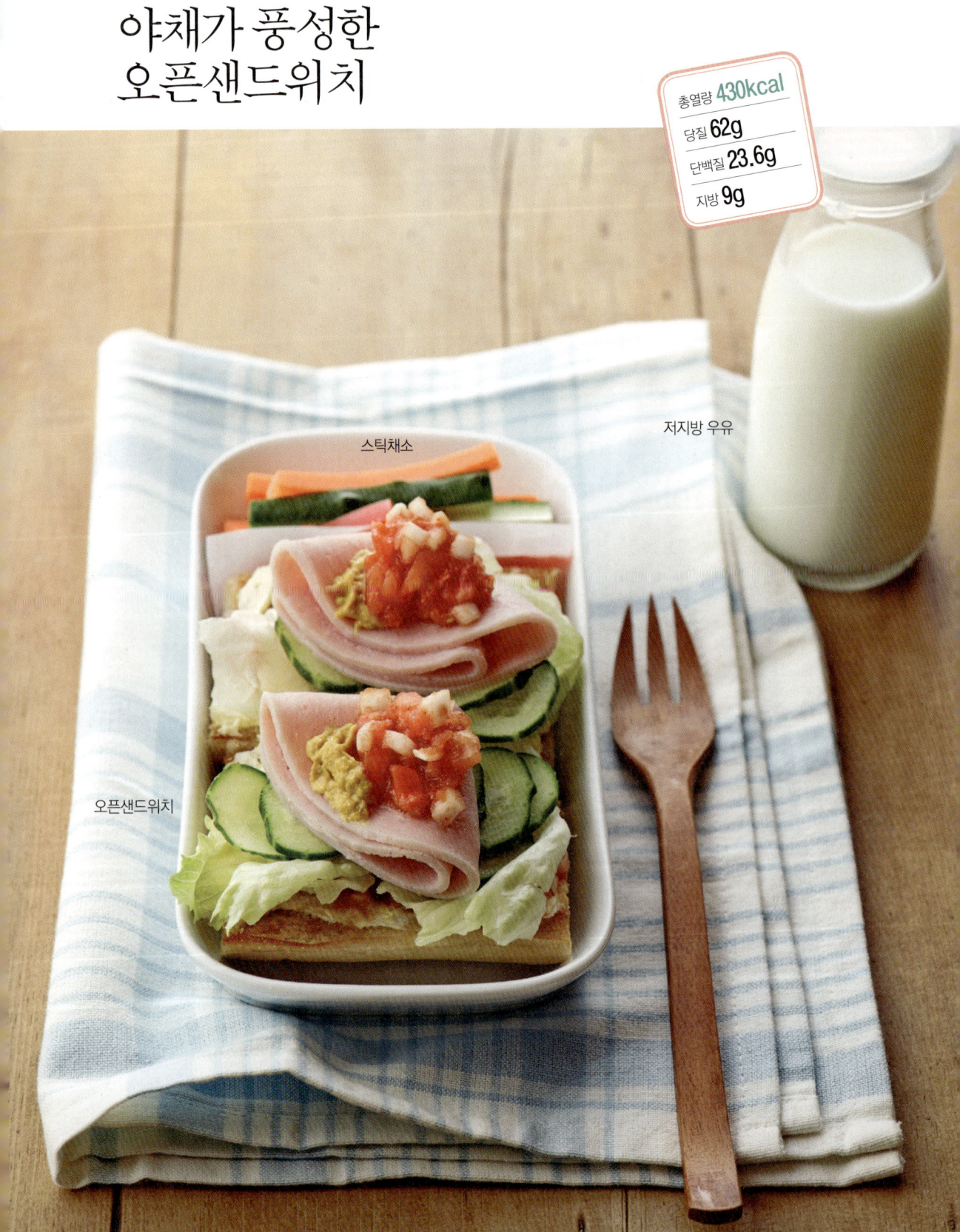

스틱채소

저지방 우유

오픈샌드위치

오픈샌드위치

열량 330kcal
당질 49g
교환단위 곡류군 2교환(바게트빵 2쪽), 어육류군 1.2교환(햄, 치즈), 채소군 1교환(채소 70g), 과일군 0.2교환(토마토)

재료
터키햄 40g	토마토케첩 약간
양상추, 오이 70g	바게트빵 2쪽
양파 10g	크림치즈 1큰술
토마토 1/2개	바질 약간

만드는 법
1. 터키햄은 끓는 물에 살짝 데쳐서 물기를 빼둔다.
2. 양상추를 잘 씻어서 물기를 뺀 후 잘 겹쳐둔다.
3. 오이는 가시를 칼로 살살 제거한 후 슬라이스하여 둔다.
4. 양파와 토마토는 다져서 토마토케첩을 섞어둔다.
5. 바게트빵을 살짝 구운 후 크림치즈를 바른다.
6. 바게트빵에 겹친 양상추와 슬라이스한 오이를 놓고, 터키햄을 놓은 후 겨자소스를 살짝 펴 바르고 다진 양파와 토마토를 올리고 바질을 뿌린다.

스틱채소

열량 20kcal
당질 3g
교환단위 채소군 1교환(채소 70g)

재료
오이, 파프리카, 당근 등 ······ 70g

만드는 법
1. 오이는 깨끗하게 씻어 5cm 정도의 길이로 자른 후 십자썰기로 썰어둔다.
2. 파프리카는 잘 씻은 후 1×5cm 정도로 길게 썬다.
3. 당근은 잘 씻은 후 오이와 비슷한 크기로 썬다.

저지방 우유

열량 80kcal
당질 10g
교환단위 저지방 우유군 1교환(우유 1컵)

재료
저지방 우유 ······ 200mL

4
간편하게 즐기는 돈부리덮밥

밖에서도 걱정 없는 도시락

총열량 **504kcal**
당질 **66g**
단백질 **25g**
지방 **16g**

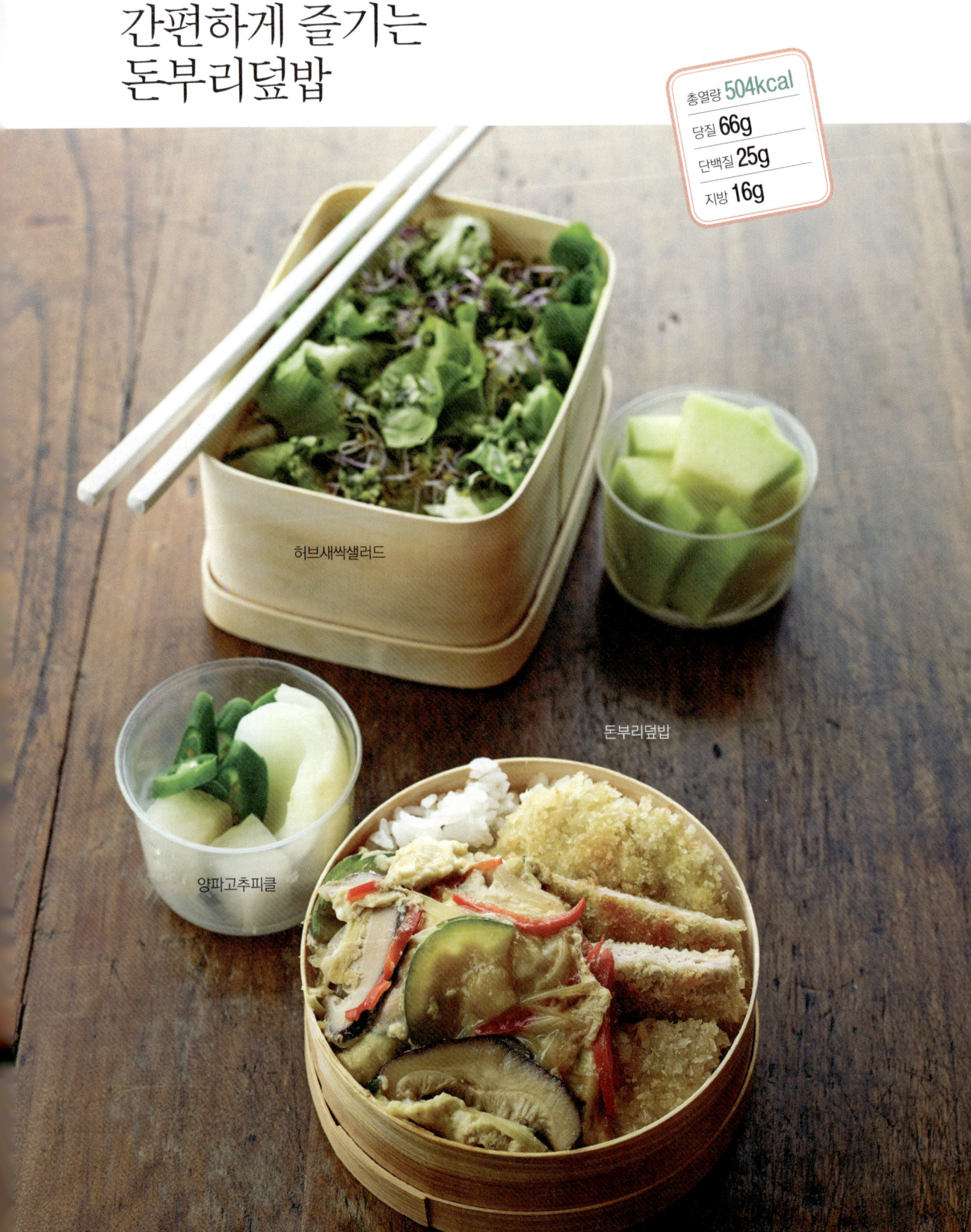

허브새싹샐러드

양파고추피클

돈부리덮밥

돈부리덮밥

재료

보리밥	125g	호박	10g
돼지고기안심	60g	파	10g
양파	15g	빨강 피망	10g
후추	약간	**돈부리소스**	
밀가루	3g	멸치	5g
계란	1/2개	다시마	1/2장
빵가루	3g	가스오부시	약간
식용유	1작은술	간장	1작은술
양파	15g	소금	약간
표고버섯	10g		

열량 415kcal
당질 49g
교환단위 곡류군 2.2교환(보리밥 140g, 밀가루 3g, 빵가루 3g), 어육류군 2교환(돼지고기 60g, 계란 1/2개), 채소군 1교환(양파 15g, 표고버섯 10g, 호박 10g, 파 10g, 빨강피망 10g), 지방군 1교환(식용유 1작은술)

밖에서도 걱정 없는 도시락

만드는 법

1. 돼지고기안심을 돈가스용으로 두껍게 썰어서 연육기로 두드려 구입한다.
2. 돼지고기에 후추를 살짝 뿌린 후 양파를 갈아서 재워둔다.
3. 재운 돼지고기에 밀가루를 살짝 묻힌 후 풀어놓은 계란 1/4개를 묻힌다.
4. 계란을 묻힌 돼지고기에 빵가루(냉동식빵을 믹서에 간다.)를 꼼꼼히 눌러서 입힌다.
5. 프라이팬에 식용유를 살짝 두른 후 앞뒤로 구워낸다.
6. 멸치와 다시마를 끓이다가 가스오부시와 간장을 넣어 한소끔 끓여낸 후 건더기를 건져낸다.
7. 6의 소스국물에 양파, 표고버섯, 호박, 파, 빨강 피망을 채썰어 넣고 살짝 익으면 계란 1/4개를 풀어 넣어 엉기도록 한다.
8. 보리밥 위에 돈가스를 얹고 7의 덮밥 재료를 따로 담는다.
9. 먹기 전에 덮밥 재료를 돈가스 위에 얹어 먹는다.

TIP 기름에 담궈 튀기는 것보다 지지거나 오븐에 구우면 기름 섭취량이 줄어 들어 열량섭취를 줄일 수 있다.

TIP 돈가스용 빵가루와 밀가루가 0.2교환량이 들어가므로 철저한 혈당 관리를 위해 계획된 곡류군에서 0.2교환량을 줄여서 섭취하는 것이 좋다.

허브새싹샐러드

열량 **29kcal**
당질 **3g**
교환단위 채소군 1교환(양상추 30g, 로메인 30g, 새싹 15g), 지방군 0.2교환(올리브오일 1g)

재료
양상추	30g	올리브오일	1g
로메인	30g	그린스위트	0.1g
새싹	15g	마늘	1g
허브&갈릭드레싱		소금/ 후추	각 약간
허브	1작은술		

만드는 법
1 양상추, 로메인, 새싹은 깨끗이 씻어 물기를 뺀다.
2 양상추와 로메인은 먹기 좋은 크기로 잘라둔다.
3 허브, 올리브오일, 그린스위트, 마늘, 소금, 후추를 믹서에 섞어 드레싱을 만든다.
4 드레싱을 깔고 그 위에 야채를 담았다가 먹기 전에 버무려 먹는다.

양파고추피클

열량 **10kcal**
당질 **1.5g**
교환단위 채소군 0.5교환 (고추 20g, 양파 15g)

재료
고추	20g	소금	1/3작은술
양파	15g	물	1/2컵
피클소스		피클링스파이스	1/2큰술
식초	1/2컵	월계수잎	1장
그린스위트	0.1g		

만드는 법
1 고추와 양파는 깨끗이 씻어낸 후 물기를 없애준다.
2 냄비에 물, 그린스위트, 식초, 소금, 피클링스파이스, 월계수잎을 넣고 끓여준다.
3 고추와 양파를 먹기 좋은 크기로 썰어서 병에 넣는다.
4 끓는 피클소스를 고추와 양파를 담은 병에 붓는다.
5 마개를 잘 닫아 두었다가 다음날 냉장고에 넣어두고 시원하게 먹는다.

과일

열량 **50kcal**
당질 **12g**
교환단위 과일군 1교환(멜론 120g)

재료
멜론	120g

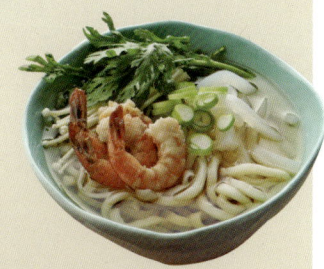

별미가 일품인 국수요리

일러두기
1. 레시피는 1인분을 기준으로 제시하였다.
2. 식재료는 가식 부분의 날것의 무게로 제시하였다(단, 밥 및 김치류는 완성 형태인 밥, 김치의 섭취량으로 제시하였다.).
3. 생선류와 닭고기류는 비가식 부분인 뼈의 포함을 고려하여 실제 준비해야 할 분량을 제시하였다.
4. 지방군의 섭취가 기준보다 적은 경우는 견과류를 간식으로 섭취해도 좋으나, 체중 조절이 필요한 경우라면 견과류의 추가 섭취는 하지 않는 것이 도움이 될 수 있다.
5. 채소군은 섬유소의 충분한 섭취와 공복감 해소를 위해 기준보다 추가로 섭취해도 좋다. 다만 함께 섭취하게 되는 기름이나 드레싱은 섭취 열량을 증가시킬 수 있으므로 주의해야 한다.

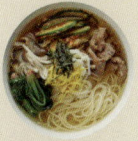

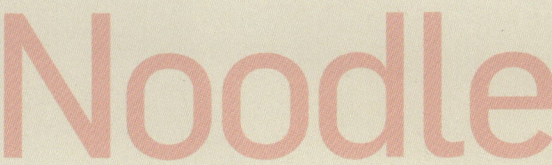

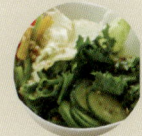

1

별미가 일품인 국수요리

잔치국수와 김치무침

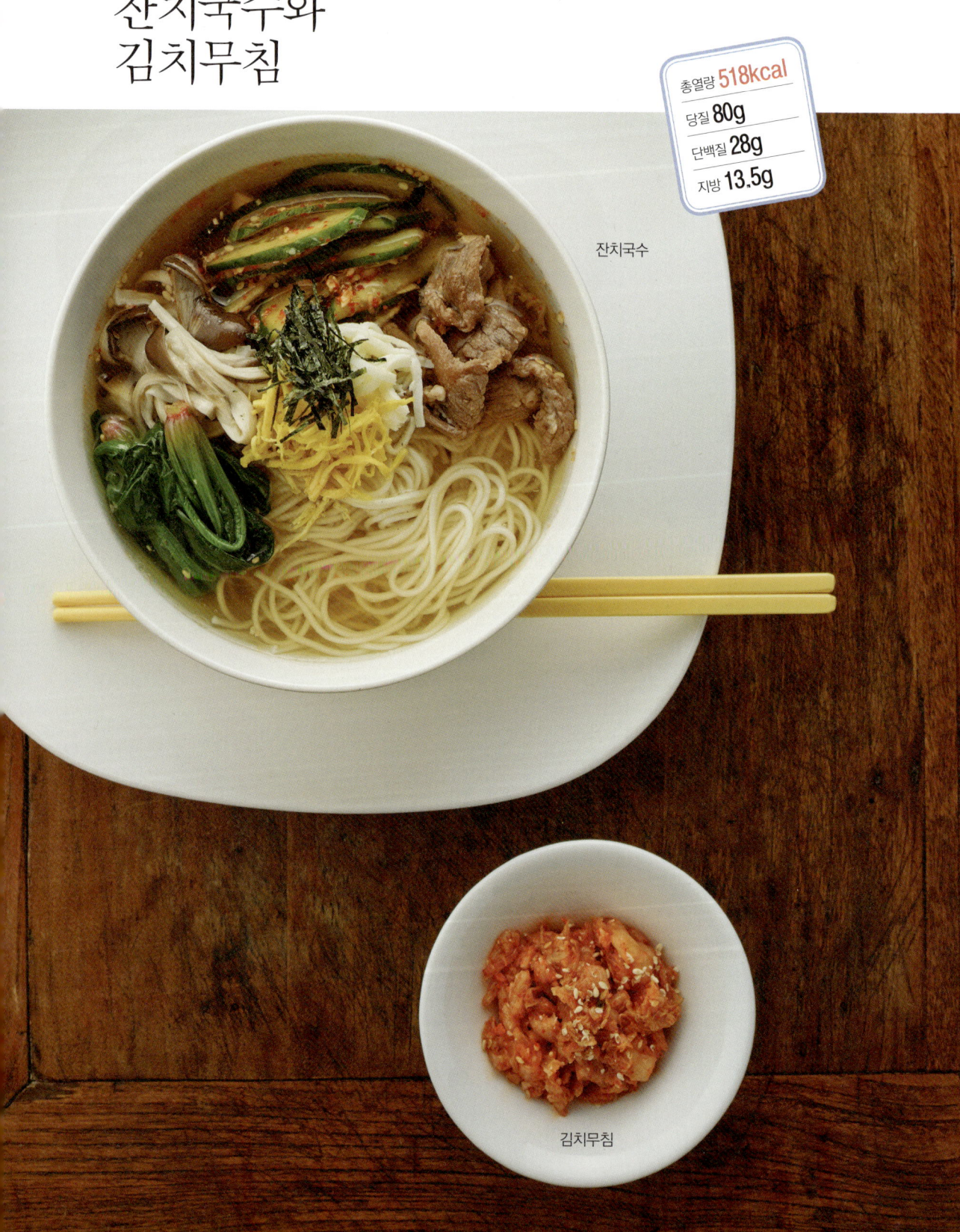

총열량 **518kcal**
당질 **80g**
단백질 **28g**
지방 **13.5g**

잔치국수

김치무침

잔치국수와 김치무침

재료

국수	90g	포기김치	50g
소고기	40g	참기름	3g
시금치	40g	계란	1/2개
느타리버섯	40g	식용유	2g
오이	40g	마늘/ 참깨/ 소금	각 약간
김	1/2장	파	3g

열량 518kcal
당질 80g
교환단위 곡류군 3교환(국수 90g), 어육류군 1.5교환(소고기 40g, 계란 1/2개), 채소군 3교환(시금치 40g, 느타리버섯 40g, 오이 40g, 김 1/2장, 포기김치 50g), 지방군 1교환(참기름 5g)

만드는 법

1. 국수량보다 넉넉한 물이 들어갈 수 있는 큰 그릇에 물을 넣고 끓인다.
2. 물이 팔팔 끓으면 국수를 넣어 끓이면서 거품이 올라오면 차가운 물을 반 컵 정도 넣고 저어준다. 이 과정을 2~3번 정도 해주면 국수가 힘있게 삶아진다.
3. 국수가 투명해지면 채반에 건져낸 후 찬물로 문질러 헹군다.
4. 소고기는 채썰어 불고기양념을 하여 볶아낸다.
5. 시금치는 깨끗이 씻어 삶아서 나물로 무쳐둔다.
6. 느타리버섯은 살짝 데쳐 잘게 찢은 후 볶아낸다.
7. 오이는 가시를 제거하여 굵은 소금으로 문질러 씻은 후 반달썰기하여 살짝 절인 다음 고춧가루를 입히고 마늘을 넣고 섞은 후 참깨, 참기름을 넣고 오이생채를 만든다.
8. 계란은 흰자와 노른자를 분리하여 각각 지단을 부친 후 채썰어둔다.
9. 김은 잘게 채썰어둔다.
10. 포기김치는 잘게 썰어 마늘, 깨, 파 등을 넣고 무쳐둔다.
11. 삶은 국수를 물기를 뺀 후 그릇에 담고 시금치, 느타리버섯, 오이, 계란을 국수 위에 담고 육수국물을 담은 후 먹기 직전에 김과 김치무침을 넣어 함께 먹는다.

TIP 국수 분량은 개인의 분량에 맞추어 먹되, 국수꾸미인 채소는 충분히 준비하여 꾸미로 올리고, 중간 중간 국수를 먹으면서 꾸미를 넣어주면서 먹으면 섬유소를 충분히 섭취할 수 있다.

• 육수 만들기

재료

다시멸치	15g
다시마	2g
마늘	3g
후추	약간
물	400mL

만드는 법

1. 냄비에 차가운 물을 400mL/명 기준으로 하여 적당한 분량을 붓는다.
2. 다시멸치는 내장을 잘 분리해둔다.
3. 다듬은 멸치와 다시마를 씻어서 넣는다.
4. 마늘과 후추를 함께 넣고 팔팔 끓으면 다시마와 멸치를 건져낸다.

2

우동과 파프리카샐러드

별미가 일품인 국수요리

총열량 **435kcal**
당질 **75g**
단백질 **21g**
지방 **7g**

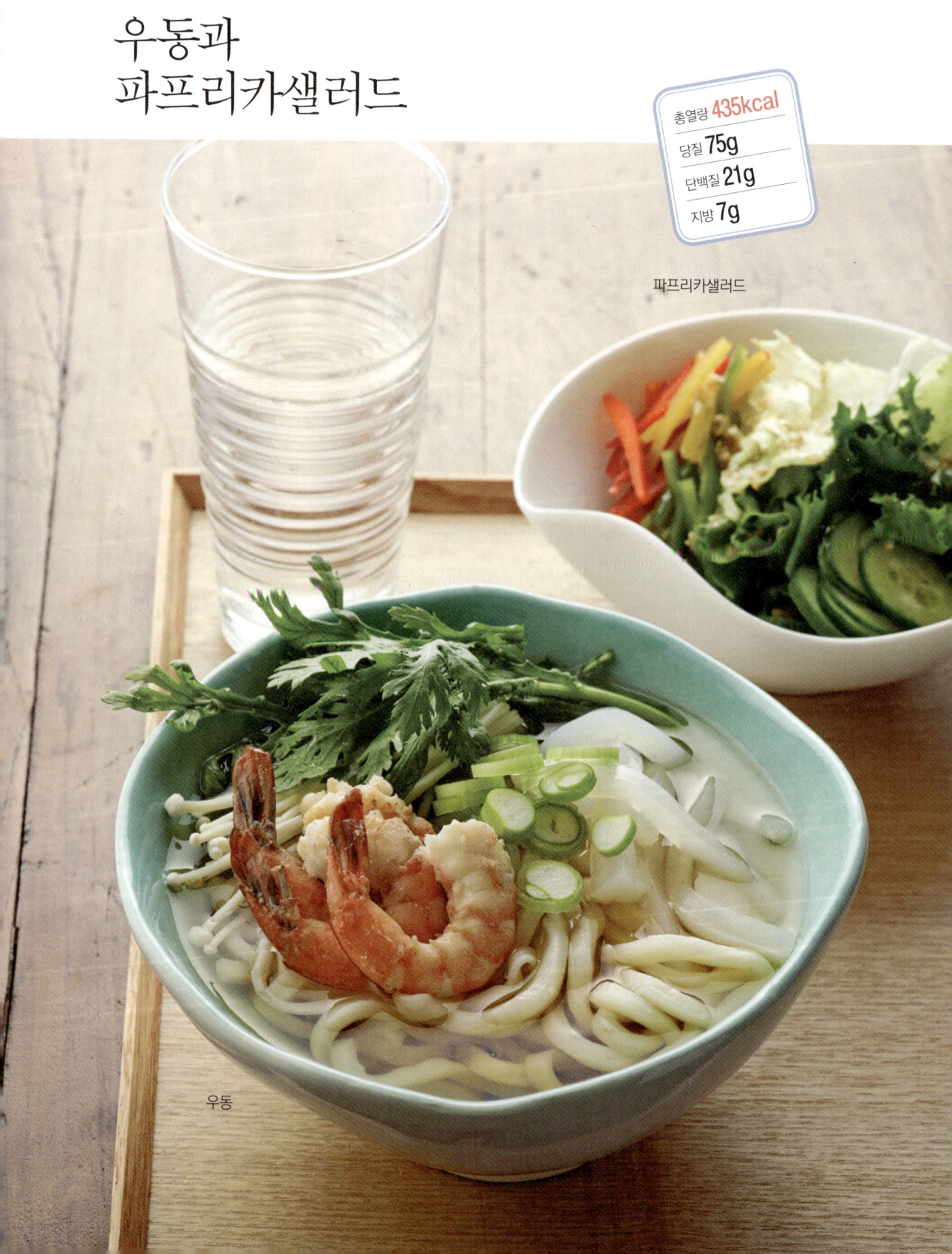

파프리카샐러드

우동

우동

재료

우동생면 ·················· 210g
새우 ························ 50g
팽이버섯/ 곤약/ 대파/ 쑥갓/ 파
프리카(빨강, 노랑, 초록)/ 양상치/ 오이/ 치커리 등 ········· 140g

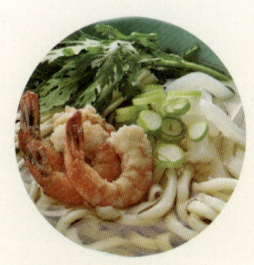

열량 435kcal
당질 75g
교환단위 곡류군 3교환(우동생면 210g), 어육류군 1교환(새우 50g), 채소군 2교환(파프리카 등 채소 140g), 지방군 1교환(올리브오일 5g)

만드는 법

1. 우동생면은 삶아 찬물에 씻은 후 체에 밭쳐 물기를 뺀다.
2. 우동국물을 만든다.
3. 새우는 잘 다듬어 살짝 구워낸다.
4. 샐러드용 채소는 깨끗이 씻은 후 먹기 좋은 크기로 썰어 물기를 빼둔다.
5. 샐러드소스를 만든다.
6. 삶은 우동에 새우를 올리고 우동국물을 붓는다.
7. 샐러드를 만들어 우동과 함께 먹는다.

TIP 삶은 우동생면과 새우와 채소를 함께 샐러드로 버무려 우동샐러드를 만들어 먹어도 별미가 일품이다. 기호에 따라 간장소스나 고춧가루를 넣은 소스 등으로 변화를 줄 수도 있다.

• **우동국물 만들기**

재료

다시마 ················ 2g   혼다시 ················ 2g
가쓰오부시 ·········· 2g   청주 ················ 약간
나오시 ················ 1g

만드는 법

1. 물에 다시마를 넣고 1분 정도 끓인 후 불을 끄고 가쓰오부시를 담가 5분 후에 건져 가쓰오다시를 만들어 놓는다.
2. 가쓰오다시를 넣고 나오시, 혼다시, 청주를 넣어 간을 맞춰 끓인다.

• **샐러드소스 만들기**

재료

간장	2작은술	소금	아주 조금
식초	2작은술	마늘	1작은술
레몬즙	2작은술	와사비	1작은술
그린스위트	조금	올리브오일	5g
발사믹식초	1작은술		

만드는 법

1 모든 재료를 섞어준다.

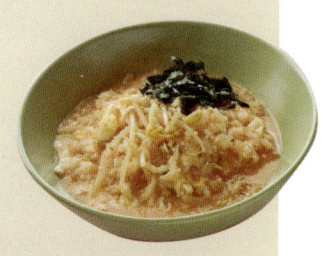

몸이 아플 때
입맛 살리는 식사

일러두기
1. 레시피는 1인분을 기준으로 제시하였다.
2. 식재료는 가식 부분의 날것의 무게로 제시하였다(단, 밥 및 김치류는 완성 형태인 밥, 김치의 섭취량으로 제시하였다.).
3. 생선류와 닭고기류는 비가식 부분인 뼈의 포함을 고려하여 실제 준비해야 할 분량을 제시하였다.
4. 지방군의 섭취가 기준보다 적은 경우는 견과류를 간식으로 섭취해도 좋으나, 체중 조절이 필요한 경우라면 견과류의 추가 섭취는 하지 않는 것이 도움이 될 수 있다.
5. 채소군은 섬유소의 충분한 섭취와 공복감 해소를 위해 기준보다 추가로 섭취해도 좋다. 다만 함께 섭취하게 되는 기름이나 드레싱은 섭취 열량을 증가시킬 수 있으므로 주의해야 한다.

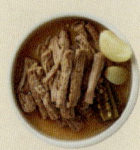
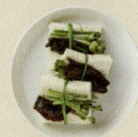
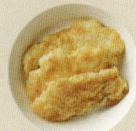

Healthy

1

몸이 아플 때 입맛 살리는 식사

야채죽과 소고기장조림

총열량 **406kcal**
당질 **36g**
단백질 **35g**
지방 **14g**

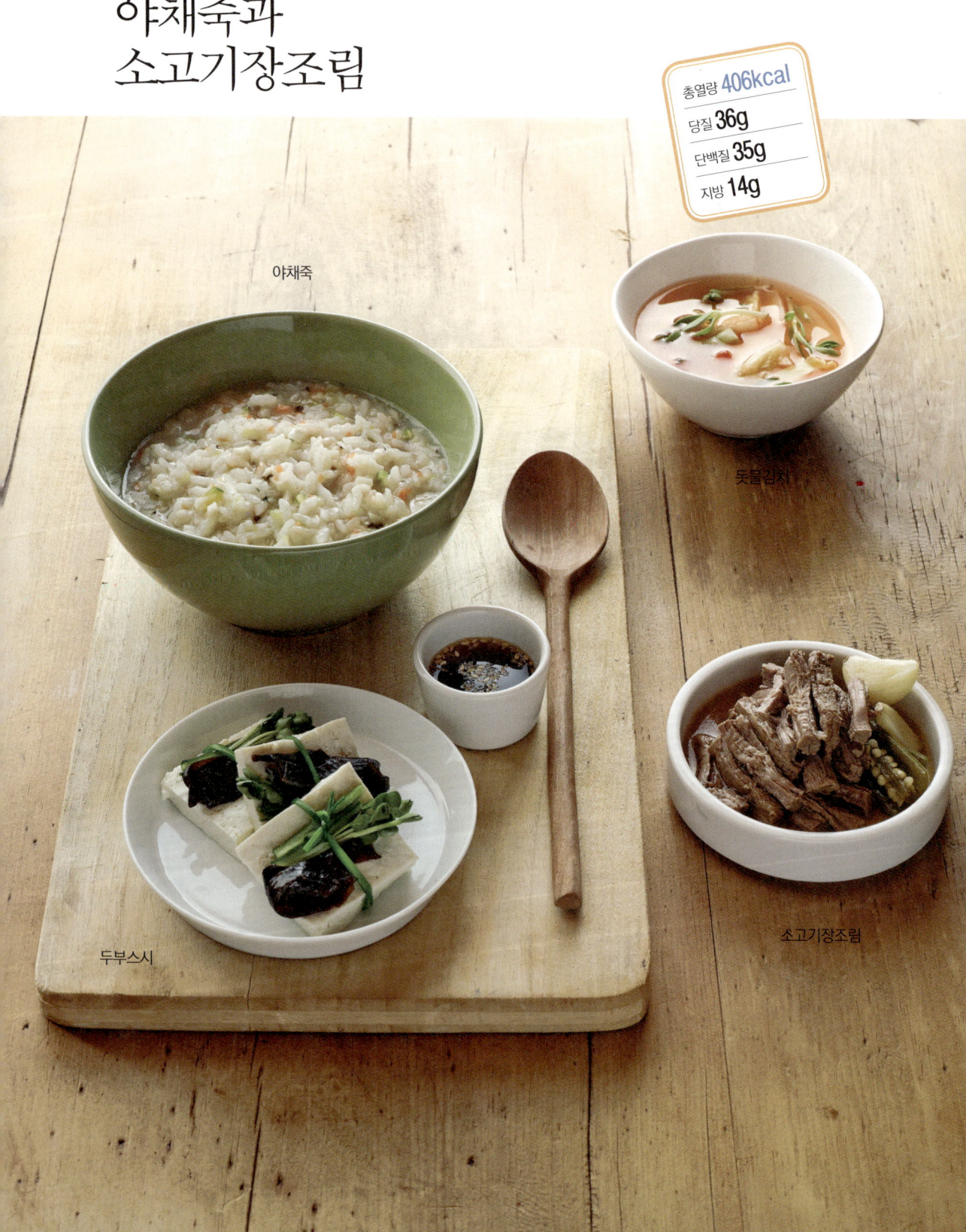

야채죽
돗물김치
두부스시
소고기장조림

야채죽

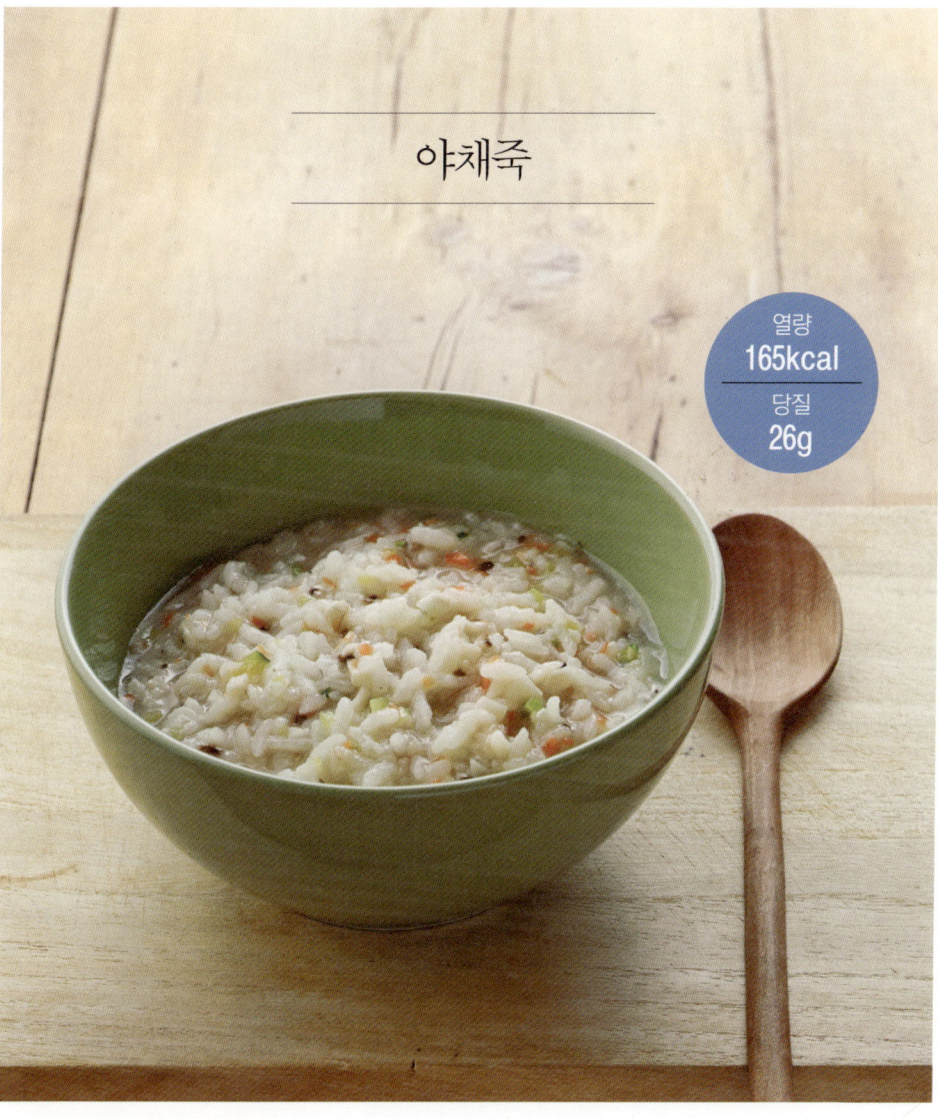

열량 **165kcal**
당질 **26g**

교환단위 곡류군 1교환(쌀 30g), 채소군 1교환(당근, 애호박, 버섯 70g), 지방군 1교환(참기름 1작은술)

재료
- 당근/ 애호박/ 버섯 ·············· 70g
- 쌀 ································ 30g
- 참기름 ·························· 1작은술
- 소금/ 참깨 ····················· 각 약간

만드는 법
1. 당근, 애호박, 버섯은 잘 씻어서 잘게 썰어둔다.
2. 쌀은 깨끗이 씻어서 냄비에 넣는다.
3. 쌀을 담은 냄비에 참기름을 넣고 살짝 볶아준 후 물을 3배 정도 넣는다.
4. 쌀이 한소끔 끓고 나면 잘게 썰어둔 야채를 넣고 한 번 더 끓인다.
5. 야채와 함께 끓고 나면 소금, 참깨를 넣고 한 번 더 저으면서 끓인다.

소고기장조림

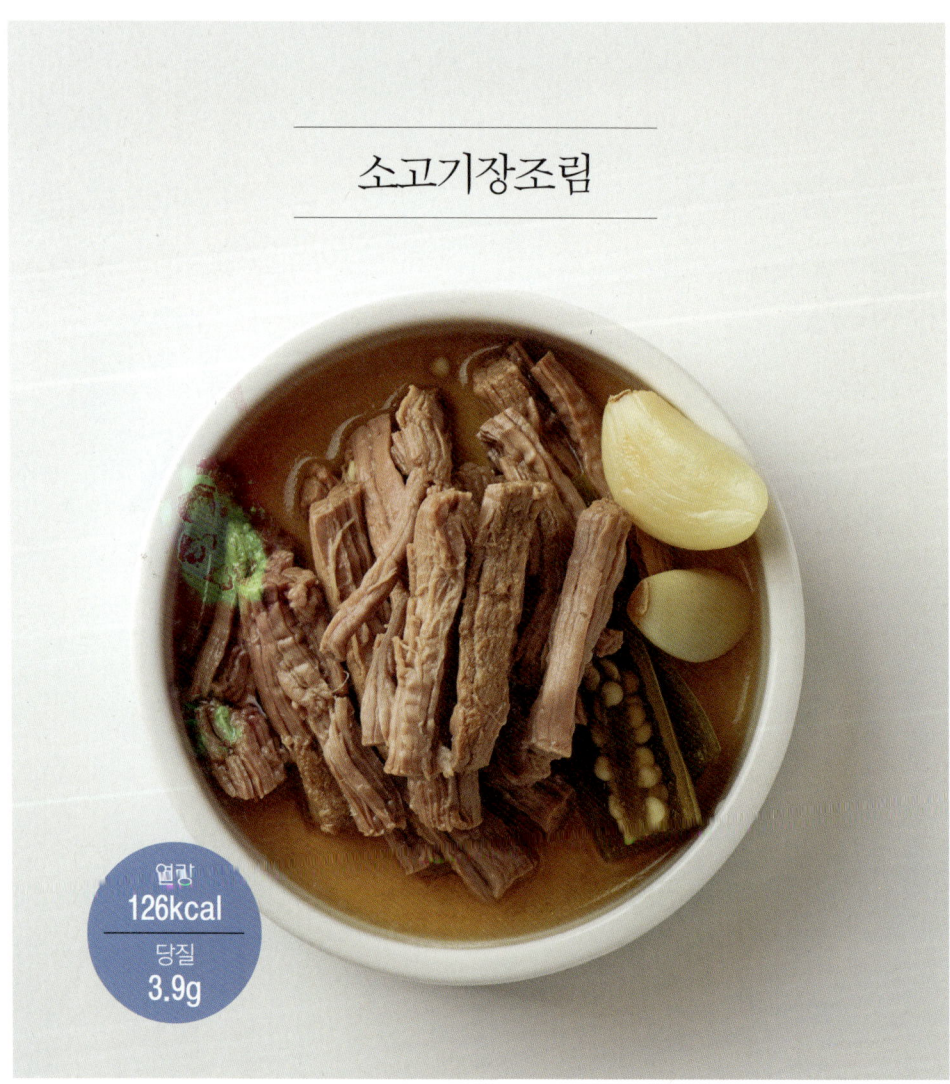

열량 126kcal
당질 3.9g

교환단위 어육류군 2교환 (소고기 80g), 채소군 1.3교환(풋고추 20g, 통마늘 7g)

재료
소고기	80g
후추	0.1g
통마늘	7g
풋고추	20g
간장	2작은술
인공감미료	0.1g

만드는 법
1 소고기는 큰 덩어리로 잘라서 끓는 물에 데쳐낸다.
2 데친 소고기를 다시 새물에 넣어 끓인다.
3 소고기가 어느 정도 익으면 후추, 통마늘을 넣고 끓인다.
4 소고기가 물러지면 물을 적당하게 줄이고, 풋고추와 간장을 넣어 졸여준다.
5 불을 끈 후 인공감미료를 넣어준다.

두부스시

재료
두부 ······························· 80g
물미역/ 오이/ 무순/ 미나리/ 김
······························· 70g
간장 ······························· 1작은술
물 ······························· 1작은술
참기름 ······························· 1g
참깨 ······························· 약간

양념장
마늘 ······························· 2g

만드는 법
1 물미역은 끓는 물에 데쳐 길쭉길쭉하게 썬다.
2 오이는 채썬다.
3 미나리 줄기는 소금물에 살짝 데쳐낸다.
4 무순은 살짝 씻어 물기를 빼둔다.
5 두부는 끓는 물에 살짝 데친 후 먹기 좋은 크기로 썬다.
6 두부 위에 각종 야채를 얹고, 미나리와 김으로 보기 좋게 묶는다.
7 양념장을 곁들여 먹는다.

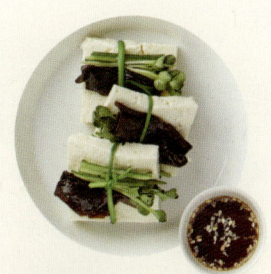

열량 95kcal
당질 3g
교환단위 어육류군 1교환 (두부 80g), 채소군 1교환 (물미역, 오이, 무순, 미나리, 김 등 70g)

돗물김치

열량 20kcal
당질 3g
교환단위 채소군 1교환(돗물김치 50g)

재료
돗물김치 ······························· 50g

TIP 돗물김치는 포기김치, 갓김치 등 다양한 김치류로 기호에 따라 제시된 분량을 대체하여 섭취해도 좋다.

TIP 물김치류는 국물보다는 야채건더기 위주로 섭취하는 것이 당 조절에 도움이 된다.

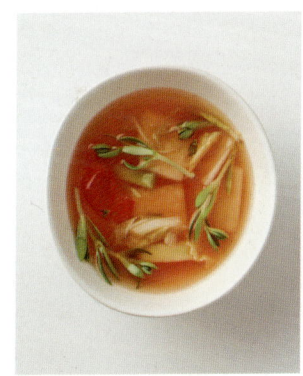

2
두부시금치죽과 생선전

몸이 아플 때 입맛 살리는 식사

총열량 **516kcal**
당질 **60g**
단백질 **30g**
지방 **17g**

돗물김치

가지야채롤

두부시금치죽

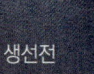
생선전

두부시금치죽

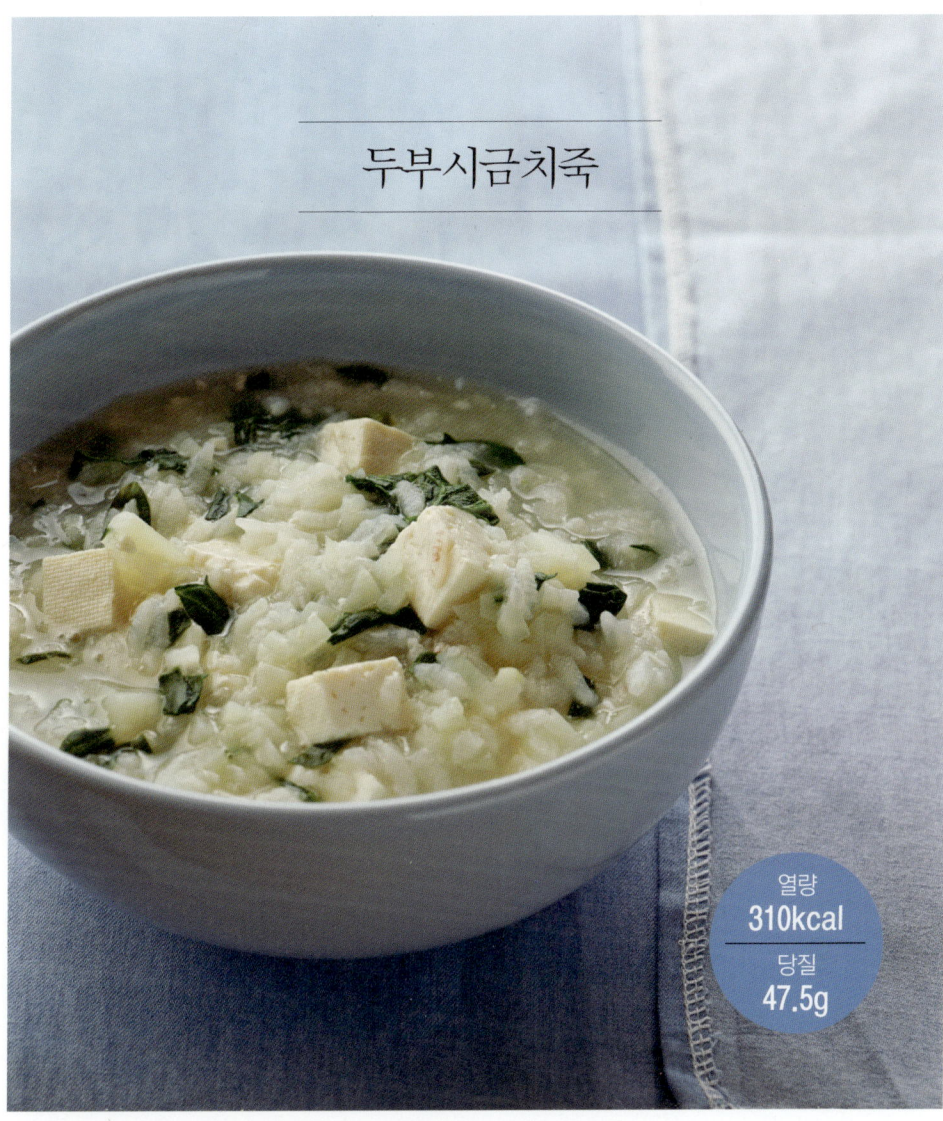

열량 310kcal
당질 47.5g

교환단위 곡류군 2교환(감자 140g, 쌀 30g), 어육류군 1교환(두부 80g), 채소군 0.5교환단위(시금치 30g), 지방군 0.5교환(참기름 0.5작은술)

재료
- 쌀 30g
- 감자 100g
- 두부 100g
- 시금치 30g
- 참기름 0.5작은술
- 소금/ 참깨 각 약간

만드는 법
1. 쌀은 잘 씻고, 감자는 잘게 다져 놓는다.
2. 냄비에 쌀과 감자를 넣고 참기름에 볶다가 물을 3배 정도 넣고 끓인다.
3. 끓여서 쌀이 풀어지면 두부와 시금치를 넣어 다시 한 번 끓인다.
4. 참깨, 참기름을 넣고 마무리한다.

TIP 소금은 먹기 직전에 간을 보면서 넣는 것이 싱겁게 먹을 수 있는 방법이다.

PART 5 당뇨를 다스리는 기적의 밥상

생선전

열량
166kcal
당질
6.9g

교환단위 곡류군 0.3교환(밀가루 10g), 어육류군 1.5교환(동태살 50g, 계란 1/2개), 지방군 1교환(식용유 1작은술)

재료
동태살 ·············· 50g
밀가루 ·············· 10g
계란 ·············· 1/2개
식용유 ·············· 1작은술

만드는 법
1 동태살은 소금물에 씻어 물기를 빼고 후추를 뿌려둔다.
2 후추를 뿌린 동태살을 밀가루를 살짝 묻힌 후 계란을 입힌다.
3 프라이팬에 식용유를 두른 후 지져낸다.

가지야채롤

재료

가지 · 30g   무순 · 10g
파프리카(빨강, 노랑, 초록) · · · 30g

만드는 법

1 파프리카는 깨끗이 씻어 채를 썰어둔다.
2 가지는 얇고 길게 포를 뜬다.
3 프라이팬에 식용유를 두르고 얇게 포뜬 가지를 지져낸다.
4 가지에 파프리카, 무순을 넣고 돌돌 말아낸다.

• **겨자소스**
식초, 겨자, 물 각 1작은술과 소금 약간을 섞어준다.

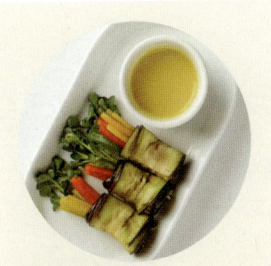

열량 20kcal
당질 3g
교환단위 채소군 1교환(가지 30g, 파프리카(빨강, 노랑, 초록) 30g, 무순 10g)

돗물김치

열량 20kcal
당질 3g
교환단위 채소군 1교환(돗물김치 50g)

재료

돗물김치 · 50g

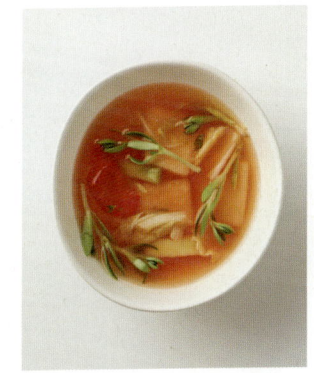

TIP 돗물김치는 포기김치, 갓김치 등 다양한 김치류로 기호에 따라 제시된 분량을 대체하여 섭취해도 좋다.

TIP 물김치류는 국물보다는 야채건더기 위주로 섭취하는 것이 당 조절에 도움이 된다.

3 김치콩나물죽과 맥적

몸이 아플 때 입맛 살리는 식사

총열량 **436kcal**
당질 **51g**
단백질 **26g**
지방 **14.5g**

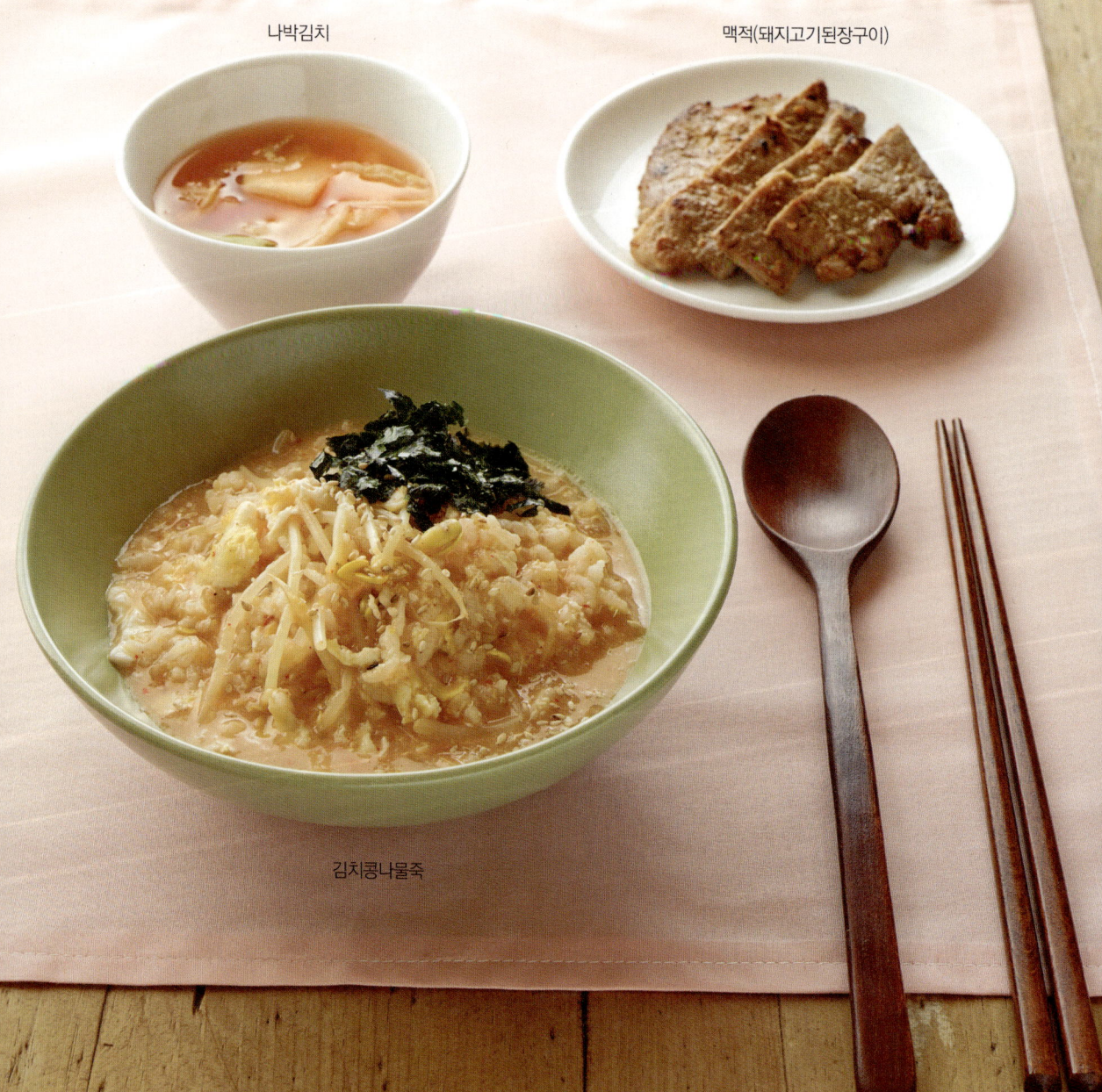

나박김치

맥적(돼지고기된장구이)

김치콩나물죽

김치콩나물죽

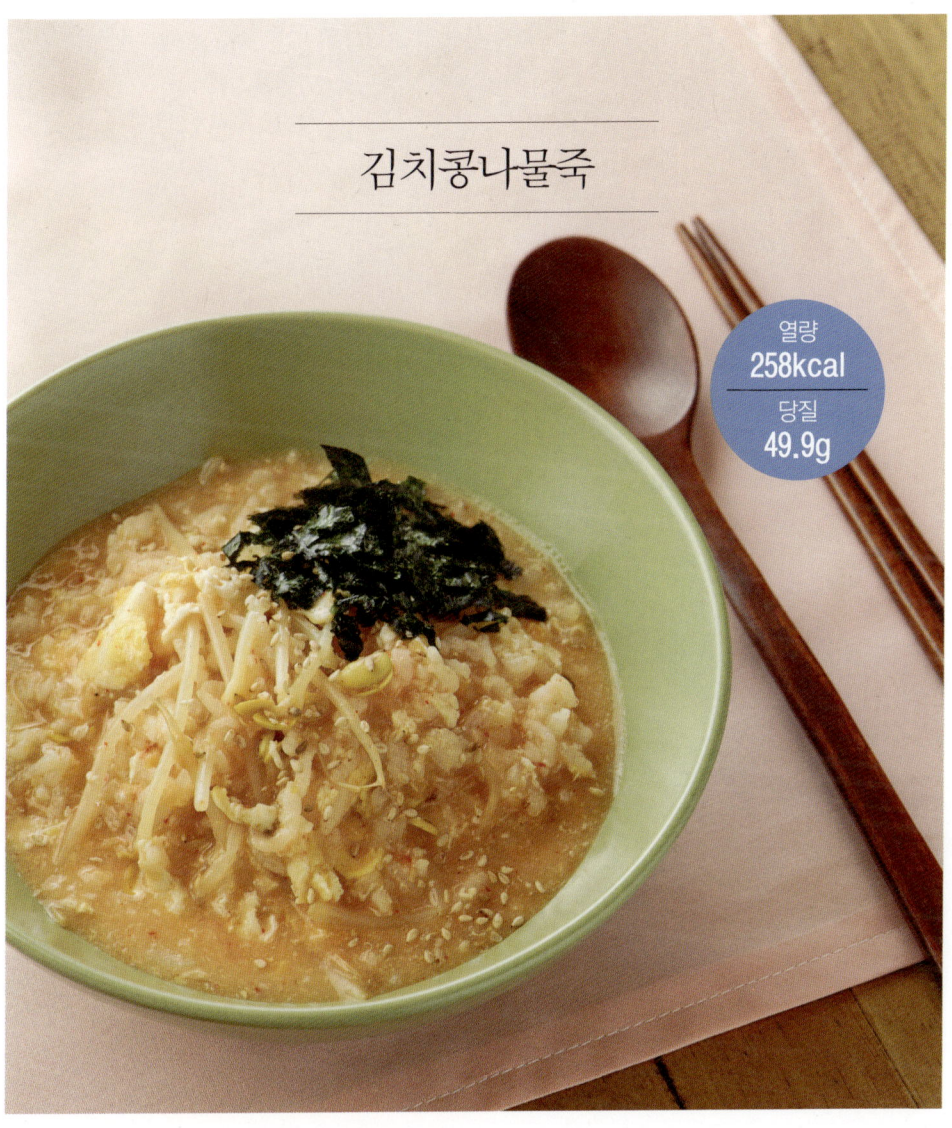

열량 **258kcal**
당질 **49.9g**

교환단위 곡류군 2교환(쌀 60g), 어육류군 0.3교환(계란 1/3개), 채소군 1.3교환(김치 20g, 콩나물 50g, 구운 김 0.5g), 지방군 0.2교환(참기름 1g)

재료
쌀 ······· 60g	참기름 ······· 1g
김치 ······· 20g	구운 김 ······· 0.5g
콩나물 ······· 50g	참깨 ······· 약간
계란 ······· 1/3개	

만드는 법
1 쌀은 물에 잘 불리고 김치는 송송 썰어둔다.
2 냄비에 불린 쌀을 넣고 참기름에 볶다가 물을 3배 정도 넣고 끓인다.
3 끓여서 쌀이 풀어지면 김치와 콩나물을 넣어 다시 한 번 끓인다.
4 콩나물이 아삭하게 익으면 계란을 넣고 살살 저어준다.
5 참깨와 김가루를 얹어낸다.

PART 5 당뇨를 다스리는 기적의 밥상

맥적(돼지고기된장구이)

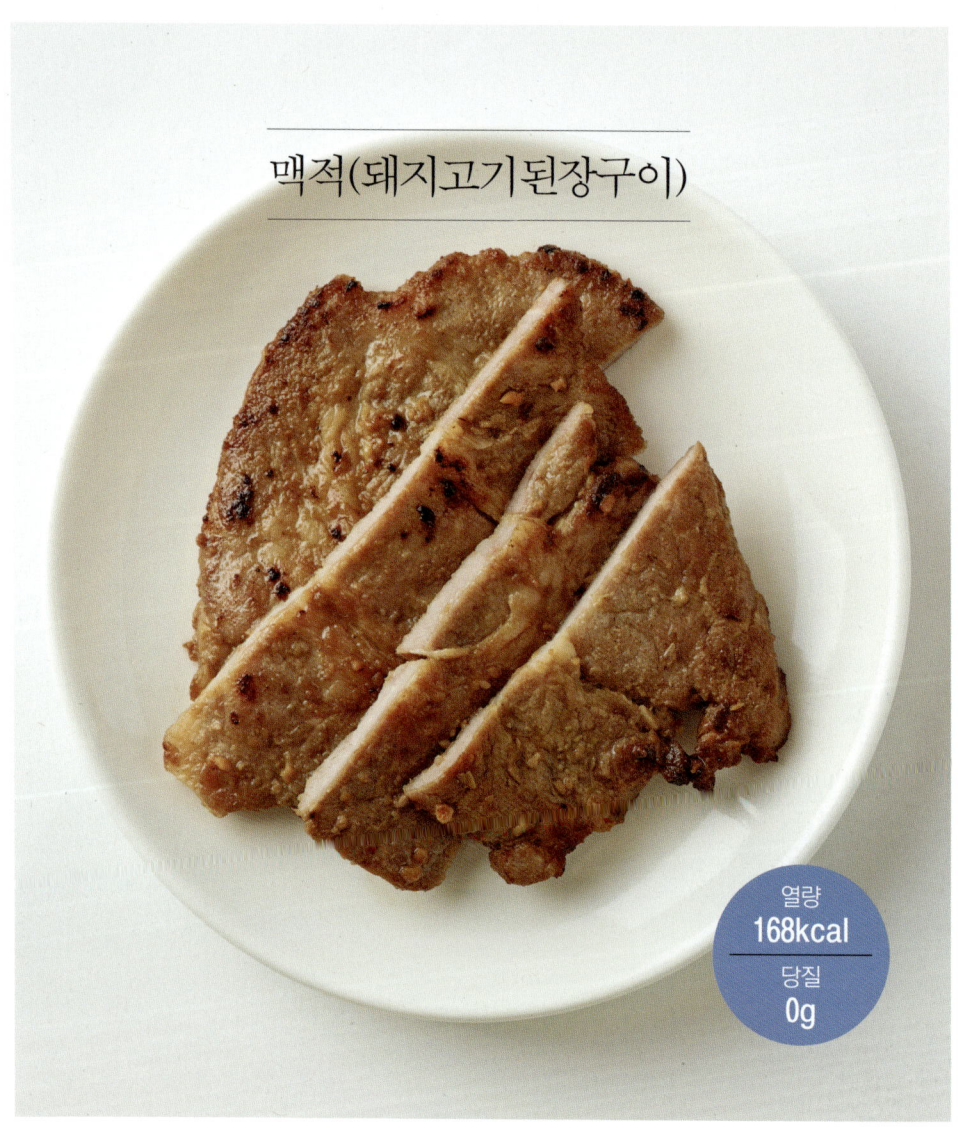

열량
168kcal

당질
0g

교환단위 어육류군 2교환(돼지고기 80g), 지방군 0.4교환(참기름 1g, 식용유 1g)

재료
돼지고기	80g
참기름	1g
식용유	1g
참깨	약간

양념장
된장	5g
간장	1작은술
물	1작은술
마늘	2g

만드는 법
1 돼지고기는 된장, 간장, 물, 마늘을 섞은 양념된장으로 버무린 후 참깨와 참기름으로 마무리 양념을 하여 5~10분 정도 재워둔다.
2 프라이팬에 식용유를 두르고 키친타월로 살짝 닦아낸 후 돼지고기를 굽는다.

TIP 고기류를 프라이팬에 볶을 때 식용유를 최대한 적게 사용하려면 프라이팬에 식용유를 두른 다음 키친타월로 살짝 닦아내면 열량을 줄일 수 있다.

나박김치

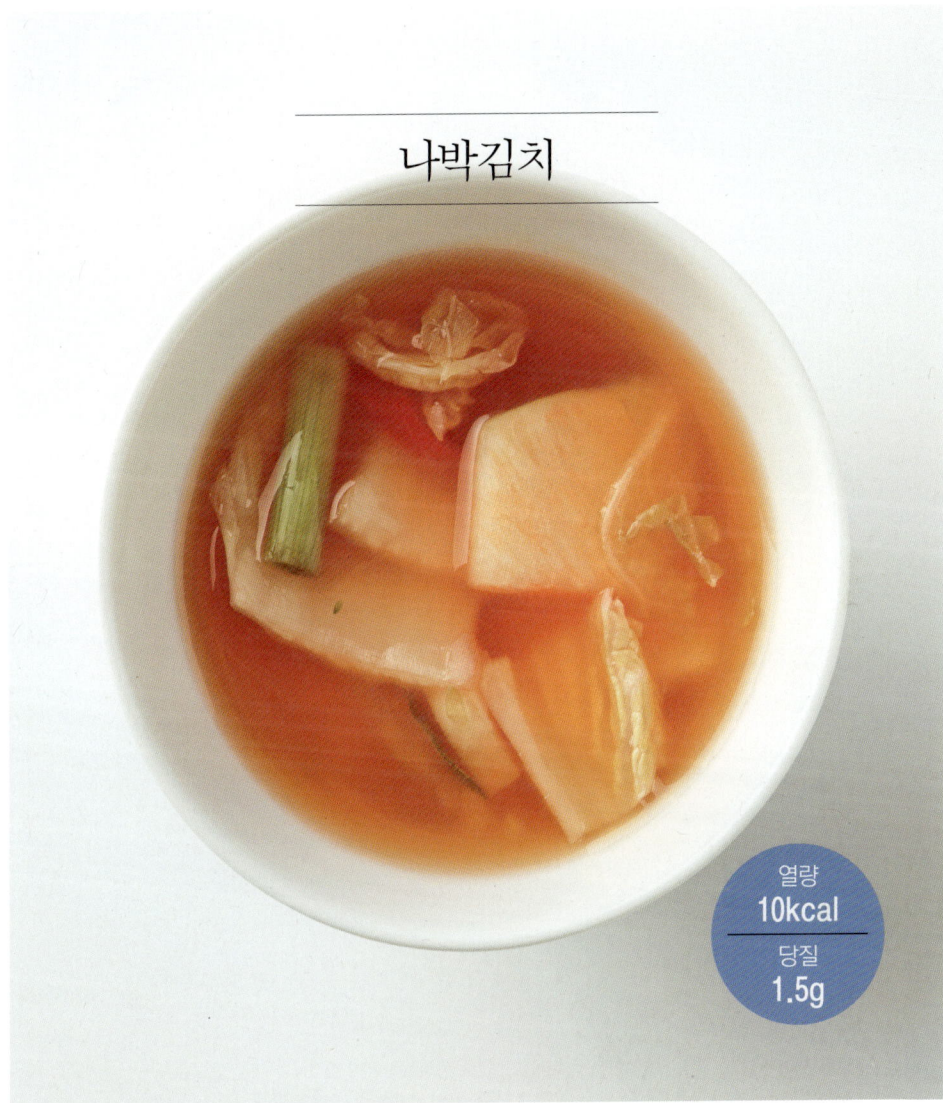

열량 **10kcal**
당질 **1.5g**

교환단위 채소군 0.5교환(나박김치 25g)

재료
나박김치 ·· 25g

TIP 나박김치는 포기김치, 갓김치 등 다양한 김치류로 기호에 따라 제시된 분량을 대체하여 섭취해도 좋다.

TIP 물김치류는 국물보다는 야채건더기 위주로 섭취하는 것이 당 조절에 도움이 된다.

당뇨, 기적의 밥상

초판 1쇄 발행 2014년 5월 1일
초판 15쇄 발행 2025년 10월 1일

지은이 이홍규, 장학철, 조영연
펴낸이 김영조
편집 김윤하, 최희윤 | **디자인** 오주희 | **마케팅** 김민수, 강지현 | **제작** 김경묵 | **경영지원** 정은진
사진 이과용 | **요리 및 푸드스타일링** 박용일 | **외주디자인** ALL design group
펴낸곳 싸이프레스 | **주소** 서울시 마포구 양화로7길 44, 3층
전화 (02)335-0385 | **팩스** (02)335-0397
이메일 cypressbook1@naver.com | **홈페이지** www.cypressbook.co.kr
블로그 blog.naver.com/cypressbook1 | **포스트** post.naver.com/cypressbook1
인스타그램 싸이프레스 @cypress_book | 싸이클 @cycle_book
출판등록 2009년 11월 3일 제2010-000105호

ISBN 978-89-97125-44-9   13510

- 이 책은 저작권법에 따라 보호를 받는 저작물이므로 무단 전재 및 무단 복제를 금합니다.
- 책값은 뒤표지에 있습니다.
- 파본은 구입하신 곳에서 교환해 드립니다.
- 싸이프레스는 여러분의 소중한 원고를 기다립니다.